心血管内科
疑难病例解析

解放军总医院心血管病医学部　组织编写

陈韵岱　董　蔚　主编

Analysis of Complex and Challenging Cases
in Cardiology Department

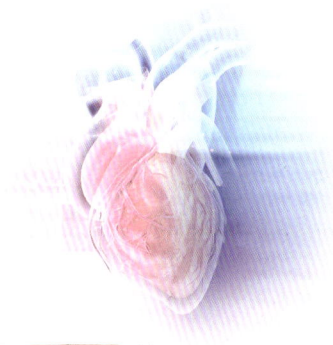

化学工业出版社

·北京·

内容简介

本书收录了心血管专业领域38个复杂、具有挑战性的病例，覆盖了心力衰竭、肺栓塞、心肌病、心律失常等多种病症。通过对真实病例的详细描述和深入分析，展示了临床医生在面对疑难杂症时的诊疗思路和解决方案。每个病例都经过精心挑选，图文并茂，不仅包括常见病的罕见表现，还涵盖了罕见病的诊断与治疗，书中特别强调了多学科交叉合作的重要性。本书旨在为心血管内科医生、医学生以及相关领域的专业人士提供学习和参考资源，以期帮助各级医生在临床实践中提升诊疗技能，优化患者管理。

图书在版编目（CIP）数据

心血管内科疑难病例解析 / 陈韵岱，董蔚主编．
北京 ： 化学工业出版社，2025. 8. -- ISBN 978-7-122
-48572-4

Ⅰ．R54

中国国家版本馆CIP数据核字第2025KY3026号

责任编辑： 郭伟疆　高　霞
责任校对： 宋　玮　　　　　　　　装帧设计： 关　飞

出版发行： 化学工业出版社
　　　　　（北京市东城区青年湖南街13号　邮政编码100011）
印　　装： 北京瑞禾彩色印刷有限公司
710mm×1000mm　1/16　印张16　字数286千字
2025年10月北京第1版第1次印刷

购书咨询： 010-64518888　　　　　　售后服务： 010-64518899
网　　址： http://www.cip.com.cn
凡购买本书，如有缺损质量问题，本社销售中心负责调换。

定　　价： 199.00元　　　　　　　　　　　版权所有　违者必究

编著人员名单

主　编　陈韵岱　董　蔚

副主编　郭　军　孙志军　时向民　李丹丹

编著者（以姓氏汉语拼音为序）

白嘉琪	陈光辉	陈　强	陈艳明	陈韵岱	董　蔚
盖鲁粤	郭　军	郭新红	郭豫涛	国建萍	韩宝石
何疆春	侯小玲	李丹丹	李佳月	李　健	李俊峡
李丽君	李世兴	李　屹	李珍慧	李宗斌	刘长福
刘英明	刘昱圻	马　佳	马　强	钱　赓	单兆亮
石苗茜	时向民	宋鑫宇	孙诗敏	孙志军	田新利
王　晶	王翔宇	肖传东	辛　倩	薛　浩	薛　剑
薛　桥	杨菲菲	杨　霞	姚思宇	尹娜娜	苑洪涛
张春红	张　晋	张开威	张丽伟	张颖倩	赵玉生
智　光	朱丽雯	邹宇婷			

前　言

在心血管内科临床实践工作中，我们经常遇到复杂多变的病例，分析和处置这些病例考验着我们的专业知识、临床经验和决策能力。这本《心血管内科疑难病例解析》的编写，旨在汇集我们在临床实践中遇到的一些较为疑难和最具教学意义的病例，分享我们的临床思维、诊疗经验和教训，启发同行的思考和讨论。

本书精选了解放军总医院心血管病医学部每周教学大查房中讨论的 38 个疑难病例，从心力衰竭到肺栓塞，从心肌病到心律失常，可以说每个病例都是一个独立的探索对象，背后都蕴含着深刻的医学知识和临床智慧。希望通过对这些病例的深入解析，能够帮助读者更好地理解心血管疾病的复杂性。在编写过程中，力求每个病例都能提供详尽的病史、检查结果、治疗过程和随访数据，以便读者能够全面地了解疾病的全貌。相信通过学习这些病例，读者能够获得宝贵的临床经验，提升临床思维能力，从而在面对类似挑战时更加从容不迫。

心血管系统疾病因其复杂性和多变性，常常需要多学科的合作和综合治疗。书中病例不仅展示了心血管内科的专业治疗，还涵盖了与消化内科、呼吸内科、神经内科等多学科的交叉合作，体现了现代医疗中多学科协作的重要性，以及如何在复杂的临床情况下做出最佳决策。此外，本书还包含了一些罕见病例的讨论，这些病例虽然不常见，但一旦出现，往往对医生的诊断和治疗能力提出极高要求。希望通过对这些病例的分析，能够帮助医生提高对罕见病的认识和处理能力，减少误诊和漏诊，提高患者的生存质量和改善预后。

在本书的编写过程中，得到了许多同行和专家的大力支持和帮助，他们不仅提供了宝贵的病例资料，还对病例的分析和讨论提出了许多宝贵的意见和建议，在此表示衷心的感谢，还要感谢所有参与本书编写的专家，他们无私地分享了自己的知识和经验。希望读者通过阅读本书获得启发，与我们共同进步，为患者提供更优质的医疗服务。

我们也深知这本病例集还存在很多不足之处，恳请各位读者批评指正。

陈韵岱

2025 年 5 月

目　录

肿瘤治疗相关心力衰竭

解放军总医院第六医学中心　宋鑫宇

1. 病例简介

患者，女，60 岁，病史特点：患者自 2008 年始在乳腺癌放化疗术过程中间断出现胸闷、憋气。心电图检查提示室性早搏。予以调整化疗方案后结束治疗。2012 年 10 月 29 日因"心悸 1 个月"于解放军总医院第一医学中心住院治疗，住院期间查心脏彩超示左心增大、左室壁心肌运动弥漫性减弱，EF：30%，完善冠脉 CTA 检查提示：未见明显粥样硬化征象，诊断为：肿瘤放化疗相关性心肌病，给予利尿、强心、控制心率等药物对症支持治疗后好转出院。2013—2023 年多次因心衰症状加重反复住院治疗，给予强化抗心衰药物治疗后好转出院。2023 年 11 月 3 日患者无明显诱因再次出现夜间不能平卧，憋气，于解放军总医院第六医学中心住院治疗。

既往史：抑郁症 10 余年，平素口服盐酸氟西汀分散片，间断口服奥氮平。2006 年行右侧乳腺浸润导管癌切除术，术后化疗 6 次，放疗 35 次，2008 年行左侧乳腺浸润导管癌切除术，术后化疗 6 次，室性早搏、短阵室速病史 10 年。2 型糖尿病病史 10 年，平素规律服用"恩格列净、西格列汀"降糖，血糖控制情况不详。在解放军总医院第一医学中心住院期间诊断为阵发性心房颤动，目前口服利伐沙班抗凝治疗。

入院查体：体温：36.5℃，脉搏：63 次/min，呼吸：19 次/min，血压：99/62mmHg，胸前区可见左侧 18cm、右侧 17cm 两条纵行手术瘢痕。两肺听诊呼吸音清，未闻及明显干湿啰音。心尖搏动位于第 5 肋间左锁骨中线外约 0.2cm，心浊音界向左扩大。心尖及心前区无抬举性搏动及细震颤，心率 63 次/min，奔马律，二尖瓣听诊区可闻及 2/6 级收缩期杂音，余各瓣膜听诊区未闻及病理性杂音，未闻及心包摩擦音。腹平软，全腹无明显压痛、反跳痛。双下肢无明显水肿。双侧桡动脉及足背动脉搏动存在。双足温觉减退、左侧为甚。

辅助检查：右心导管检查：肺血管阻力（PVR）1.5WU。

入院诊断：①肿瘤放化疗相关性心肌病，心力衰竭，心功能Ⅳ级（NYHA分级）；②心律失常，阵发性心房颤动，室性早搏，短阵室速；③2型糖尿病；④高脂血症；⑤双侧乳腺癌切除术放化疗后；⑥抑郁状态。

入院后给予强化抗心衰、抗凝、保肝等药物综合治疗，2023年11月6日16:32行超声检查提示：全心扩大，左室收缩功能重度减低；左室壁弥漫性运动减弱；二尖瓣重度关闭不全；三尖瓣中度关闭不全；主肺动脉扩张，重度肺动脉高压，肺动脉瓣轻度关闭不全；下腔静脉扩张，心包腔少量积液，右室收缩功能轻度减低；肝胰脾未见明显异常。2023年11月13日13:26，本院行CT扫描（血管CT）检查提示：①冠状动脉轻度粥样硬化改变（CAD-RADS 2/P1类）；②LAD中段深在型心肌桥，收缩期壁冠状动脉无明显狭窄；③心脏增大，肺动脉高压，少量心包积液。2023年11月15日9:13，本院行磁共振（胸部）检查提示：①左室心肌变薄，伴左室心肌基底段及乳头肌段延迟强化，心包少-中量积液，心功能不全（HFrEF），结合病史，考虑化疗药物所致心肌病（损伤）；②左心、右室增大；③主动脉瓣少量反流。2023年11月20日转心外科继续治疗，完善术前准备，于2023年11月30日行体外循环下左心室辅助装置植入、三尖瓣成形、左心耳闭合术，术后患者恢复良好（图1-1～图1-4）。

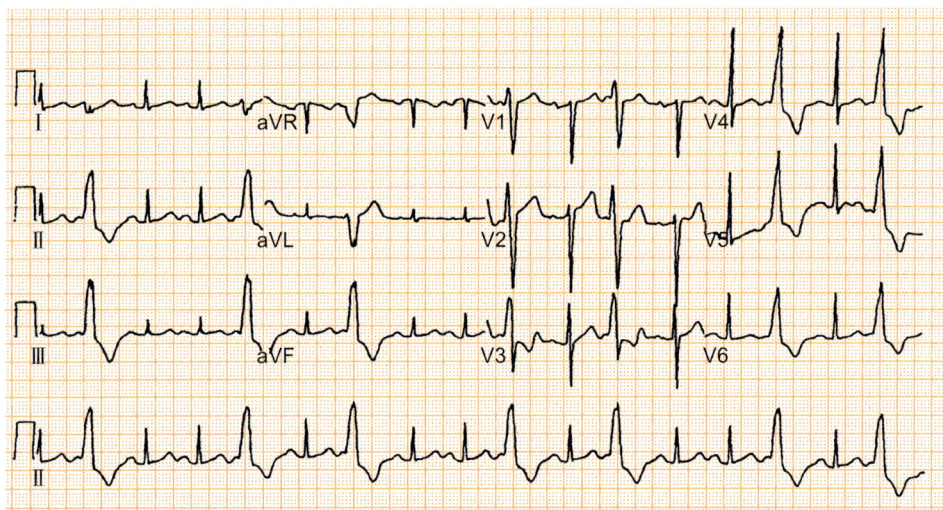

图1-1　心电图

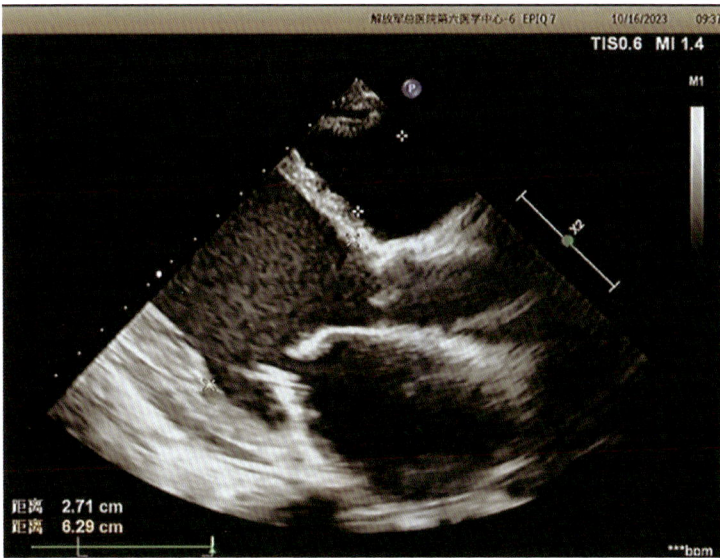

图 1-2　心脏超声

左室长轴切面：左室显著增大（前后径：6.29cm）

双面 Simpson 法：EF 24%　EDV 192ml　ESV 143ml　SV 49ml

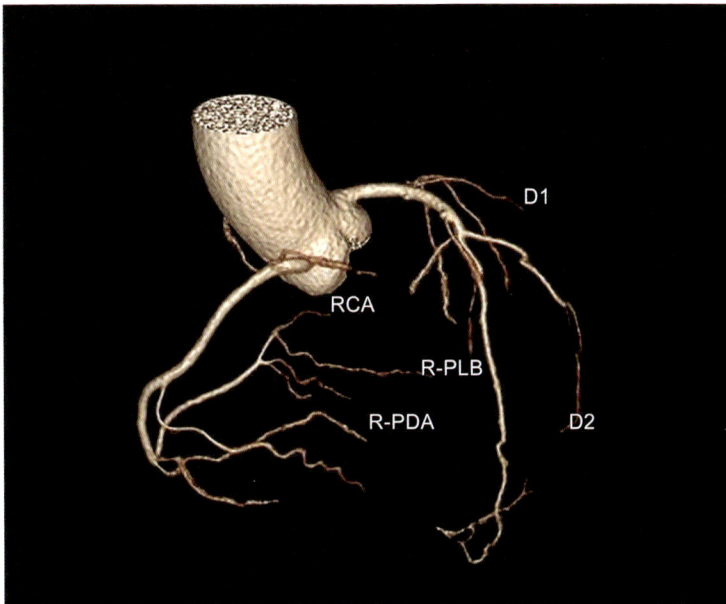

图 1-3　心脏 CTA（2023 年 11 月 13 日）

无明显冠脉狭窄病变，LAD 中段深在型心肌桥，收缩期无明显狭窄

RCA：右冠状动脉；R-PLB：右冠状动脉后侧支；R-PDA：右后降支；D1：第 1 对角支；D2：第 2 对角支

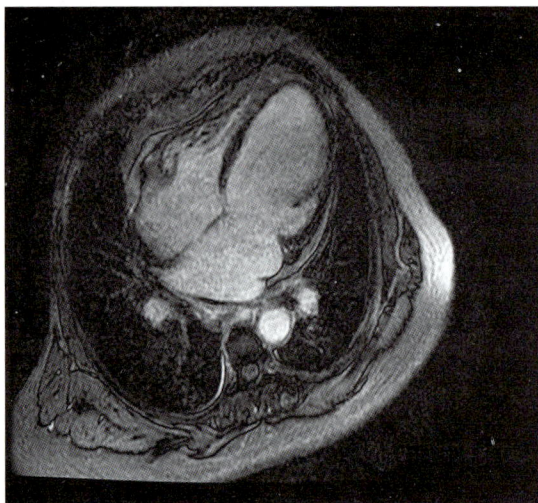

图1-4 心脏磁共振
左心、右室增大

2. 诊治经过

患者乳腺癌放化疗过程中及术后反复出现发作性胸闷、憋气，心电图提示室性早搏，心脏彩超检查提示射血分数下降，给予利尿等抗心衰药物治疗后好转，后行冠脉CTA检查排除缺血性心肌病后确诊放化疗相关心肌病。因心衰症状加重反复多次住院治疗，尽管已给予目前指南指导的标准药物治疗方案，但患者静息状态下依然发作胸闷、憋气，并依赖静脉应用正性肌力药物，结合相关辅助检查结果，患者系终末期心力衰竭。在心衰患者中，每年有大约5%会进展为终末期心衰（stage D）。虽然部分终末期心衰患者可接受心脏移植、左心室辅助装置（LVAD），以减轻症状负担和延长生存期，但总体而言，终末期心衰的预后极差。识别终末期心衰并予以积极治疗，对降低心衰患者住院率和死亡率至关重要。

3. 讨论

（1）肿瘤药物治疗相关心力衰竭的临床特点及监测：恶性肿瘤与心血管疾病之间不仅常伴有共同的危险因素，而且抗肿瘤治疗也可引起短期或长期心脏毒性，因此心血管事件已成为肿瘤幸存者第二大远期发病及死亡原因，甚至在某些肿瘤疾病中，已超过肿瘤本身或肿瘤复发所致死亡。肿瘤治疗相关的心血管事件中，心功能不全与心力衰竭是最常见和最严重的心肌损伤表现，显著影响肿瘤患者预后。心功能不全与心力衰竭，通常也被描述为心脏毒性，是肿瘤治疗中最为常见的心血管并发症。蒽环类药物、其他传统化疗药物（如环磷酰胺、顺铂和紫杉醇等），以及免疫治疗和靶向治疗药物（如曲妥珠单抗、血管内皮生长因子受体抑制剂、酪氨酸激酶抑制剂、蛋白酶体抑制剂等）均可引起心脏毒性损伤，其临床特点也不尽相同，应在治疗前谨慎评估以平衡抗肿瘤药物活性和心脏不良反应。临床上两种类型心脏毒性损伤所致心力衰竭最为常见并受到广泛关注。一类是由以蒽环类为代表的药物诱导，呈剂量累积性、进展性、不可逆性、不存在绝对安全阈值，其发生机制与 DNA 损伤、线粒体功能障碍及氧化应激有关。另一类则由以曲妥珠单抗为代表的靶向治疗引起，最常表现为无症状性左心室射血分数（left ventricular ejective fraction，LVEF）下降，与治疗剂量无关，通常在停止治疗后逆转，并可耐受再次用药，其机制与心脏中人表皮生长因子受体 2（human epidermal growth factor receptor 2，HER2）的促稳态活性受到抑制相关，改变了收缩蛋白和线粒体的结构及功能，但不引起心肌细胞死亡。目前对肿瘤治疗所致心力衰竭的识别及监测手段主要包括影像学检查（超声心动图、心脏磁共振成像、心肌核素显像等）及生物标志物利尿钠肽（natriuretic peptides，NPs）、肌钙蛋白（cardiac troponin，cTn）等。

（2）终末期心衰治疗：①药物治疗：大部分终末期心衰患者无法耐受血管紧张素转换酶抑制剂（ACEI）/ 血管紧张素 II 受体拮抗剂（ARB）的治疗，尤其是合并肾功能不全的患者。近期的一项真实世界研究显示，金三角治疗方案（ACEI/ARB+ 醛固酮受体拮抗剂 + β 受体阻滞剂）在 eGFR < 30ml/(min·1.73m^2) 的患者中的使用率只有 5%。终末期心衰患者可使用的药物主要包括正性肌力药物、利尿剂。目前临床上不提倡使用多巴胺，因为多巴胺虽然能增加心输出量和心排血指数（CI），但同时也会升高肺毛细血管楔压（PCWP）。此外，有研究显示，间断应用左西孟旦可使 3 个月内再住院率降低 60%。终末期心衰患者一般需要长期维持利尿治疗，目前也有一些新型的利尿剂可供选择，如重组人脑利尿钠肽。②机械循环支持治疗：机械循环支持（MCS）可改善终末期心衰患者的症状和生存率。使用短期 MCS 装置的目的是支持中枢神经系统和器官灌注，逆转酸中毒和多器官衰竭，直到过渡到长期 MCS 或心脏移植，或者在某些情况下转向姑息疗法。左心室辅助装置（LVAD）亦是治疗终末期心衰的有效措施。研究发现，接受持续 LVAD 治疗患者的两年存活率与心脏移植后患者相当。

（3）左心室辅助装置植入时机选择：心力衰竭不断进展会导致生活质量下降、反复住院、终末器官功能衰竭甚至死亡等严重不良后果；而植入 LVAD 存在血栓、出血、感染等并发症风险，故需要平衡好二者的关系，控制好最佳获益 - 风险比，确定最佳手术时机。INTERMACS 分级 2～4 级为植入 LVAD 的最佳时机。2022 年胸外科 INTERMACS 年报显示近五年 INTERMACS 分级 2～3 级候选者占 65% ～ 74%。INTERMACS 分级 1 级不是手术禁忌证，但效果明显劣于 2、3 级，术后风险极大，30 天病死率为 20%，2 年病死率高达 50%；此类患者应首选短期机械辅助支持（TCS）治疗，如症状改善，未出现终末期脏器不可逆损伤，再考虑评估 LVAD 治疗。ROADMAP 研究显示 INTERMACS 分级 5 ～ 7 级患者 LVAD 植入组与优化药物治疗组相比（意向性分析）并不能显著提高 2 年生存率（P=0.449）及生活质量，但再住院风险（93% vs. 71%，P =0.016）却高于优化药物治疗组。是否将适应证扩展到 INTERMACS 分级 5 ～ 7 级尚无定论；但对此类人群需个体化权衡风险与获益，同时密切随诊，INTERMACS 分级 5 ～ 6 级合并高危因素的患者，可根据具体情况评估 LVAD 治疗（图 1-5）。

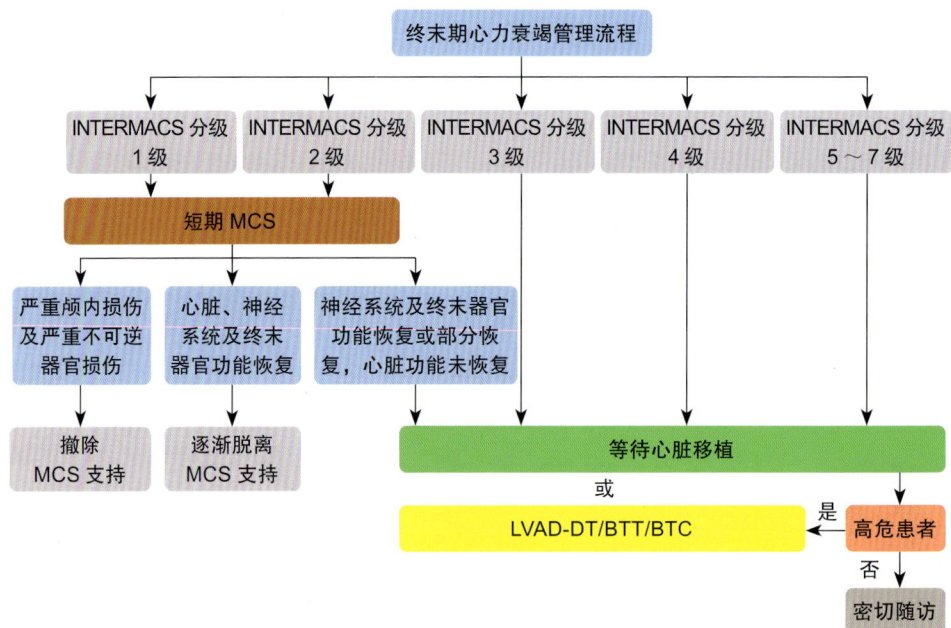

图 1-5　终末期心力衰竭管理流程

INTERMACS：美国国立卫生研究院 - 各机构间机械辅助循环支持协会；MCS：机械循环支持；LVAD-DT/BTT/BTC：左心室辅助装置 - 永久性支持治疗 / 移植前过渡治疗 / 候选前过渡治疗

4. 小结

　　肿瘤治疗相关心功能不全是指肿瘤治疗对心脏结构和（或）功能产生不利影响，表现为无症状心功能不全或有症状的心力衰竭。本例患者为较典型的肿瘤治疗相关心功能不全，患者的临床表现对肿瘤治疗相关心功能不全的诊断具有重要意义，但是大多数患者的症状、体征出现较晚，症状出现时疾病已经进入不可逆阶段，因此，在亚临床阶段早期识别并给予相应干预可能会减少心功能不全的发生，使患者获益。

5. 专家点评

（1）抗肿瘤治疗最常见和较严重的心脏毒性表现是心力衰竭，可增加肿瘤患者患病率和死亡率，尤其是既往有心血管疾病风险的老年患者。左心室功能不全的发生率与不同化疗药物的种类及剂量相关（如蒽环类、烷化剂等）。若已知所使用的化疗药物具有心脏毒性，应严格控制肿瘤患者的心血管疾病风险因素，监测心功能变化。若确认患者左心室射血分数小于 50% 和（或）降低幅度大于 10%，在没有禁忌证的前提下，应积极推荐使用血管紧张素转化酶抑制剂 / 血管紧张素 Ⅱ 受体拮抗剂联合 β 受体阻滞剂预防心功能进一步恶化。在开始抗肿瘤药物治疗前，进行全面的心血管风险因素评估是必不可少的，治疗前应控制所有肿瘤患者的心血管危险因素，特别是采用已知有心血管毒性药物治疗的肿瘤患者，适当的风险评估可能会减少肿瘤相关心血管并发症的发生概率，随后根据患者 LVEF 的动态变化进行个体化治疗。

（2）随着全球终末期心力衰竭患者数量逐年增加，心室辅助装置作为目前应用最为广泛的人工心脏，在提高患者生活质量、减少术后并发症和延长存活时间等方面，展现出良好的效果和广阔的应用前景。

参考文献

[1] MORRIS A A, KHAZANIE P, DRAZNER M H, et al. Guidance for Timely and Appropriate Referral of Patients With Advanced Heart Failure: A Scientific Statement From the American Heart Association[J]. Circulation, 2021, 144.

[2] JOHNSON D B, BALKO J M, COMPTON M L, et al. Fulminant Myocarditis with Combination Immune Checkpoint Blockade[J]. New England Journal of Medicine, 2016, 375:1749-1755.

[3] WEBER J, MANDALA M, DEL VECCHIO M, et al. Adjuvant Nivolumab versus Ipilimumab in Resected Stage Ⅲ or Ⅳ Melanoma[J]. New England Journal of Medicine, 2017, 377:1824-1835.

[4] 卿平, 杜娟, 周星彤, 等 . 中国左心室辅助装置候选者术前评估与管理专家共识 (2023 年)[J]. 中国循环杂志 , 2023, 38(08): 799-814.

急性胰腺炎所致肺栓塞合并消化道出血综合管理 1 例

解放军总医院第六医学中心　郭豫涛

1. 病例简介

患者男性，74 岁，主因"持续腹痛伴发作性晕厥 6 天，便血 5 天"入院。患者于 2023 年 2 月 14 日中午饮酒后出现剧烈左上腹疼痛，呈持续性，伴喘憋、呕吐，呕吐物为胃内容物，无发热、胸痛等不适，未进一步诊治。次日上午 9 时许，患者于步行时出现晕厥，伴大小便失禁，约半小时后自行清醒，之后出现便血，当天外院就诊化验示：降钙素原 69.33ng/ml，C 反应蛋白 156.5mg/L，谷丙转氨酶 738U/L，谷草转氨酶 576U/L，血肌酐 202μmol/L，血淀粉酶 589U/L，尿淀粉酶 557U/L，肌酸激酶 1443U/L，高敏肌钙蛋白 I 892.9pg/ml，D- 二聚体 13950ng/ml，NT-ProBNP 17225pg/ml；心脏超声示：中度肺动脉高压，少量心包积液，射血分数（EF）55%；心电图示：窦性心律，V3 ～ V6 导联 ST 段压低 0.05 ～ 0.1mV，伴 T 波倒置。当地医院诊断为"急性非 ST 段抬高心肌梗死、消化道出血、急性胰腺炎、肝功能不全、肺栓塞？"，予以消炎、抑酸保胃、无创呼吸机辅助通气等治疗后病情相对缓解。为进一步诊治，于 2023 年 2 月 17 日就诊于解放军总医院第一医学中心急诊，行 CT 肺动脉造影示（图 2-1）：肺动脉干、双肺动脉主干及其分支多发血栓，左肺动脉主干闭塞，左肺动脉远段分支未显影；胸部 CT 示：双肺多发感染，右侧胸腔积液，少量心包积液，主动脉、冠状动脉钙化；腹部 CT 示（图 2-2）：胆囊稍大，腔内密度不均，周围脂肪间隙模糊，胰腺体积缩小，实质未见异常密度，周围脂肪间隙清晰；头部 CT 示：脑内散在缺血灶及陈旧性梗死灶；床旁心脏超声示：肺动脉异常所见，考虑血栓，右心增大，二尖瓣少量反流，三尖瓣大量反流，主动脉瓣少量反流，中度肺动脉高压（估测肺动脉收缩压：56mmHg），EF 60%；腹部超声示：胆囊壁欠光滑，胰腺回声欠均匀；双下肢血管超声示：右侧胫后静脉血栓形成，左侧腘静脉及胫后静脉血栓形成，双侧下肢动脉硬化。当天急诊化验示：谷丙转氨酶

339.7U/L，谷草转氨酶 626.7U/L，总胆红素 9.5μmol/L，直接胆红素 6.9μmol/L，血肌酐 205μmol/L，血淀粉酶 165.8U/L，血脂肪酶 52.5U/L，肌钙蛋白 T 0.472ng/ml，D- 二聚体＞ 20μg/ml，ProBNP ＞ 35000pg/ml，便潜血阳性；血气分析示：pH 7.45，PO_2 74mmHg，PCO_2 35mmHg，AB 24.3mmol/L，SB 25.4mmol/L，BE 0.7mmol/L，SO_2 95%。急诊予以抗凝、抗炎、抑酸抑酶、护肝、纠正电解质紊乱等治疗后仍有轻度腹痛及气短症状，间断便血。为进一步诊治，患者于 2023 年 2 月 20 日以"肺栓塞"收入科。

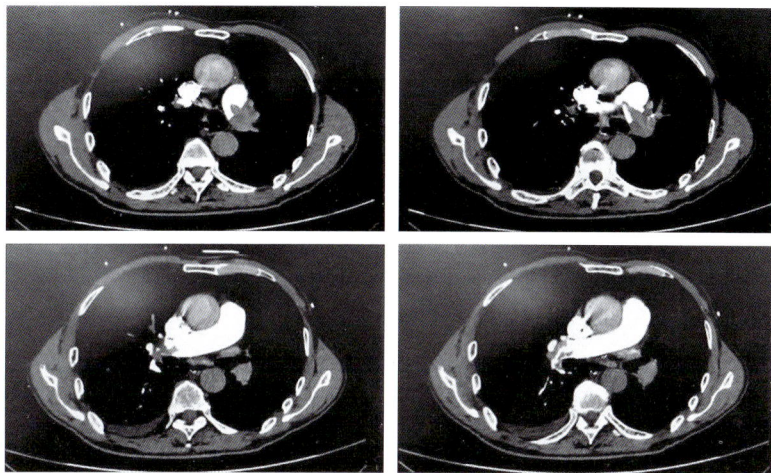

图 2-1　CT 肺动脉造影
肺动脉干、双肺动脉主干及其分支多发血栓，左肺动脉主干闭塞，左肺动脉远段分支未显影

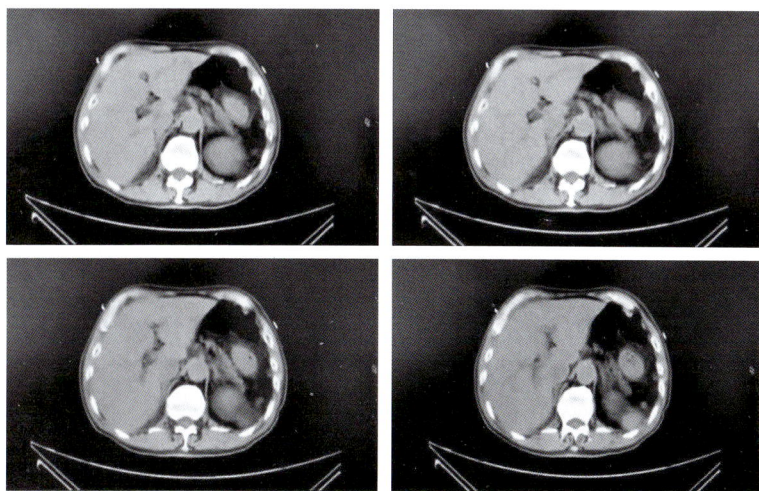

图 2-2　腹部 CT
胆囊稍大，腔内密度不均，周围脂肪间隙模糊；胰腺体积缩小，实质未见异常密度，周围脂肪间隙清晰

既往史： 高血压病史 15 年，最高血压 150/90mmHg，未规律服用降压药物。无吸烟史，偶有饮酒。

入院查体： 体温：36.6℃，脉搏：82 次 /min，呼吸：20 次 /min，血压：158/99mmHg，身高：165cm，体重：62kg。双肺呼吸音粗，可闻及少量细湿性啰音，无胸膜摩擦音。心率 82 次 /min，心律齐，P2 > A2，三尖瓣区可闻及收缩期杂音。腹部平坦，全腹轻度压痛，无反跳痛、肌紧张，未扪及包块，Murphy 征阴性。右下肢皮温较左下肢低，双下肢无水肿。

入院实验室检查： 血气分析示（鼻导管吸氧 3L/min）：pH 7.47，PO_2 158mmHg，PCO_2 50mmHg，AB 36.4mmol/L，SB 33.6mmol/L，BE 11mmol/L，SO_2 100%；血常规：白细胞计数 9.22×10^9/L，淋巴细胞计数 0.65×10^9/L，中性粒细胞计数 7.41×10^9/L，红细胞计数 4.21×10^{12}/L，血红蛋白 131g/L，血小板计数 135×10^9/L；感染组合：降钙素原 2 ～ 10ng/ml，白介素-6 89.6pg/ml，C 反应蛋白 138.2mg/L；生化全套：谷丙转氨酶 450U/L，谷草转氨酶 164U/L，γ- 谷氨酰转移酶 883U/L，血肌酐 92μmol/L；胰腺组合：血淀粉酶 52.0U/L，血脂肪酶 103U/L；心梗三项：CK-MB 3.0ng/ml，肌钙蛋白 I 386.3pg/ml，肌红蛋白 142.6ng/ml，NT-ProBNP 19729pg/ml；D- 二聚体 5528.0ng/ml；凝血功能：凝血酶时间 13.3s，凝血酶原时间 30.1s，活化部分凝血活酶时间 31.8s，血浆纤维蛋白原 3.97g/L，国际标准化比值 2.63；易栓症筛查未见明显异常；便潜血（＋）。入院心电图：窦性心律，V2 ～ V5 导联 ST 段轻度压低伴 T 波倒置（图 2-3）。

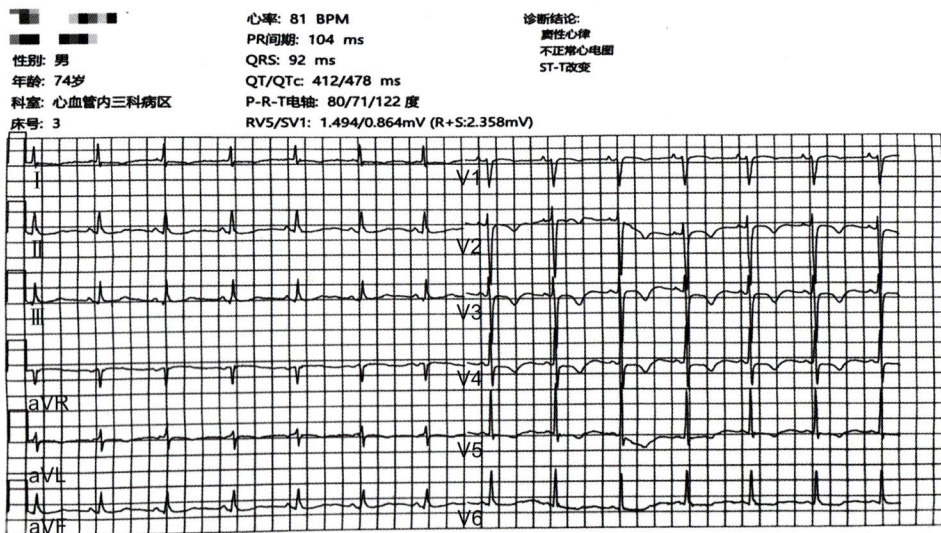

图 2-3　入院心电图
窦性心律，V2 ～ V5 导联 ST 段轻度压低伴 T 波倒置

入院诊断：①急性肺栓塞（中高危），肺动脉高压，心功能不全（NYHA Ⅳ级）；②下肢静脉血栓形成；③急性胰腺炎；④消化道出血；⑤肝功能不全；⑥肾功能不全；⑦陈旧性脑梗死；⑧高血压1级（极高危）。

2. 诊治经过

通过上述结果患者肺栓塞合并消化道出血诊断明确，sPESI评分：1分（高危），HSA-BLED出血评分：5分（高危），究其肺栓塞病因高度怀疑急性胰腺炎所致，给予禁食水、卧床，持续艾司奥美拉唑、生长抑素、乌司他丁、补液、抗感染、芒硝外敷等治疗，同时给予保肝、护肾对症支持处理，并给予依诺肝素钠60mg，1次/12h抗凝治疗。动态监测粪便潜血、血红蛋白、D-二聚体。血红蛋白水平维持在100g/L，D-二聚体在治疗后第2天呈明显下降趋势，复查第3、4、5、7天便潜血（＋），第11、18天便潜血（－），于第20天再次评估CT肺动脉造影未见明显好转（图2-4），于第27天行左肺动脉主干球囊扩张术（图2-5），术后患者精神状态可，生命体征平稳，于第33天出院，抗凝药物换用艾多沙班60mg，1次/日，同时对患者启动基于数字技术的居家康复长期随访管理。

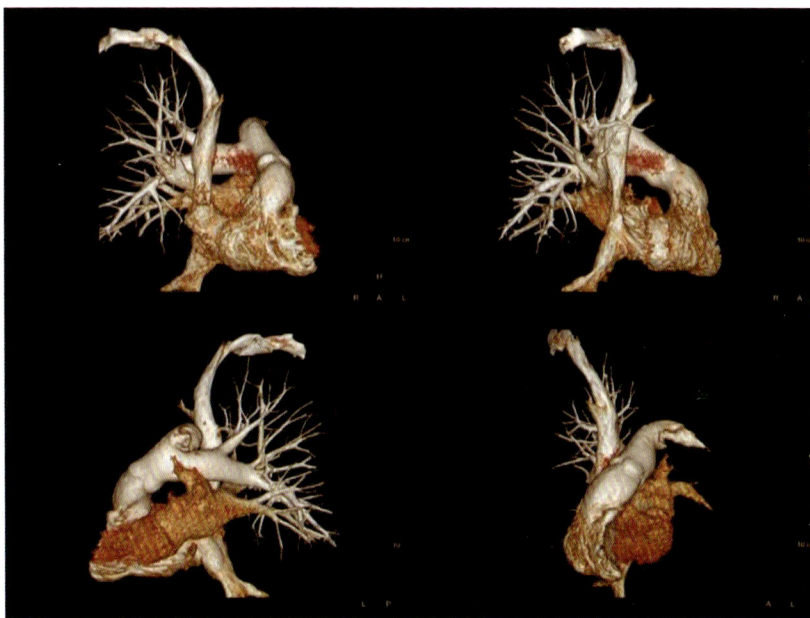

图2-4 CT肺动脉造影

左肺动脉干及其上叶、下叶前内基底段、后基底段、外基底段均未见明显充盈，右中叶分支管腔内可见充盈缺损，余右肺动脉主干及上叶、下叶分支血管未见充盈缺损，无畸形

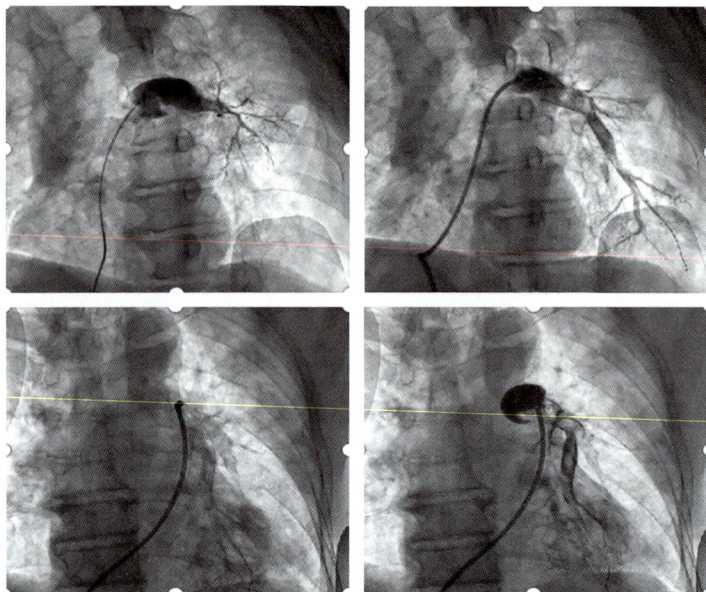

图 2-5　术前肺动脉造影

左肺动脉充盈缺损，降支完全闭塞（第一行图）

术中行左肺动脉降支球囊扩张，术后复查造影示左肺动脉降支血流部分恢复（第二行图）

随访 1 个月时患者出现气短症状，呈持续性，伴双下肢凹陷性水肿，右下肢为重，无疼痛及皮温变化，通过居家康复应用程序联系来院。入院复查 CT 肺动脉造影：左肺上动脉慢性栓塞可能，左肺动脉主干、左下肺动脉附壁血栓，左侧胸腔积液。肺通气＋灌注显像：左肺上叶、下叶外基底段及右肺中叶血流灌注减低至缺失（图 2-6）。左下肢超声示：左侧下肢腘静脉可见条状低回声附壁。心脏超声：三尖瓣收缩期中量反流，估测肺动脉收缩压 56mmHg，心包腔内未见明显游离液体，左室射血分数 61%，中度肺动脉高压。sPESI 评分：1分（高危），HSA-BLED 出血评分：2 分（中危），院内给予达肝素钠 5000IU 1 次 /12h，治疗 5 天后出院，院外给予利伐沙班 15mg，2 次 / 日（21 天），之后改为 20mg，1 次 / 日规律服用。

随访 3 个月时患者间断出现气短症状，活动后明显，再次通过居家康复应用程序联系来院。实验室检查：CK-MB 0.9ng/ml，肌钙蛋白 I 4.3pg/ml，肌红蛋白 21ng/ml，NT-ProBNP 412pg/ml；D- 二聚体 176ng/ml。CT 肺动脉造影：左上肺动脉、右肺中叶内侧段及左下肺前内基底段多发肺动脉栓塞（图 2-7）。心脏超声：三尖瓣收缩期中量反流，肺动脉压 50/15mmHg，心包腔内未见明显游离液体，左室射血分数 63%，中度肺动脉高压。双下肢超声：未见明显异常。sPESI 评分：1 分（高危），HSA-BLED 出血评分：1 分（中危），给予患者右肺中动脉肺动脉球囊扩张术（图 2-8），术后右心导管测肺动脉压 57/24/8mmHg，院内给予达肝素钠 5000IU，1 次 /12h ＋螺内酯 20mg，1 次 / 日＋呋塞米 20mg，1 次 / 日，治疗 5 天后出院，院外给予华法林（每 2 周查血，国际标准化比值 2.0 ～ 3.0）＋枸橼酸西地那非，25mg，3 次 / 日＋螺内酯 20mg，1 次 / 日＋托拉塞米 5mg，1 次 / 日。目前患者坚持长期随访管理，逐渐恢复正常生活。

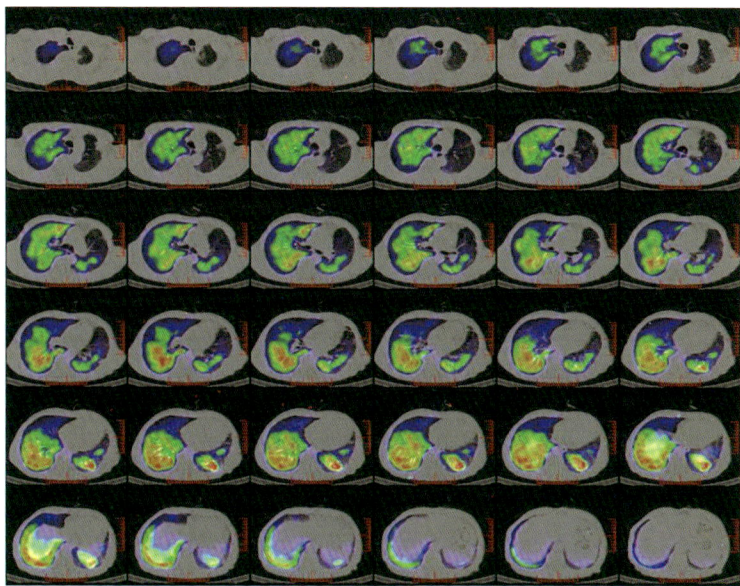

图 2-6　肺通气＋灌注显像
左肺上叶、下叶外基底段及右肺中叶血流灌注减低至缺失

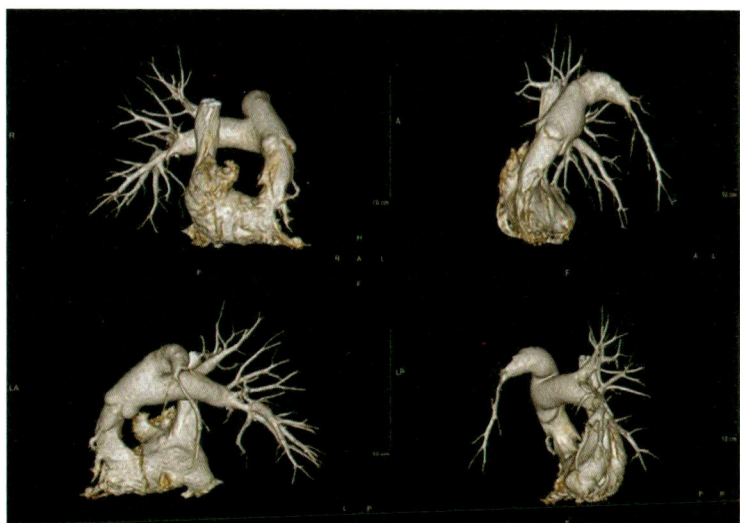

图 2-7　肺动脉 CTA
左上肺动脉、右肺中叶内侧段及左下肺前内基底段多发肺动脉栓塞

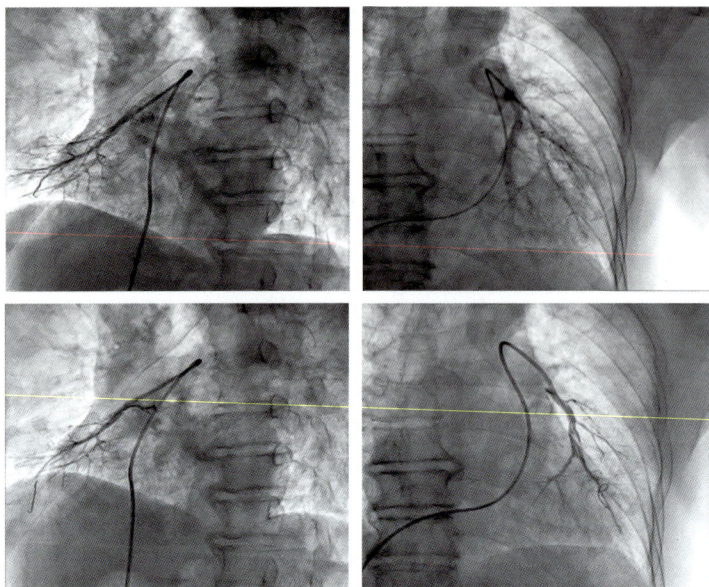

图 2-8　肺动脉术前、中、后造影

术前造影示右肺中叶动脉局限性充盈缺损（左上图），左肺下叶动脉多发充盈缺损（右上图），术中于右肺中叶动脉及左肺下叶动脉行肺动脉球囊扩张，术后复查造影示肺动脉血流部分改善（左下图及右下图）

3. 讨论

本例患者特殊之处为急性胰腺炎所致肺栓塞合并消化道出血。分析其病因，该患者不存在常见的肺栓塞危险因素，但其在发生肺栓塞临床表现前，存在饮酒史、持续性腹痛等典型的胰腺炎临床表现，同时血淀粉酶、血脂肪酶升高，腹部 CT 提示胰腺炎，高度怀疑急性胰腺炎所致。该病因在临床上较为少见，分析其可能的机制：影响静脉血栓形成的因素包括凝血系统异常或炎症触发相关因子导致静脉血栓形成。在全身性炎症的反应期间 C 反应蛋白、白介素 -6 的升高增加了静脉血栓发生风险，最终导致了静脉血栓的发展。血栓形成的 Virchow 三要素包括血流缓慢、血管内皮损伤和血液高凝状态。急性胰腺炎是一种全身炎症反应综合征，炎症反应与静脉血栓的形成密切相关，胰腺炎并发静脉血栓形成的病理生理机制目前认为包括胰腺坏死、炎症细胞浸润、胰酶释放导致的血管内皮细胞损伤、长期卧床血流滞缓导致血液回流障碍、全身性炎反应和炎症介质的释放导致凝血系统被激活，多种原因、不同途径共同诱发了急性胰腺炎患者静脉血栓。可见在炎性因子和凝血系统共同作用下，导致急性胰腺炎诱发肺栓塞。

而本例患者存在的另一个难点为肺栓塞合并消化道出血治疗，高出血风险和高血栓负荷之间治疗存在矛盾。该患者入院后肺栓塞危险分层为中高危，指南推荐抗凝的基础上根据临床状况决定是否进行再灌注治疗，大多数学者认为急性肺栓塞发病48小时内进行溶栓（无论药物还是介入）治疗的疗效最好，考虑患者发病以来生命体征平稳，且存在持续的消化道出血，未进行再灌注治疗，仅给予低分子肝素抗凝治疗，同时积极纠正其肝肾功能等高出血危险因素。治疗期间动态监测患者血常规、便潜血、D-二聚体等，患者消化道出血情况整体可控。治疗第20天再次对患者进行评估，患者肺动脉CTA提示血栓负荷未见明显消退。目前认为肺血管床面积减少程度达到50%～70%，同时存在近端病变、远端病变和微血管病变的患者，发生持续性肺动脉高压，右心功能不全、慢性血栓栓塞性肺动脉高压（chronic thromboembolic pulmonary hypertension，CTEPH）的风险较高，需转至肺动脉高压诊治中心，采用多模式综合管理模式。因此，进一步行肺动脉球囊扩张术，最大程度改善患者预后。对于大多数没有重度肾功能不全和活动性癌症的非妊娠急性VTE患者，直接口服抗凝药物（利伐沙班、阿哌沙班、艾多沙班或达比加群）优于华法林，是首选的口服长期抗凝药。结合患者的综合情况，出院后给予患者艾多沙班进行长期抗凝。

　　肺栓塞患者在病程中，尤其是确诊后的第1年，可能会出现严重的不良反应，包括大出血、静脉血栓栓塞症（venous thromboembolism，VTE）复发、心血管疾病和CTEPH。在病程早期对危险因素进行有针对性的管理并选择最佳的抗凝方案，可能会改善患者的预后。我们对该患者启动了基于移动医疗及人工智能技术（智能手环/微信小程序/居家康复应用程序）支持的智能风险数字流程化管理ABCDEF路径进行出院后随访管理，即：A，优化抗凝管理；B，出血风险管理；C，慢性并发症监测；D，数字健康管理；E，运动和康复；F，合并风险及疾病管理。从而给予患者个性化、动态调整的治疗方案。尽管早期对患者进行积极的随访管理及抗凝药物的调整，但在3个月评估中患者仍发生了慢性血栓栓塞性肺动脉高压。目前指南对于CTEPH患者推荐终身抗凝，抗凝药物选择华法林，而直接口服抗凝药物在CTEPH中证据有限，需进一步评价，因此该患者3个月后的抗凝药物更换为华法林。最终，经过长期的随访管理与追踪，动态调整治疗方案，该患者的生活质量得到显著改善。

　　在该病例诊疗过程中，虽然随访后期患者生活质量较好，但对于肺栓塞的病因、肺栓塞合并消化道出血治疗策略的选择、肺栓塞介入治疗的时机、肺栓塞长期随访的管理等问题，仍值得进一步探索。针对该病例有以下几点值得我们关注：

　　① 肺栓塞的危险因素：总体上类似于VTE的危险因素。危险因素可分类为遗传性和获得性。获得性危险因素可进一步分类为诱因性和非诱因性；前者包括近期手术、创伤、制动、激素治疗、活动性癌症等，后者包括肥胖、大量

吸烟等。然而,急性胰腺炎并非肺栓塞的常见危险因素,由其导致肺栓塞的发生,这在临床上较为罕见。由于许多急性肺栓塞患者(包括部分大面积肺栓塞患者)没有症状或存在轻度或非特异性症状,理解胰腺炎并发静脉血栓形成的病理生理机制,有助于避免遗漏临床相关病例。

②肺栓塞介入治疗的时机:急性肺栓塞介入治疗目前主要包括经导管碎栓术、血栓抽吸术、经导管局部溶栓术。目前,国内外指南推荐的经皮导管介入治疗指征均为急性高危肺栓塞或伴临床恶化的中危肺栓塞,同时肺动脉主干或主要分支存在血栓,并有高出血风险或溶栓禁忌,或经溶栓或积极的内科治疗无效。然而,从病理生理机制上看,肺血管床面积减少程度与肺动脉压升高程度及肺栓塞所伴随的并发症严重程度是密切相关的,尽早解除血栓梗阻情况或减轻血栓负荷理论上可以带来更好的临床预后。但现有的研究不足以支持在急性肺栓塞单独应用一种介入技术来治疗,但联合应用多种经皮导管介入治疗方法(例如:血栓抽吸术联合置管溶栓治疗)有助于在降低肺动脉压、减轻血栓负荷的同时,减少颅内出血事件的发生。同时,针对残余血栓负荷重的肺动脉主干或主要分支部位,早期采用经皮肺动脉球囊扩张术,以降低 CTEPH 的发生风险或其严重程度,可能是将来的一个研究方向。

③肺栓塞的全程管理:肺栓塞管理的核心包括血栓风险管理、出血风险管理、优化抗凝管理、并发症风险管理和不良事件监测。2021 年,欧洲心脏病学会肺循环和右心室功能工作组以及动脉粥样硬化和血管生物学工作组联合发布了急性肺动脉栓塞后最佳随访意见书,使得肺栓塞患者的随访和管理得到越来越多的关注。当前,借助移动医疗及人工智能技术对患者从入院、住院期间到出院及长期康复进行全流程的路径化管理,以降低肺栓塞后综合征的风险并改善心血管预后将成为一个新的热点。

参考文献

[1] 中华医学会外科学分会胰腺外科学组 . 急性胰腺炎诊治指南 (2014 版)[J]. 中华消化外科杂志 ,2015,14(1):1-5.

[2] HERATH H M, KULATUNGA A. Acute pancreatitis complicated with deep vein thrombosis and pulmonary embolism: a case report[J]. J Med Case Rep, 2016, 10(1):182. doi: 10.1186/s13256-016-0968-6.

[3] 中国医师协会呼吸医师分会肺栓塞与肺血管病工作委员会 , 中华医学会呼吸病学分会肺栓塞与肺血管病学组 , 全国肺栓塞与肺血管病防治协作组 , 等 . 肺血栓栓塞症诊治与预防指南 [J]. 中华医学杂志 ,2018,98(14):1060-1087.

[4] DE WINTER M A, BÜLLER H R, CARRIER M,et al. VTE-PREDICT Study Group. Recurrent venous thromboembolism and bleeding with extended anticoagulation: the VTE-PREDICT risk score[J]. Eur Heart J, 2023, 44(14):1231-1244. doi: 10.1093/eurheartj/

ehac776.

[5]　KONSTANTINIDES S V, MEYER G, BECATTINI C, et al. ESC Scientific Document Group. 2019 ESC Guidelines for the diagnosis and management of acute pulmonary embolism developed in collaboration with the European Respiratory Society (ERS)[J]. Eur Heart J, 2020, 41(4):543-603. doi: 10.1093/eurheartj/ehz405.

[6]　KLOK F A, AGENO W, AY C, et al. Optimal follow-up after acute pulmonary embolism: a position paper of the European Society of Cardiology Working Group on Pulmonary Circulation and Right Ventricular Function, in collaboration with the European Society of Cardiology Working Group on Atherosclerosis and Vascular Biology, endorsed by the European Respiratory Society[J]. Eur Heart J, 2022, 43(3):183-189. doi: 10.1093/eurheartj/ehab816.

右房迷走神经改良治疗混合型迷走神经晕厥 1 例

解放军总医院第六医学中心　刘英明

1. 病例简介

患者男性，20 岁，因反复发作晕厥入院，既往无特殊病史。入院后体格检查和辅助检查未发现器质性疾病，Holter 和阿托品试验提示患者存在迷走神经张力升高。考虑患者晕厥为血管迷走性晕厥，与迷走神经张力增高有关，行心脏迷走神经消融术后未再发生晕厥。

2. 诊治经过

患者男，20 岁，因"发作性晕厥 1 年余"于 2023 年 11 月 3 日入解放军总医院第六医学中心心内一科。2022 年 10 月患者凌晨起床执勤时突然晕倒，意识丧失，持续约 2 ～ 3s 后恢复，醒后觉恶心、耳鸣、眼花。无视物旋转，无胸闷、胸痛，无大小便失禁。休息后缓解未就诊。2023 年 3 月早上 7 ～ 8 点经过门卫时突然眼前发黑、视物模糊，随后立即晕倒，情形与上次发作类似，前来的卫生员测量血压 80/41mmHg，心率 46 次 /min，到邯郸某医院就诊，查心电图、心脏超声以及磁共振未见异常（无报告）。于 2023 年 3 月 20 日就诊于白求恩国际和平医院，Holter 检查发现有高度房室传导阻滞，遂收住院治疗。于 2023 年 3 月 29 日行心腔内电生理检查，房室传导阻滞在静滴异丙肾上腺素后消失，考虑患者迷走神经张力增高，建议行迷走神经节消融，没有接受。2023 年 8 月 10 日门诊复查，Holter 检查仍有高度房室传导阻滞，最长 RR 间期 5.57s。2023 年 10 月 13 日到中国人民解放军中部战区总医院住院治疗，复查 Holter 显示窦性心律间歇二度Ⅰ型和二度Ⅱ型房室传导阻滞，最长 RR 间期 3.34s，给予营养心肌补液等对症治疗病情好转后出院。为进一步诊治来我院，门诊以"晕厥，心律失常"收治入院。既往无高血压、糖尿病和脑血管病病史，无手术和外伤史。入院后体格检查除心率 53 次 /min 外，没有其他异常发现。实验室检查：血常规、生化以及甲状腺功能无明显异常。

心电图：窦性心动过缓（图 3-1）。

超声心动图未见异常。Holter 二度Ⅰ型房室传导阻滞；DC 10.5ms（Holter 最快心率 130 次 /min，无房室传导阻滞）。

术前阿托品试验阴性，静注阿托品（1mg）3min 后心率达到 102 次 /min。

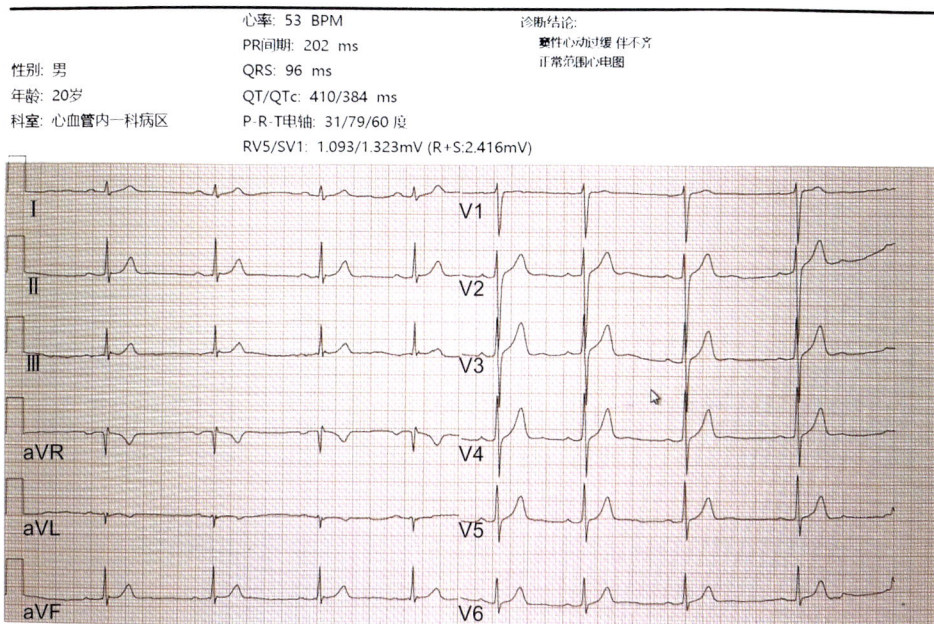

图 3-1　入院时心电图

直立倾斜试验： 血管抑制型。药物倾斜试验进行到 28:50 时出现心慌、视物旋转，血压下降到 89/58mmHg。

考虑患者晕厥与迷走神经张力增高有关，于 2023 年 11 月 21 日行心脏自主神经节丛（GP）消融术。在上腔静脉和右心房交界间隔侧以及冠状窦至右房后壁行冷盐水灌注消融，有效靶点为放电后 5s 内出现心率减慢或者房室传导阻滞（图 3-2，图 3-3，图 3-4），消融后心率升至 73 次 /min，稳定维持，终止手术。

电生理检查：

消融前：心率周长 1131ms，文氏点 750ms，房室结不应期 580ms。

消融后：心率周长 778ms，文氏点 540ms，房室结不应期 270ms。

术后复查心电图心率为 74 次 /min（图 3-5），术后复查 Holter 平均心率 70 次 /min，DC 7ms。

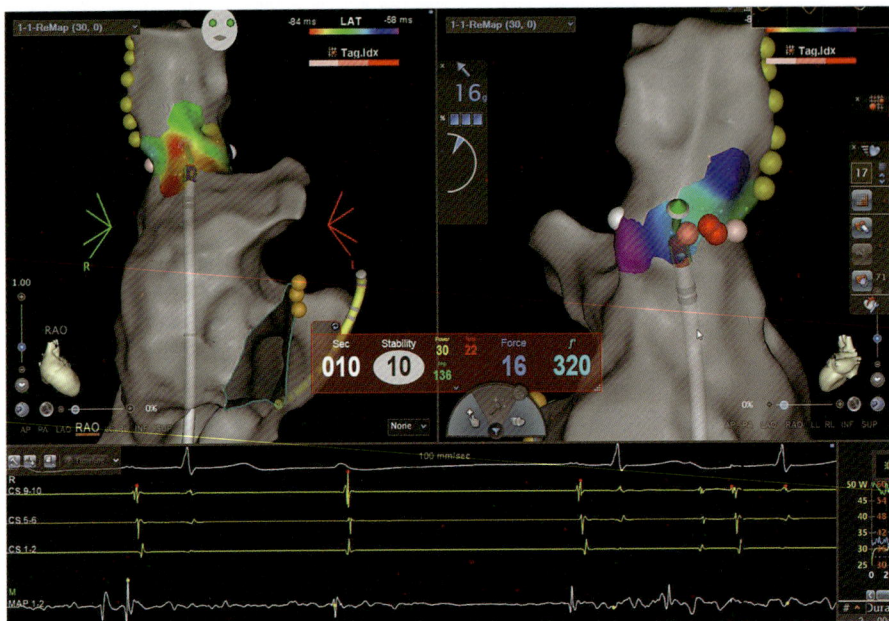

图 3-2　放电出现房室传导阻滞

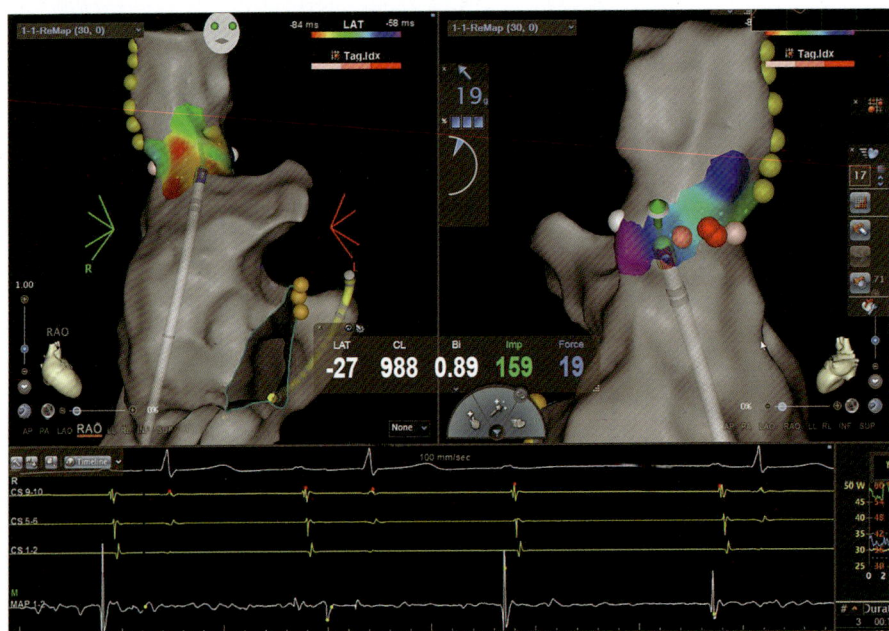

图 3-3　放电出现 AV 延长、房室传导阻滞

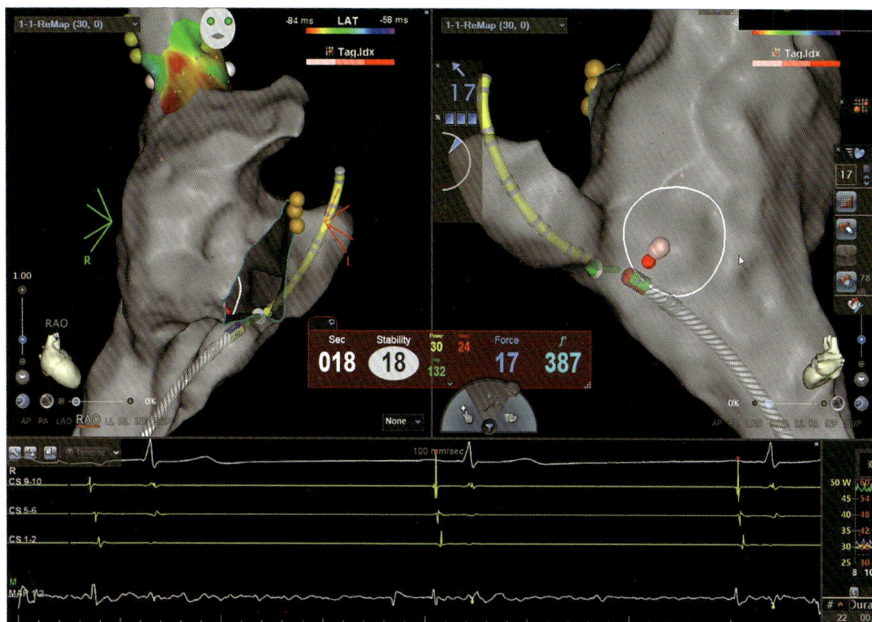

图3-4 放电出现心动过缓

心率: 74 BPM
PR间期: 240 ms
QRS: 96 ms
性别: 男
年龄: 20岁
QT/QTc: 396/439 ms
P R T电轴: 70/78/69 度
RV5/SV1: 0.732/1.601mV (R+S:2.333mV)

诊断结论:
窦性心律不齐
不正常心电图
度房室阻滞

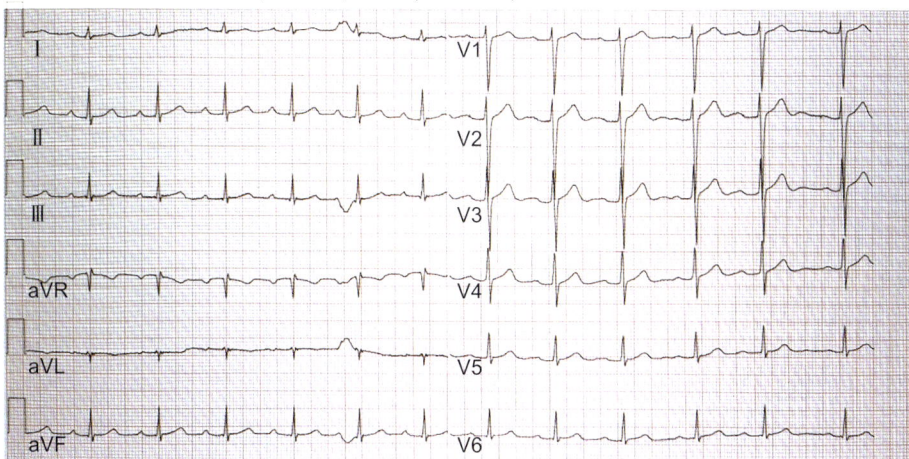

图3-5 术后心电图

患者为20岁男性，有发作性晕厥，但无特殊病史，入院后检查也未发现器质性心脏病。血管迷走性晕厥是反射性晕厥的一种，根据倾斜试验（HUTT）结果，将 VVS 分为混合型（Ⅰ）、心脏抑制型（Ⅱ）和血管抑制型（Ⅲ）三种类型。患者 Holter 检查有高度房室传导阻滞，最长 RR 间期 5.57s；HUTT 诱发出前驱症状和低血压，考虑患者为Ⅰ型 VVS。对于心脏抑制型 VVS 植入起搏器是有效的，但患者年轻，不接受植入起搏器，同时指南也不建议对 40 岁以下患者植入起搏器。心脏神经消融术（CNA）是近年来出现的一种很有前景的方法，有不少文献报道效果良好，并发症少，术后一些患者可以避免植入起搏器。与患者及家属协商后决定采用这一方法。

3. 讨论

晕厥是指一过性全脑血液低灌注导致的短暂意识丧失（transient loss of consciousness，TLOC），特点为发生迅速、一过性、自限性并能够完全恢复。发作时因肌张力降低、不能维持正常体位而跌倒。晕厥发作前可有先兆症状，如黑矇、乏力、出汗等。晕厥的人群患病率很高，美国犹他州流行病学调查发现每年因晕厥就诊的居民为 9.5‰，其中 1/10 的患者收住院诊治，高达 50% 人群发生过晕厥。我国缺乏大规模的流行病学研究，晕厥的确切发病率不清楚。

ESC 的分类方法，依据病理生理特征将晕厥分为：神经介导性晕厥（反射性晕厥）、直立性低血压（orthostatic hypotension，OH）晕厥和心源性晕厥。心源性晕厥又分为心律失常性晕厥和器质性心血管病性晕厥。晕厥病理生理改变的核心是血压下降，导致全脑灌注降低。血管迷走性晕厥（vasovagal syncope，VVS），是神经反射性晕厥的一种，约占晕厥的 20%，通常具有良性预后。据不完全统计人一生中发生 VVS 的概率高达 35% ～ 39%。

VVS 是引起短暂意识丧失最常见的原因，尤其在没有基础心脏病的年轻人。VVS 降低了生活质量，可能引起伤残影响日常工作，尽管很普遍，当前没有证明有效的药物预防 VVS。双腔起搏器植入有效的 VVS 患者，仅仅是有明显心脏停搏的反射性晕厥。

目前公认的机制为贝-亚反射（Bezold-Jarisch reflex）学说：即各种原因导致静脉回心血量过度减少时，颈动脉窦和主动脉弓压力感受器受到强烈刺激，导致交感神经过度激活，刺激位于左室后下壁的机械感受器，传入信号通过迷走神经传入循环中枢，引起迷走神经传出活动增强和交感神经传出活动骤降，导致心率减慢，血压下降，引起大脑血流灌注不足而发生晕厥。

目前药物治疗、直立训练、增加水盐的摄入和起搏器植入等治疗均未取得良好的治疗效果。近来，副交感神经节丛消融，也称心脏神经消融，治疗功能性心动过缓或者功能性房室传导阻滞心脏抑制引起的晕厥，短期和中期结果很好。由于相对较新，病例数少，缺少以特定人群为基础的研究，指南还没有推荐。

心脏迷走神经从延髓的迷走神经背核和疑核发出，走行至肺静脉、上下腔静脉周围，在心房背侧和房室沟等处脂肪垫内的 GP 换元并发生突触联系，发出的节前纤维释放乙酰胆碱（acetylcholine，Ach）激活烟碱受体，发出的节后纤维沿心脏表面穿过心室肌传入心内膜支配心肌。迷走神经广泛地分布于心房、心室和心脏传导系统，分布最多的部位是窦房结和房室结。心脏的 3 个主要神经节都位于心房侧，神经节 A 位于上腔静脉和右上肺静脉正上方的主动脉根之间；神经节 B 位于右上肺静脉和右心房之间；神经节 C 位于下腔静脉和左、右心房之间。神经节 B 是心脏中最大的神经节，它的活动强度直接影响心脏迷走反应的强烈程度；神经节 C 主要影响房室传导，刺激神经节 C 可能会延长房室传导时间甚至发生房室传导阻滞；大部分副交感神经传出纤维穿过神经节 A，然后到达神经节 B 和 C。

临床上对 GP 定位的方法主要是高频刺激（high frequency stimulation，HFS）、频谱分析（spectrum analysis，SA）、解剖学方法（anatomicaproach，AA）和心内心电图（electrogram，EGM）。Pachon 等首次提出了采用光谱分析用导管消融的方法去除特异迷走神经支配用来治疗不同的心律失常以及严重的心脏抑制型晕厥，由此产生了心脏神经消融术（cardio-neuroablation，CNA）。第一个比较 CNA 和药物疗法治疗 VVS 的观察研究纳入了 101 例患者，所有患者都有 2B 型或者伴有停搏超过 3s 的 1 型晕厥，51 例进行了 CNA，50 例接受了药物保守治疗。4 年无晕厥率 CNA 组为 86%，保守组为 50%。一个随机对照非双盲的研究纳入了 48 例难治性的 VVS，随机分为 CNA 组和非 CNA 组，CNA 组晕厥明显降低（8% vs 54%）并且生活质量改善。一个对观察资料的荟萃分析发现 CNA 后 92% 的患者没有出现晕厥，不同的 CNA 技术之间没有明显差别，但与左房和左房加右房消融比较，单纯右房消融术后的晕厥更多。Debruyne 等通过 CT 定位在右心房消融右前神经节来治疗神经介导的晕厥和功能性窦房结功能不良，总共有 53 名患者进行了手术，随访 12 个月，晕厥负荷下降了 95%，没有短期和长期安全问题。Mesquita 等在三维电解剖指引下单纯在右房进行 GP 消融，共 13 名功能性心动过缓患者，平均年龄 51 岁，平均随访 8.4 个月，没有病人症状复发或者有明显心动过缓。2020 年，土耳其医生 Aksu 等指出目前对具体的 GP 导管消融对象仍然未达成共识，即消融对象应该是双心房、右心房或仅左心房尚未明确。

本例患者仅 20 岁，诊断 VVS，虽然起搏治疗对一部分心脏抑制型患者有效，但不适合年轻患者，同时起搏器植入可能会带来一些与植入手术相关的并发症，而且还要考虑将来多次更换的问题。CNA 是一项新兴的技术，应用前景光明。目前 CNA 有单纯在左房消融的，有单纯在右房消融的，也有在双房消融的。有一些文献报道单纯在右房消融取得了较好的效果。考虑降低房间隔穿刺和在左房操作的风险，我们选择了单纯在右房消融。采用解剖加碎裂心电图定位GP位置，以放电出现心动过缓或房室传导阻滞作为有效靶点，以术中测量窦房结恢复时间缩短以及房室结文氏周长缩短作为手术终点，取得了即时效果，术后随访未再发生晕厥。

VVS 大多数是良性的，并不能预测寿命缩短，随着时间的推移，大多数病人症状和生活质量会改善。向患者解释 VVS 不是致命性的疾病，让患者了解晕厥发生的原因和过程，消除不良情绪，减轻焦虑；主动避免诱因（如长时间站立、闷热环境、脱水等）；咳嗽性晕厥者抑制咳嗽；坐位排便；增加水和食盐量，有利于增加发病时的静脉回流；出现前驱症状，尽快进行增压动作，及时坐下或躺下，避免摔伤。对于一般治疗和药物治疗无效的患者，可以考虑 CNA，大部分病人可以减少晕厥发作，避免植入永久起搏器。

参考文献

[1] 胡大一，郭继红 . 晕厥诊断与治疗中国专家共识 (2018)[J]. 中华心血管病杂志，2019，47(2):96-107.

[2] BRIGNOLE M, MOYA A, DE LANGE F J, et al. Practical instructions for the 2018 ESC guidelines for the diagnosis and management of syncope[J]. Eur Heart J, 2018, 39(21):e43-e80.

[3] BRIGNOLE M, MOYA A, DE LANGE F J, et al. 2018 ESC guidelines for the diagnosis and management of syncope[J]. Eur Heart J, 2018, 39(21):1883-1948.

[4] SOTERIADES E S, EVANNS J C, LARSON M G, et al. Incidence and prognosis of syncope[J]. N Engl J Med, 2002, 347(12):878-885.

[5] GANZEBOOM K S, MAIRUHU G, REITSMA J B, et al. Lifetime cumulative incidence of syncope in the general population: a study of 549 Dutch subjects aged 35-60 years[J]. J Cardiovasc Electrophysiol, 2006, 17(11): 1172-1176.

[6] SHELDON R S, GRUBB B P, OLSHANSKY B, et al. 2015 heart rhythm society expert consensus statement on the diagnosis and treatment of postural tachycardia syndrome, inappropriate sinus tachycardia, and vasovagal syncope[J]. Heart Rhythm, 2015, 12(6), e41-e63.

[7] WHITE C M, TSIKOURIS J P. A review of pathophysiology and therapy of patients with vasovagal syncope[J]. Pharmacotherapy, 2000, 20(2):158-165.

[8] PACHON J C, PACHON E I, PACHON J C, et al. 'Cardioneuroablation'—Newtreatment for neurocardiogenic syncope, functional AV block and sinus dysfunction using catheter RF-ablation[J]. Europace, 2005, 7(1)1-13.

[9] AKSU T, GULER T E, BOZYEL S, et al. Usefulness of post-procedural heart rate response to predict syncope recurrence or positive head up tilt table testing after cardioneuroablation[J]. Europace, 2020, 22(9):1320-1327.

[10] PIOTROWSKI R, BARAN J, SIKORSKA A, et al. Cardioneuroablation for reflex syncope: efficacy and effects on autonomic cardiac regulation-a prospective randomized trial[J]. J Am

Coll Cardiol EP, 2023, 9(1):85-95.

[11] VANDENBERK B, LEI L Y, BALLANTYNE B, et al. Cardioneuroablation for vasovagal syncope: a systematic review and meta-analysis[J]. Heart Rhythm, 2022, 19(11):1804-1812.

[12] DEBRUYNE P, ROSSENBACKER T, JANSSENS L, et al. Durable Physiological Changes and Decreased Syncope Burden 12 Months After Unifocal Right-Sided Ablation Under Computed Tomographic Guidance in Patients With Neurally Mediated Syncope or Functional Sinus Node Dysfunction[J]. Circ Arrhythm Electrophysiol, 2021, 14(6):e009747

[13] MESQUITA D, PARREIRA L, CARMO P, et al. Anatomic guided ablation of the atrial right ganglionated plexi is enough for cardiac autonomic modulation in patients with significant bradyarrhythmias[J]. Indian Pacing Electrophysiol J, 2021, 21(6):327-334.

[14] AKSU T, GULER TE, BOZYEL S, et al. Medium-term results of cardioneuroablation for clinical bradyarrhythmias and vasovagal syncope: effects on QT interval and heart rate[J]. J Interv Card Electrophysiol, 2021, 60(1): 57-68.

心脏再同步化治疗术后超反应 1 例

解放军总医院第四医学中心　李珍慧

1. 病例简介

患者，男性，72 岁，因"间断心悸 15 年，加重伴乏力 3 天"入院。患者 15 年前无明显诱因出现心悸，诊断为"房颤"，予以抗凝、控制心室率、维持窦性心律等对症治疗。11 年前冠脉造影示：冠状动脉粥样硬化。1 年前患者无明显诱因出现心悸、头晕，动态心电图示：平均心率 56 次 /min，窦性心律、窦性心动过缓伴不齐、完全性左束支传导阻滞；偶见长 R-R 间歇（最长 R-R 间期 2.1s 发生于 02:45）。心脏彩超示左房增大、LVEF 44%。出院后规律服用"氯吡格雷片 75mg/ 日、培哚普利片 1mg/ 日、螺内酯片 10mg/ 午、呋塞米片 10mg/ 午、胺碘酮片 100mg/ 日"等药物治疗，但仍因上述症状反复住院。3 天前劳累后感心悸症状较重，伴出汗、乏力，行超声心动图示：LVEF 28%；左室壁运动弥漫性减弱（以心尖部明显）；左室壁运动不同步，左心增大；二尖瓣反流（中量）。既往有"阵发性房颤、右肾透明细胞癌、高脂血症、慢性肾功能不全"等病史。

入院查体：颈静脉怒张，半卧位，心界向左下扩大，心率 140 次 /min，脉搏 131 次 /min，律不齐，第一心音强弱不等，二尖瓣听诊区可闻及 2/6 级收缩期杂音，双肺可闻及细湿啰音，双下肢轻度水肿。

急诊心电图示：异位心律；心房颤动伴快速心室率；完全性左束支传导阻滞。急诊 NT-Pro BNP 11246pg/ml ↑；白细胞总数 11.7×10^9g/L ↑、中性粒细胞绝对值 $9.2g \times 10^9$/L ↑。急诊胸片示右肺感染。住院后给予抗感染、抗凝、复律、控制心室率、强心、利尿改善心衰等对症治疗 6 天后，心律恢复为窦性心律且 NT-Pro BNP 降至 2175pg/ml。

入院诊断：①扩张型心肌病；②慢性心力衰竭急性失代偿期心功能 Ⅲ 级；③心律失常：完全性左束支传导阻滞，阵发性房颤，一度房室传导阻滞。

患者病情稳定后决定行 CRT 治疗。术前心电图：窦性心律；一度房室传导阻滞；异常 Q 波（下壁、前壁）；完全性左束支传导阻滞（QRS 波时限 180ms）（图 4-1）。术前超声心动图示：左室壁运动弥漫性减弱（以心尖部明显）；左室壁运动不同步，左心增大；二尖瓣反流（中量）；三尖瓣反流（少量）；LVEF

28%；左室收缩末径 48mm，左室舒张末径 60mm。术前胸片正侧位未见明显异常。NT-Pro BNP 674pg/ml；Tn I 0.008ng/ml；血肌酐 116μmol/L。术中分别将右心房电极、右室除颤电极、左室电极放置于右心耳、右室心尖部及左室后静脉（术后胸片见图 4-2），植入过程顺利且阈值、阻抗、感知等参数皆正常。术后 16 个月经 AV 间期、VV 间期优化后左室领先右室 80ms 时的心电图如图 4-3 所示。患者出院后继续规律行"富马酸比索洛尔片、螺内酯片、托拉塞米片、培哚普利片"等标准抗心衰药物治疗方案，并分别于术后 3 天、1 个月、11 个月、16 个月、22 个月随访（表 4-1），QRS 波时限由术前 180ms 缩短至 120ms，LVEF 由术前 28% 提高至 60%，LVEDD 由术前 60mm 缩至 48mm，LVESD 由术前 48mm 缩至 30mm，LVEDV 由术前 168ml 减少至 120ml，LVESV 由术前 120ml 减少至 48ml，二尖瓣反流由中量减至少量，术后起搏器程控随访过程中未见房颤事件的发生。

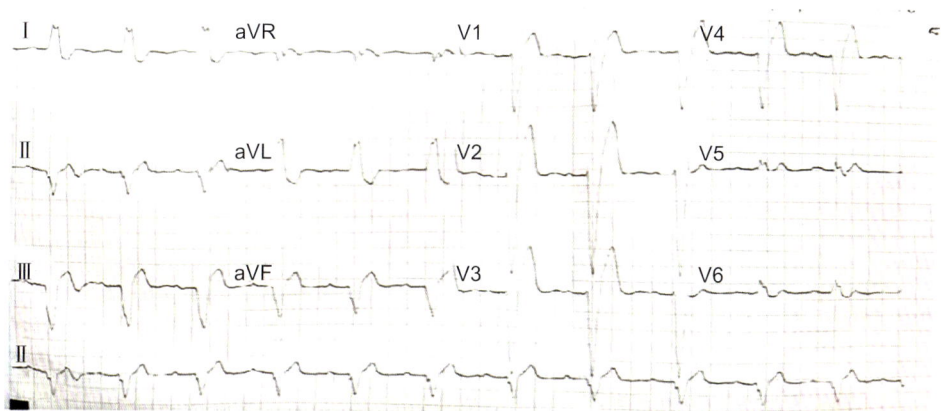

图 4-1　术前心电图

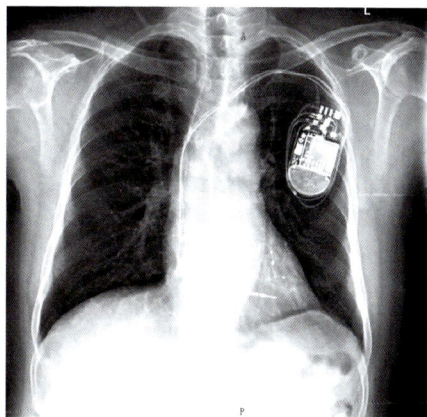

图 4-2　患者植入 CRT-D 术后胸片

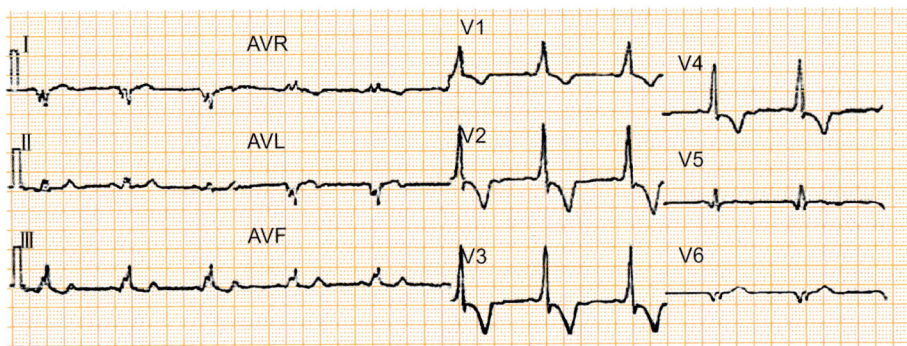

图 4-3　术后 16 个月心电图

表 4-1　患者术前与术后不同随访时间的超声心电图参数变化

	术前	术后 3 天	术后 1 个月	术后 11 个月	术后 16 个月	术后 22 个月
LVEF（%）	28	35	45	56	60	57
LVESD（mm）	48	46	42	45	30	32
LVEDD（mm）	60	57	55	55	48	51
LVEDV（ml）	168	158	140	128	120	105
LVESV（ml）	120	102	77	56	48	45
二尖瓣反流	中量	少量	少量	少量	少量	少量
三尖瓣反流	少量	无	无	无	无	无

2. 诊治经过

依据患者病史、心电图及超声心动图特点、既往冠脉造影等检查结果，考虑非缺血性心肌病、心力衰竭诊断明确，其中扩张型心肌病可能性大，此次因感染状态诱发快心室率心房颤动，导致心功能失代偿出现急性左心衰。经积极抗感染、强心、利尿等治疗后房颤节律转复、急性左心衰得以纠正。该患者经指南指导的抗心衰药物治疗后仍有临床症状、NYHA 心功能仍为Ⅲ级，且心电图示完全性左束支传导阻滞（LBBB）伴 LVEF ＜ 35%、QRS 波时限＞ 150ms，是 CRT 术的ⅠA 类适应证，遂待该患者病情稳定后予以行 CRT 治疗。术中分别将右心房电极、右室除颤电极、左室电极放置于右心耳、右室心尖部及左室后静脉，过程顺利且阈值、阻抗、感知等参数皆正常。术后在心电图指导下行 AV 间期、VV 间期优化，在左室领先右室 80ms 时的心电图 QRS 波时限最短，达 120ms，实现最优的电同步性。患者出院后继续规律行"富马酸比索洛尔片、螺内酯片、托拉塞米片、培哚普利片"等标准抗心衰药物治疗方案，并分别于术后 3 天、1 个月、11 个月、16 个月、22 个月进行随访，超声心动图参数及生活质量明显改善，达到预期治疗目的。

3. 讨论

心力衰竭（heart failure，HF）伴 LBBB 的患者存在左右心室收缩失同步的现象，即右心室早于左心室收缩继而引起室间隔矛盾运动、二尖瓣关闭不全及左室室内分流，进而导致 LVEF 降低。因为存在心脏收缩不同步，即使经指南指导优化的抗心衰药物治疗也不能明显改善该类患者的症状和体征，甚至恶化，常需反复住院。CRT 是近年来治疗 HF 伴 LBBB 患者的重要进展，其通过 BVP 来改善由 LBBB 造成的心室间收缩不同步，减轻二尖瓣反流及室间隔矛盾运动，从而提高 LVEF。循证医学证据表明，BVP 能够降低心衰再住院率及病死率。因此，2013 年美国、2016 欧洲及 2018 年中国的心衰指南对于 LBBB 伴 LVEF ≤ 35%、QRS 波时限 ≥ 150ms 的患者推荐为 CRT 的 I A 类适应证；而对于 LBBB 伴 LVEF ≤ 35%、QRS 时限在 130 ~ 149ms 间的患者，中国心衰指南将 CRT 推荐为 I B 类适应证。然而，约 1/3 接受 BVP 的患者疗效不佳或无疗效甚至恶化（CRT 无应答者）。

目前对 CRT 超反应的定义并无统一标准。2017 年 Ghani 等将超反应定义为 CRT 术后长期随访过程中 NYHA 心功能分级 I ~ II 级、LVEF 绝对值 ≥ 50%。本病例中的患者 CRT 术后 1 个月 LVEF 即由术前的 28% 提高至 45%，6 分钟步行距离由术前的 150m 增加至 560m；术后 11 个月、16 个月时的 LVEF 完全正常化，分别提高至 56%、60%，且 NYHA 心功能分级由术前 III 级降至 I 级。故该案例为典型的 CRT 超反应，患者从中明显获益。研究显示，发生 CRT 超反应与以下因素有关：

（1）非缺血性心肌病：由于该类患者的心肌细胞坏死较少，故 CRT 疗效显著优于缺血性心肌病患者，也更容易出现超反应。

（2）QRS ≥ 150ms 的真性 LBBB：Linde 等研究显示，QRS ≥ 150ms 组的真性 LBBB 患者术后出现 CRT 超反应比例较高且术后不良事件发生率明显下降，而 QRS < 150ms 组的患者 CRT 疗效及应答反应随着 QRS 波时限的减小而降低。故 QRS 波宽度被认为是评价电机械不同步的重要指标。其中，真性 LBBB 的定义为：①成人的 QRS 时限 ≥ 120ms；② I，aVL，V5 和 V6 导联 R 波有宽的切迹或顿挫，V5 和 V6 导联可偶呈 RS 型；③ I，V5 和 V6 导联皆无 Q 波，但 aVL 导联在无心肌病变时可出现窄 Q 波；④ V5、V6 导联，R 波波峰时限 > 60ms，V1 ~ V3 导联 R 波波峰时限正常；⑤ ST 段和 T 波方向常与 QRS 主波方向相反。本案例的心衰患者心电图为典型真性 LBBB 的表现且 QRS 波时限大于 150ms，故为 CRT 出现超反应的原因之一。

（3）靶血管位置：左室电极植入部位需选择左室激动最延迟的部位，故对靶血管的选择至关重要。一般将左心室电极植入侧静脉或后静脉者发生超反应率更高。而本案例术中将左室电极成功地植入患者后静脉，是最佳靶血管植入位置，是出现 CRT 超反应的重要因素。

（4）左室四极电极的使用：本病例成功植入了左室四极导线（Quartet™ 1458Q/86，美国圣犹达公司），也是该患者手术成功以及出现超反应的重要因素。与传统左室双极导线相比，左室四极导线能测量右室至左室传导时限，从而选择左室最晚激动部位，它可实现左室多位点起搏，使左室更协调一致地收缩，改善血流动力学，增加室内同步效果，提高 CRT 反应率且阈值稳定，逆转了心室重构；同时，该导线减少了膈神经刺激（PNS）以及导线脱位的发生率。

（5）较小的 LVEDD：本案例 LVEDD 相对较小。Antonio 等曾报道较小的 LVEDD 心肌纤维化程度低且具有更多存活的心肌细胞，故与 CRT 超反应相关。

（6）术后程控优化：合适的 AV 间期、VV 间期优化可使左室被动充盈时间最长，增加室间和室内收缩同步性及尽可能恢复心室正常激动顺序。本案例患者术后除了规律服用标准抗心衰药物以外，定期、合理地进行术后优化也是 CRT 超反应发生的重要环节。

通过以上对 CRT 无反应及发生超反应的因素分析，临床医师可筛选合适的患者进行 CRT 治疗，以提高临床疗效，使患者获益最大化；同时也能尽量避免过度医疗。另外，希浦系统起搏即希氏束起搏和左束支起搏纠正 LBBB 是近年来起搏领域的研究热点，该起搏方式相对传统的 BVP 更为生理，故建议对于 CRT 无反应的患者尝试该种起搏模式以提高 CRT 应答率。

参考文献

[1] ARNOLD A D, SHUN-SHIN M J, KEENE D, et al. His resynchronization versus biventricular pacing in patients with heart failure and left bundle branch block[J]. Journal of the American College of Cardiology, 2018, 72(24):3112-3122.

[2] TANG, ANTHONY S L, et al. Cardiac-resynchronization therapy for mild-to-moderate heart failure[J].N Engl J Med, 2011, 64(5):2385-2395.

[3] YANCY C W, JESSUP M, BOZKURT B, et al. 2013 ACCF/AHA guideline for the management of heart failure: a report of the American College of Cardiology Foundation/ American Heart Association Task Force on Practice Guidelines[J]. Journal of the American College of Cardiology, 2013, 62(16): e147-e239.

[4] PONIKOWSKI P, VOORS A A, ANKER S D, et al. 2016 ESC Guidelines for the diagnosis and treatment of acute and chronic heart failure[J].European Journal of Heart Failure, 2016, 18(8):891-975.

[5]　中华医学会心血管病学分会心力衰竭学组，中国医师协会心力衰竭专业委员会中华心血管病杂志编辑委员会.中国心力衰竭诊断和治疗指南 2018[J].中华心血管病杂志，2018，46(10):760-789.

[6]　GHANI A, DELNOY PPHM, ADIYAMAN A, et al. Predictors and long-term outcome of super-responders to cardiac resynchronization therapy[J]. Clin Cardiol, 2017, 40(5):292-299.

[7]　LINDE C, CLELAND JGF, GOLD M R, et al. The interaction of sex, height, and QRS duration on the effects of cardiac resynchronization therapy on morbidity and mortality: an individual-patient data meta-analysis[J]. Eur J Heart Fail, 2018, 20(4):780-791.

[8]　KUSUMOTO F M, SCHOENFELD M H, BARRETT C, et al. 2018 ACC/AHA/HRS guideline on the evaluation and management of patients with bradycardia and cardiac conduction delay: a report of the American College of Cardiology/American Heart Association Task Force on Clinical Practice Guidelines and the Heart Rhythm Society[J]. Journal of the American College of Cardiology, 2019, 74(7): e51-e156.

[9]　HUANG W, SU L, WU S, et al. Long-term outcomes of His bundle pacing in patients with heart failure with left bundle branch block[J]. Heart, 2019, 105(2):137-143.

[10]　HUANG W, SU L, WU S, et al. A novel pacing strategy with low and stable output: pacing the left bundle branch immediately beyond the conduction block[J]. Canadian Journal of Cardiology, 2017, 33(12):1736.e1-1736.e3.

以多浆膜腔积液为表现的心肌淀粉样变 1 例

解放军总医院第四医学中心　马佳

1. 病例简介

患者，女性，62 岁，以"反复胸闷、喘憋 1 个月"入院。1 个月前患者无明显诱因出现胸闷、喘憋，夜间不能平卧，尿量少（约 500 ～ 1000ml/ 日），就诊于当地医院，诊断为"胸腔积液"，给予胸腔穿刺置管引流后喘憋症状无明显改善，为求进一步诊治来我院就诊。自发病以来，无发热、咳嗽、咳痰、盗汗、精神欠佳，饮食欠佳，大便正常，小便量少，体重下降约 4kg。既往有糖尿病、甲状腺功能减退病史 20 年，高血压病史 3 年。体格检查：体温 36.2℃，脉搏 76 次 /min，呼吸 19 次 /min，血压 106/70mmHg，精神欠佳，半卧位，颈静脉怒张，双侧耳前、耳后、双侧颌下、双侧锁骨上、双侧锁骨下、腋窝、双侧腹股沟触及数枚肿大淋巴结，直径 1 ～ 2cm，质韧光滑，活动度可，双肺呼吸音粗，双下肺呼吸音低，心尖搏动点正常，心音遥远，心率 76 次 /min，律齐，各瓣膜听诊区未闻及杂音及心包摩擦音。腹软，无压痛、反跳痛，双下肢凹陷性水肿。

入院后查血常规、心包积液及胸腔积液常规：白细胞 3.1×10^9/L，血红蛋白 105g/L，血小板 101×10^9/L。肾功能：尿素 5.61mmol/L、尿酸 418μmol/L、肌酐 71μmol/L；B 型钠尿肽前体 2768pg/ml；肌钙蛋白 0.013 ～ 0.664ng/ml（多次测量均在此范围上下波动），血清 IgM 0.25g/L、血清 IgA 14.95g/L、血清 IgE 33.20g/L、血清 IgG 3.46g/L；心包积液生化：蛋白 44.20g/L、糖 5.96mmol/L、氯化物 106.1mmol/L、乳酸脱氢酶 261U/L、腺苷脱氨酶 11U/L；心包积液常规：外观微黄透明、黏蛋白定性（＋）、比重 1.0343、红细胞数 600×10^6/ 升、白细胞数 300×10^6/ 升、单核细胞百分比 85%、多核细胞百分比 15%。胸腔积液生化：蛋白 33.6g/L、糖 6.8mmol/L、氯化物 110.1mmol/L、乳酸脱氢酶 118U/L、腺苷脱氨酶 8U/L；胸腔积液常规：外观微黄透明、黏蛋白定性（－）、比重 1.005、红细胞数 2×10^9/L、白细胞数 9.3×10^8/L、单核细胞百分比 95%、多核细胞百分比 2%、间皮细胞百分比 3%；血、尿蛋白电泳：血清固定电泳在 α2 区可见单克隆 IgAλ 成分、M 蛋白组分 18.2%，含量 11.0g/L，游离轻链 κ/λ 比值 0.037；尿固定电泳在 α2 区可见单克隆 IgAλ 成分，M 蛋白组分 56.3%，含量 0.44g/24h，尿 κ - 轻链 290.69mg/L、β2 微球蛋白 13.90mg/L；血清游离轻链：κ 26.41mg/L、 λ 713.11mg/L、κ/λ 比值 0.037、β2 微球蛋白 7.11mg/L。

心电图（半年前）： 窦性心律，Ⅱ、Ⅲ 导联 ST 段压低，V1～V3 导联 T 波倒置（图 5-1A）。心电图（入院时）：窦性心律、肢体导联低电压、T 波低平（图 5-1B）。

心脏超声（半年前）： LVEF 62%，三尖瓣反流（少量），左室舒张功能减低、心包积液（少量）。心脏超声（入院时）：LVEF 56%，左室舒张功能减低，二、三尖瓣反流（少量），肺动脉瓣反流（少量），中大量心包积液 [左室后壁外 2.1cm、左室侧壁外 2.5cm（四腔观）、2.0cm（剑下观）、右房顶处 0.8cm、右室侧壁外 0.4cm]（图 5-2 A、B）。心脏超声（入院半个月后）：LVEF 55%，右心增大，左房增大，右室壁运动减弱，房间隔略厚（5mm），心脏各瓣膜散在颗粒样回声（图 5-2C），左室舒张受限（图 5-2D），三尖瓣瓣叶轻厚，反流（大量）（图 5-2E），二尖瓣瓣叶轻厚，反流（少量）（图 5-2F），肺动脉瓣瓣叶轻厚，反流（少量），主动脉瓣瓣叶轻厚，肺动脉压升高，右室收缩功能减低。

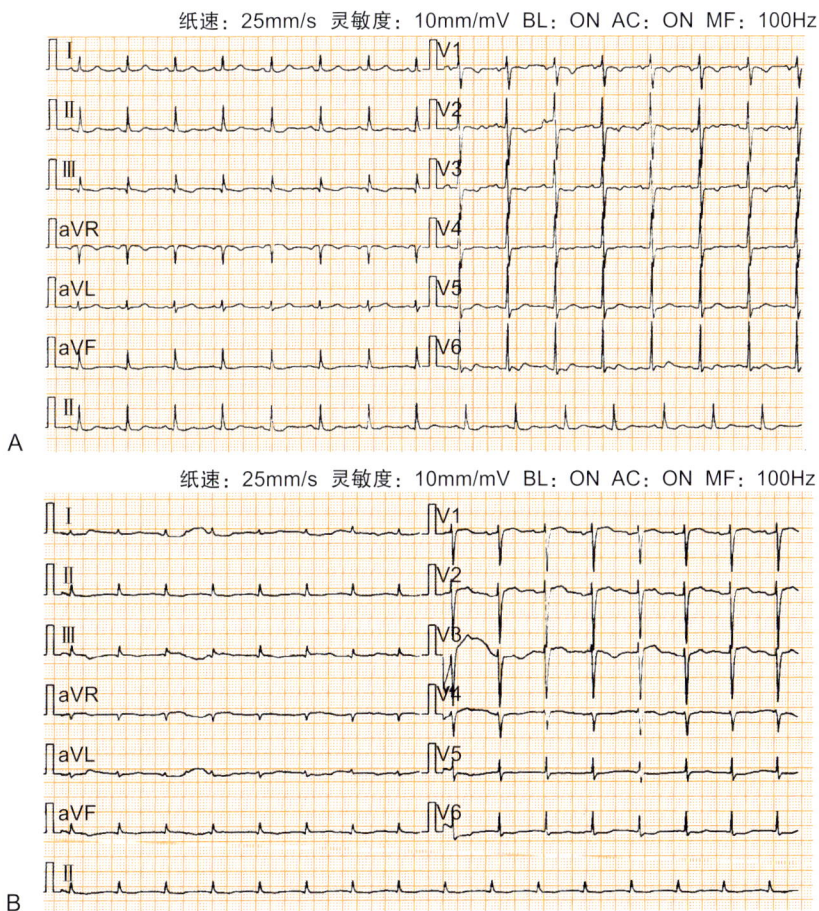

图 5-1　心电图

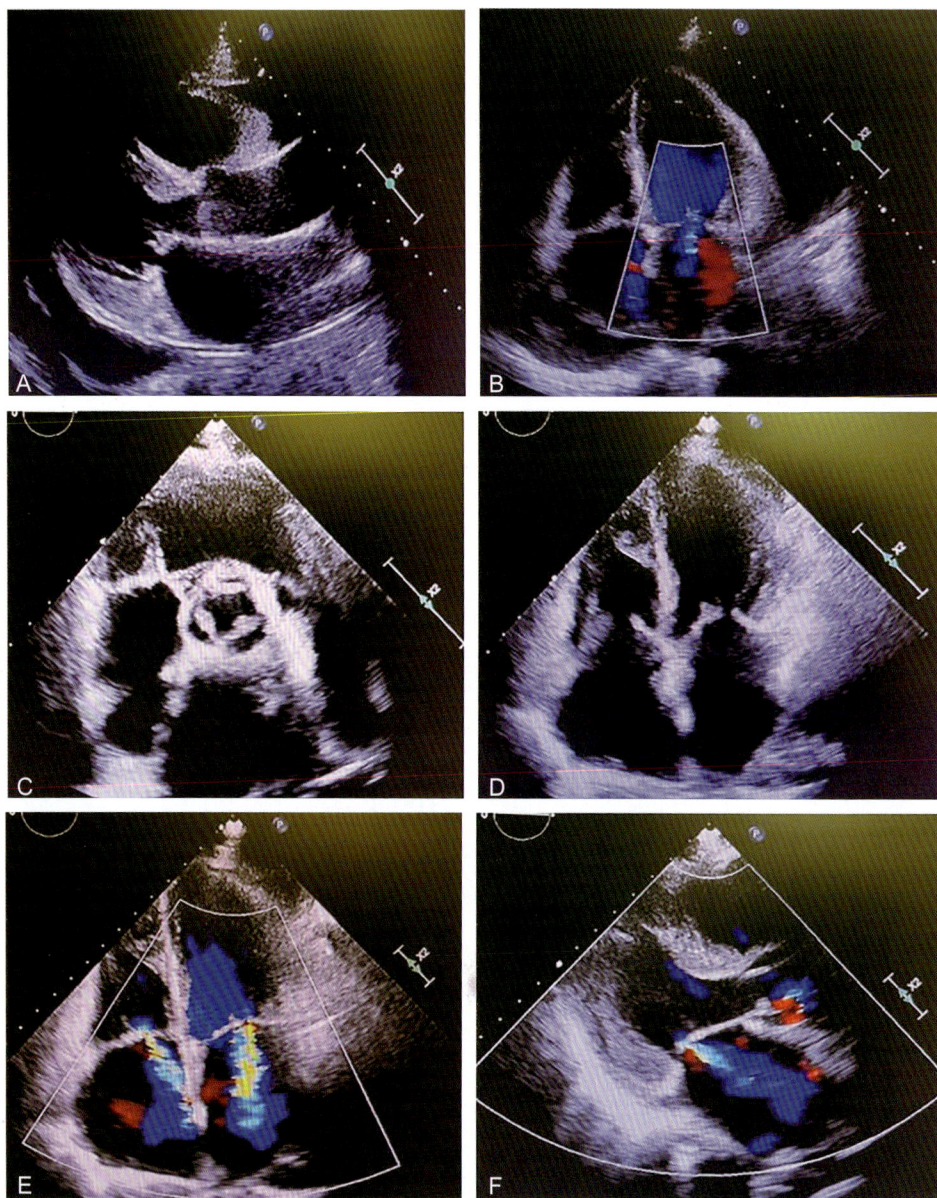

图 5-2　心脏超声

　　颈部淋巴结活检：少量增生淋巴组织，另见纤维脂肪组织伴淀粉样变性，组织化学染色：刚果红（＋）（图 5-3）。骨髓细胞形态学：骨髓有核细胞增生活跃。浆系：浆细胞比例增高，约 22.5%，易见幼稚浆细胞，可见双核浆；粒、红系：增生，形态比例未见明显异常；巨系：增生，血小板单个、散在分布（图 5-4）。骨髓免疫分型：单克隆浆细胞占 6.97%，表达 CD138、CD38、 cLambda、CD200、CD56、CD28，另可见少量 CD5-CD10- 单克隆 B 淋巴细胞，占有核细胞 0.84%，FSC 及 SSC 小，B 淋巴细胞与浆细胞轻链表达不一致，考虑为不同克隆来源。细胞遗传学：IGH-FGFR3 融合基因阳性（IGH-FGFR3 融合基因由 t（4；14）（p16；q32）易位形成，可见于 15% ～ 20% 的 MM，预后中等，也可见于 MGUS 及实体瘤等）。流式细胞学：浆细胞肿瘤，伴少量单克隆 B 淋巴细胞。

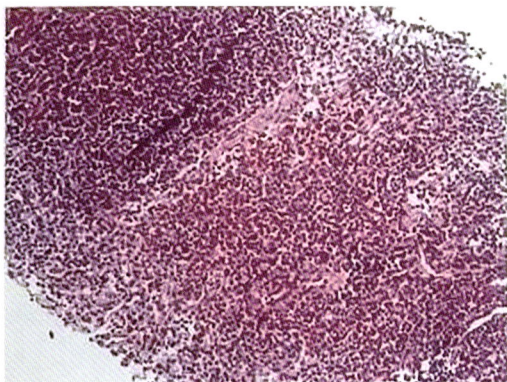

图 5-3 颈部淋巴结组织化学染色

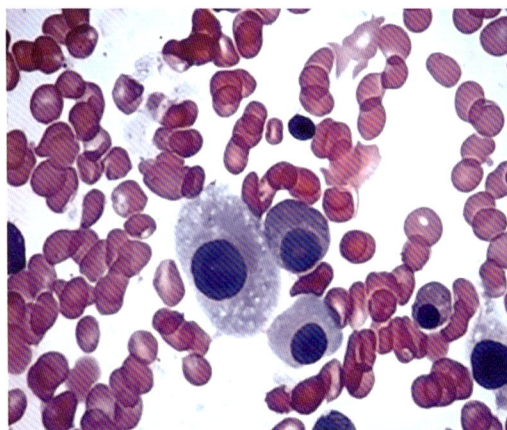

图 5-4 骨髓细胞形态学检查

2. 诊治经过

患者为老年女性，此次因"反复胸闷、喘憋 1 个月"入院，既往有高血压、糖尿病、甲状腺功能减退病史，以多浆膜腔积液为主要临床表现，针对多浆膜腔积液进行鉴别诊断：

（1）恶性肿瘤：恶性肿瘤侵犯心包、胸膜等引起多浆膜腔积液，常由肺癌、乳腺癌、淋巴瘤等直接侵犯或转移至心包、胸膜所致，胸腔积液多呈血性、量大、增长迅速，LDH > 500U/L，该患者体重明显下降，完善肿瘤标志物等明确诊断。

（2）结核：多有结核病史，表现发热、盗汗、体重下降等，直接结核试验：IFN-γ，ADA或PPD阳性，该患者无发热、盗汗等临床表现，入院后完善PPD、胸腔积液ADA等明确诊断。

（3）甲状腺功能减退：患者既往有甲状腺功能减退病史，规律服用左甲状腺素片，入院后复查甲状腺功能。

（4）系统性红斑狼疮：该病可累及皮肤、浆膜、关节、肾及中枢神经系统等，并以自身免疫为特征，患者体内存在多种自身抗体，可引起多浆膜腔积液，完善自身免疫学相关抗体明确诊断。

结合患者心包积液、胸腔积液均为渗出液，考虑炎症、肿瘤、结核引起可能性大，心电图提示肢体导联低电压，心脏彩超示心脏舒张功能减低、瓣膜可见散在颗粒样回声，肌钙蛋白持续升高，不除外心肌淀粉样变可能，进而完善血清蛋白电泳。淋巴结活检：刚果红（+）。骨髓穿刺：浆细胞比例增高，约22.5%，易见幼稚浆细胞。经血液科会诊后诊断"多发性骨髓瘤IgA-λ型国际分期体系（ISS）Ⅲ期、心肌淀粉样变"。结合患者病史、体征及相关实验室检查，考虑多发性骨髓瘤累及心脏、胸膜、淋巴结、胃肠道等。给予补充白蛋白、利尿、抑酸、保护胃黏膜、营养支持、抽取心包及胸腔积液等对症支持治疗，后于我院血液科给予VD方案：硼替佐米（2mg皮下注射，第1、4、8、11天）+地塞米松（10mg静脉滴注，第1～2、4～5、8～9、11～12天）。同时给予保肝、止吐等对症支持治疗。住院期间出现消化道出血，后突发心搏骤停，抢救无效后死亡。

3. 讨论

心肌淀粉样变（myocardial amyloidosis，CA）是以不同来源的内源性蛋白质错误折叠形成不易裂解或重吸收的β-折叠层蛋白沉积在细胞外基质为特征，导致器官组织结构破坏以及功能障碍的一组系统性疾病，原发或继发于多发性骨髓瘤（multiple myeloma，MM）。MM是一种以骨髓中积聚浆细胞为特征的恶性肿瘤，是由骨髓中异常增殖的浆细胞增生并分泌单克隆免疫球蛋白和（或）轻链（M蛋白）而导致相关的组织器官损伤。异常单克隆免疫球蛋白的轻链片段所形成的淀粉样物质在组织器官沉积而导致淀粉样变性，其中MM所致淀粉样变性中最重要的损害是CA，MM合并CA的发病率约10%，早期临床表现无特异性，通常在多器官受累的晚期被诊断出来。

MM继发CA是因错误折叠形成不易裂解或重吸收的β-折叠层蛋白沉积

在心肌细胞外，进而引起细胞水肿、心肌细胞代谢异常、钙离子转运和受体调节等功能障碍，导致器官组织结构破坏以及功能障碍。心脏受累后，心脏顺应性下降，心室常变得僵硬，僵硬的心室可能会在舒张期损害心室充盈，导致以舒张性心力衰竭为主的临床表现，随着病情进展，心肌细胞坏死和局部间质纤维化导致收缩期心室功能障碍，最终表现为充血性心力衰竭，病理表现由心脏舒张功能障碍逐渐进展为限制型心肌病。心力衰竭是心脏受累的主要临床表现，除乏力、疲劳、呼吸困难等左心衰竭表现外，右心和全心衰竭表现明显，如下肢水肿、颈静脉充盈、肝脏肿大、胸腔和腹腔积液等，早期表现为射血分数保留的心力衰竭，晚期可出现左心室收缩功能减低。

该病例的特点为：①以多浆膜腔积液为主要表现，且积液性质为渗出液；②诊断为 MM 合并 CA，但病程中以胸闷、憋气等心脏症状表现为主，多发性骨髓瘤表现不明显，主要累及心脏、消化道、淋巴结、胸膜等，无骨质破坏、神经系统病变及肾功能不全表现；③心电图、心脏彩超均有典型心肌淀粉样变表现，且颈部淋巴结活检刚果红染色阳性，遗憾的是无心脏核磁相关证据；④VD 方案化疗后疗效欠佳，心脏症状及心衰指标（如 NT-ProBNP）无明显改善，住院期间突发心搏骤停；⑤硼替佐米采用皮下注射方式，未见末梢神经炎的不良反应。

该病临床表现多样且缺乏特异性、发现晚、进展快，易误诊、漏诊，结合本例病例特点及既往文献报道，该病诊疗线索如下：①多浆膜腔积液合并心室舒张功能不全，右心衰竭表现。②最常见的典型表现为肢体导联 QRS 波低电压，而胸导联 QRS 波低电压相对少见，一项描述了 8 例 MM 引起的心肌淀粉样变性患者临床特征的研究报告称，8 例中有 7 例（87.5%）表现出肢体导联低电压，6 例（75.0%）表现为心前区 R 波递增不良或病理性 Q 波，3 例（37.5%）表现ST-T 异常。③超声心动图表现为限制型心肌病的影像学特点，包括左心室和右心室壁增厚、左心室腔不大、双心房扩大、瓣膜和房间隔增厚、心室肌呈现颗粒或闪烁样变化，以及少量心包积液等，近年研究发现，超声二维斑点追踪技术测定左心室整体纵向应变，对 CA 的诊断及预后评估有较大价值。④心脏磁共振成像表现为弥漫性心内膜下或壁性非心肌梗死模式的钆延迟强化，以及局灶性或片状钆延迟强化，遗憾的是缺乏心脏核磁共振的资料。⑤心肌组织活检及病理学检查仍然是诊断 CA 的金标准。

MM 致 CA 患者预后差，出现心力衰竭后未经治疗者中位生存期显著下降，一般不超过 6 个月，MM 合并 CA 者总体生存率显著低于未合并 CA 者，且治疗疗效欠佳。确诊本病者应当尽早接受全身治疗清除骨髓中异常浆细胞增生分泌的异常单克隆免疫球蛋白轻链，从而达到器官缓解，早期快速达到深度的血液学缓解对累及重要脏器的患者改善预后至关重要。传统的心力衰竭治疗方法同样重要，包括适当利尿、限盐等。对于高/极高风险的患者，建议使用心脏保护药物，如血管紧张素转换酶抑制剂/血管紧张素受体拮抗剂、β受体阻滞剂或他汀类药物。在最近的出版物中，基于钠-葡萄糖协同转运蛋白2抑制剂和白细胞介素-1拮抗剂提出了新的心脏保护策略，但这些都是有希望的方向，需要进一步调查和坚实的证据基础。针对该病例，考虑心脏受累后，优化心衰治疗方案，在患者最大耐受情况下使用心脏保护药物，选择VD（硼替佐米+地塞米松）化疗方案，但患者对该方案疗效欠佳，心衰进行性加重，NT-proBNP持续升高，既往有研究显示，蛋白酶体抑制剂硼替佐米可增加轻链型有症状的心力衰竭患者存活率，但有无心脏毒性尚缺乏研究证据。综上所述，MM合并CA无特异性临床表现，进展迅速，出现心力衰竭后预后较差，早发现、早诊断、早治疗对患者预后至关重要，提高诊断的关键在于加强疾病认识，仔细发现临床诊断线索，正确应用各项检查，进而避免漏诊及误诊。

MM致CA临床表现多样且缺乏特异性、发现晚、进展快、易误诊、漏诊，预后差，出现心力衰竭后未经治疗者中位生存期显著下降。本例患者为老年女性，以多浆膜腔积液为主要表现，以积液为着手点，结合患者心脏超声、心电图等检查结果，考虑心肌淀粉样变不除外，进而完善淋巴结活检、骨髓活检后明确诊断为多发性骨髓瘤。

参考文献

[1] 张曼曼, 李小红, 张宇飞, 等. 伴多发性骨髓瘤的原发性系统性淀粉样变1例[J]. 中国皮肤性病学杂志, 2022, 36(7):824-826.

[2] NASRULLAH A, JAVED A, JAYAKRISHNAN T T, et al. AL type cardiac amyloidosis: A devastati-ng fatal disease[J]. J Community Hosp Intern Med Perspect, 2021, 11(3): 407-412.

[3] 常连芳, 卢长林, 杨跃进. 多发性骨髓瘤、心肌淀粉样变致全心衰竭一例[J]. 中国心血管杂志, 2012, 17(6): 420-421.

[4] YUSUF S W, SOLHPOUR A, BANCHS J, et al.Cardiacamyloidosis[J]. Expert Rev Cardiovas Ther, 2014, 12(2):265-277.

[5] HUI Q, AIDONG S, ZHIJUN S, et al. Clinical characteristics of 8 patients with cardiac amyloidosis caused by multiple myeloma[J]. Chin J Cardiovasc Med, 2018, 23(3): 219-233.

[6] PHELAN D, COLLIER P, THAVENDIRANATHAN P, et al. Relative apical sparing of longitudinal strain using two-dimensional speckle-tracking echocardiography is both sensitive and specific for the diagnosis of cardiac amyloidosis[J]. Heart, 2012, 98(19): 1442-1448.

[7] LIU D, HU K, NIEMANN M, et al. Effect of combined systolic and diastolic functional parameter assessment for differentiation of cardiac amyloidosis from other causes of concentric left ventricular hypertrophy[J]. Circ Cardiovasc Imaging, 2013, 6(6): 1066-1072.

[8] PAGOURELIAS E D, DUCHENNE J, MIREA O, et al. The relation of ejection fraction and

globa-l longitudinal strain in amyloidosis: implications for differential diagnosis [J]. JACC Cardiovasc Imaging, 2016, 9(11): 1358-1359.

[9] MAURER M S, BOKHARI S, DAMY T, et al. Expert consensus recommendations for the suspicion and diagnosis of transthyretin cardiac amyloidosis[J]. Circ Heart Fail, 2019, 12(9): e006075.

[10] SIPE J D, BENSON M D, BUXBANM J N, et al. Amyloid fibril protein nomenclature: 2012 re-commendations from the Nomenclature Committee of the International Society of Amy-lo-idosis[J]. Amyloid, 2012, 19(4): 167-170.

[11] SPERRY B W, IKRAM A, HACHAMOVITCH R, et al. Efficacy of chemotherapy for light-chain amyloidosis in patients presenting with symptomatic heart failure[J]. J Am Coll Cardi-ol, 2016, 67(25):2941-2948.

[12] GROGAN M, DISPENZIERI A, GERTZ MA. Light-chain cardiac amyloidosis: strategies to promote early diagnosis and cardiac response[J]. Heart, 2017, 103(14): 1065-1072.

[13] CUOMO A, RODOLICO A, GALDIERI A, et al. Heart failure and cancer: mechanisms of old and new cardiotoxic drugs in cancer patients[J]. Card Fail Rev, 2019, 5:112-118.

[14] MENDELEEVA L, VOTIAKOVA O, REKHTINA I, et al. Multiple myeloma. Clinical recommendations[J]. J Mod Oncol, 2020, 22:06-28.

[15] PIEPOLI M, HOES A, AGEWALL S, et al. 2016 European guidelines on cardiovascular disease prevention in clinical practice: the sixth joint task force of the European Society of Cardiology and other societies on cardiovascular disease prevention in clinical practice (constituted by representatives of 10 societies and by invited experts): developed with the special contribution of the European Association for Cardiovascular Prevention & Rehabilitation (EACPR)[J]. Eur J Prev Cardiol, 2016, 23:NP1-96.

[16] LYON A, DENT S, STANWAY S, et al. Baseline cardiovascular risk assessment in cancer patients scheduled to receive cardiotoxic cancer therapies: a position statement and new risk assessment tools from the Cardio-Oncology Study Group of the Heart Failure Association of the European Society of Cardiology in collaboration with the International Cardio Oncology Society[J]. Eur J Heart Fail, 2020, 22:1945-1960.

[17] SIPE J D, BENSON M D, BUXBAUM J N, et al. Nomenclature 2014:Amyloid fibril proteins and clinical classification of the amyloidosis[J]. Amyloid, 2014, 21(4): 221-224.

IABP 置入术后急性肠系膜上动脉栓塞 1 例

解放军总医院第四医学中心　孙诗敏

1. 病例简介

　　患者，男性，74 岁，主因"发作性胸憋、气短 9 天"入院，患者 9 天前（6 月 29 日）无明显诱因出现胸憋、气短，不能平卧，伴大汗，咽部紧缩感、恶心、呕吐，无腹痛、腹泻、咳嗽、咳痰，症状逐渐加重，不能缓解，就诊我院急诊，血压 180/110mmHg，血氧饱和度 78%，心电图示：Ⅱ、Ⅲ、aVF 导联抬高 0.2mV，Ⅲ、aVF 导联 Q 波形成（图 6-1），Tn Ⅰ 0.45ng/ml，CK-MB 36ng/ml，MyO > 900ng/ml，NT-proBNP 3100pg/ml，超声心动图：左室壁运动弥漫性明显减弱；室间隔轻厚；主动脉瓣钙化；二尖瓣反流（少量）；左室舒张功能减低；左心收缩功能减退（重度），EF 20%。行气管插管呼吸机辅助呼吸，"硝普钠"降压等对症治疗后收入院，入院后行冠状动脉造影示：前降支弥漫病变，近弥漫长病变，最重狭窄 90%；回旋支中段弥漫病变，狭窄最重 90% 左右；右冠弥漫病变，中段狭窄 85%，远端狭窄最重 99%，左室后支可见斑块，狭窄 60% 左右，右冠状动脉植入 3.5mm×22mm 及 3.5mm×30mm 支架（图 6-2），术后规律口服药物，无胸憋、胸痛等症状，此次为进一步介入治疗前降支再次收住院。

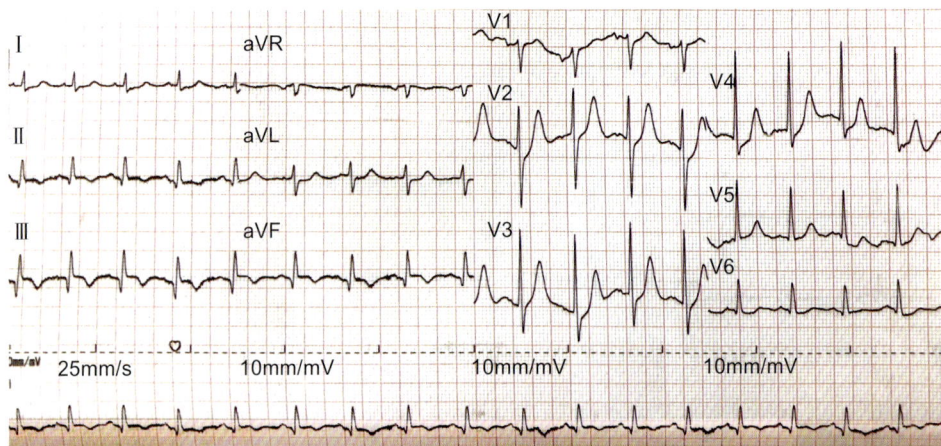

图 6-1　心电图检查

Ⅱ、Ⅲ、aVF 导联抬高 0.2mV，Ⅲ、aVF 导联 Q 波形成

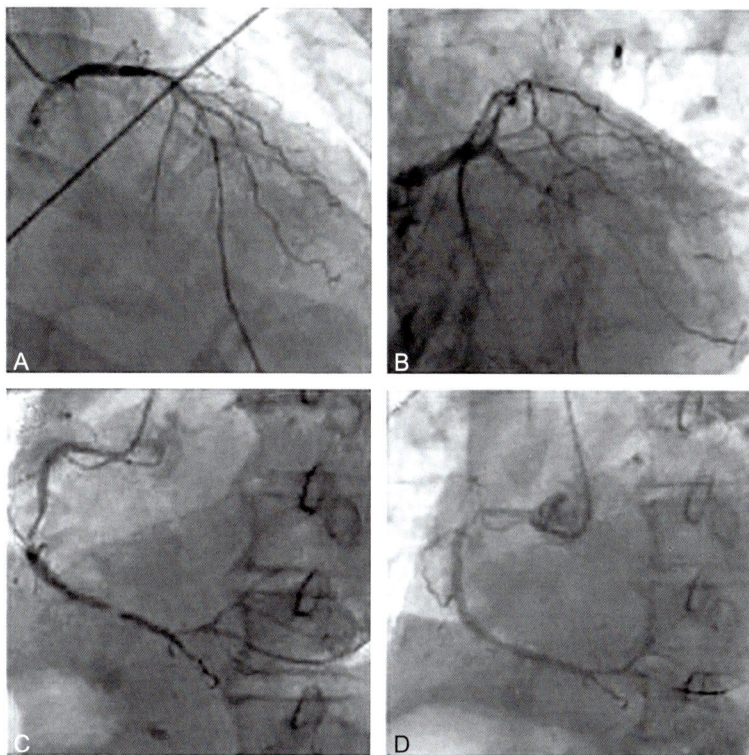

图 6-2　冠状动脉造影

　　患者入院后前降支行旋磨术并植入 2.5mm×33mm、2.75mm×33mm 及 3.0mm×18mm 支架（图 6-3）。术后第 3 天（7 月 3 日）凌晨患者出现胸痛伴大汗，心电图示广泛前壁导联 ST 段抬高（图 6-4），再次急诊造影提示前降支支架内血栓形成并行支架内球囊扩张术（图 6-5），术后置入 IABP，继续口服阿司匹林肠溶片及氢氯比格雷片，皮下低分子肝素抗凝。

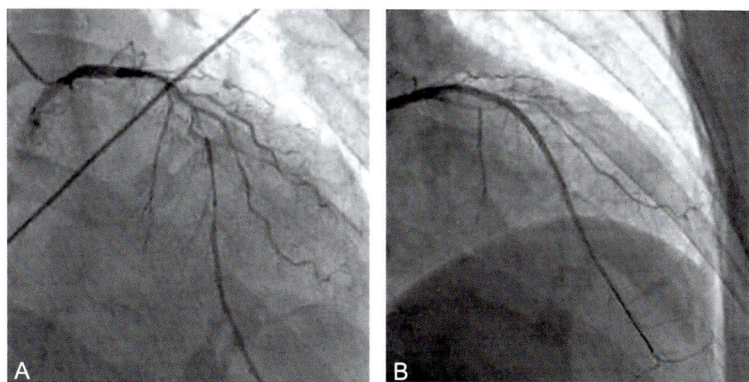

图 6-3　前降支介入治疗血管造影
前降支行旋磨术并植入 2.5mm×33mm、2.75mm×33mm 及 3.0mm×18mm 支架

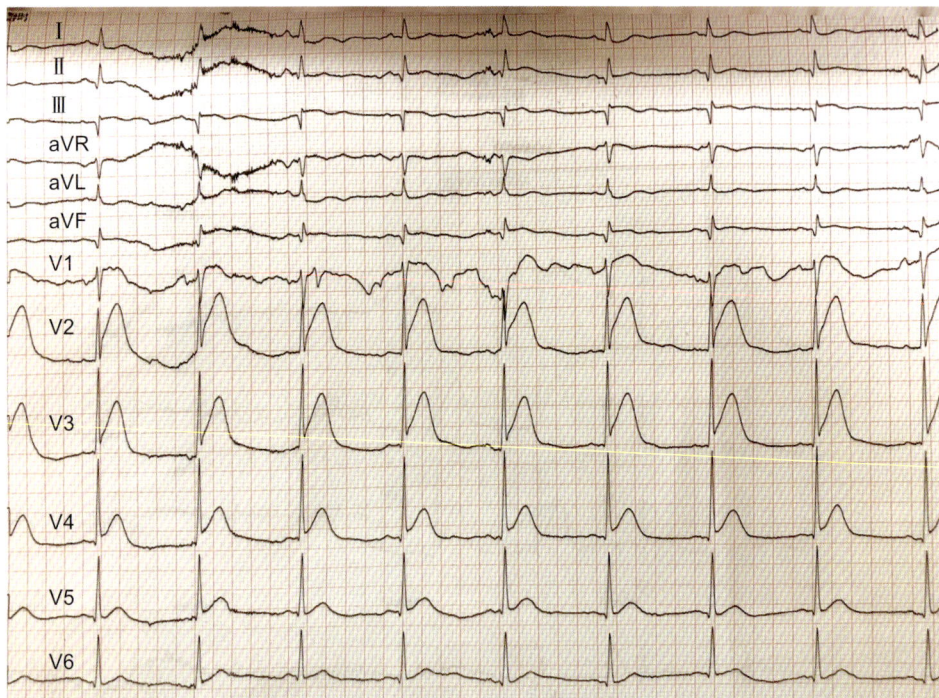

图6-4　前降支介入治疗术后第3天心电图
广泛前壁导联 ST 段抬高

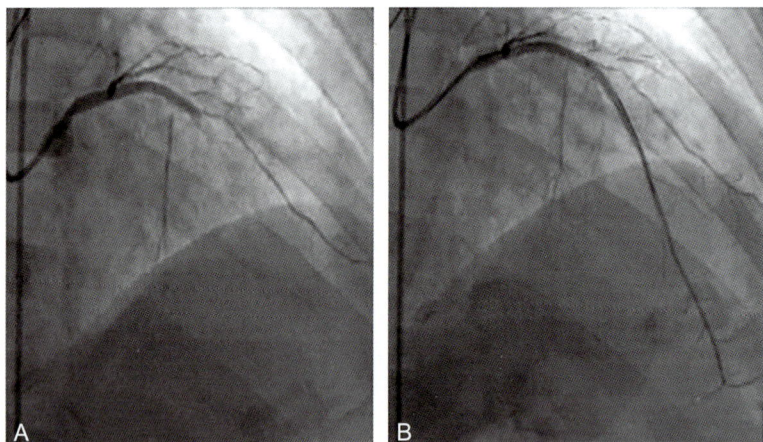

图6-5　再次介入治疗血管造影
提示前降支支架内血栓形成并行支架内球囊扩张术

　　IABP 置入术后第2天（7月4日）早上患者出现间断上腹部疼痛，伴恶心、呕吐，心率偏慢49～55次/min，查体上腹部压痛，无反跳痛。急查肝胆胰脾彩超、肠系膜动脉彩超、阑尾彩超等相关检查未见明显异常，考虑 IABP 置入术后有血栓栓塞风险，虽然肠系膜动脉彩超未提示血栓影，但仍不能除外肠系膜上动脉栓塞，下午立即撤除 IABP。第 3 天（7 月 5 日）患者腹痛加重，持续不缓解，当天复查化验回报：白细胞总数（WBC）27.1×10^9/L，C 反应蛋白 19.9mg/L，完善全腹部 CT 及全腹部 CTA 检查，升级抗生素抗感染治疗。第 4 天（7 月 6 日）患者腹痛症状持续加重，伴微汗、气促，心率 120～140 次/min 偏快，体温 37.2℃，查体可见腹部膨隆、腹肌紧张、压痛及反跳痛，复查白细胞（WBC）37.0×10^9/L，持续升高，C 反应蛋白 273.9mg/L，全腹部 CTA 示肠系膜上动脉、脾动脉血栓栓塞（图 6-6）。请普外科医师急会诊考虑急性腹膜炎并行剖腹探查术，术中可见距屈氏韧带 100cm 以远小肠色泽弹性正常，其远端 60cm 小肠色泽较暗，但弹性尚可；其远端小肠及右半结肠肠壁可见灰白色斑、无弹力，部分肠壁血管可见血栓栓塞，考虑肠系膜血管栓塞致其所支配区域肠段缺血坏死（图 6-7）。遂行距屈氏韧带 160cm 以远小肠切除术、右半结肠切除术及回肠造口。术后给予抗感染治疗，营养支持等治疗。患者病情逐渐好转，脏器功能逐渐恢复，最后恢复肠内营养，顺利出院。随访 2 个月，患者日常生活可自理。

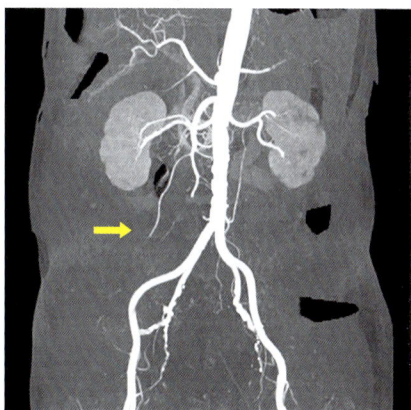

图 6-6 全腹部 CTA

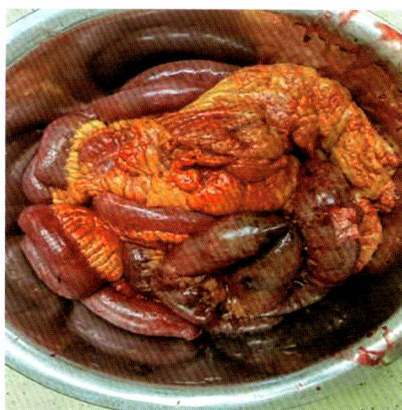

图 6-7 术中切除缺血坏死肠道，肠系膜上动脉血栓栓塞

2. 诊治经过

患者为老年男性，此次因心肌梗死入院，入院后行 PCI 治疗并置入 IABP，置入 IABP 后第 2 天早上患者出现间断上腹部疼痛，伴恶心、呕吐，心率 49～55 次/min 偏慢，查体上腹部压痛，无反跳痛。针对患者突发腹痛需鉴别诊断：

（1）急性肠系膜动脉栓塞：患者因急性心肌梗死、急性心衰置入 IABP 辅助循环，而 IABP 置入术后的并发症"急性肠系膜动脉栓塞"不能除外，该病较为罕见，临床表现为突发剧烈的腹部绞痛且不能用药物缓解，疾病早期腹软、未见腹胀，肠鸣音活跃，这是识别急性肠系膜动脉栓塞的重要特征。该患者腹痛时药物治疗无效，且早期未见明显腹胀，且肠鸣音活跃，该诊断不能除外，进一步需完善全腹部 CTA。

（2）急性胆囊炎：一般由于胆管梗阻、胆汁淤积继发细菌感染而引起的急性炎症，早期常见突发的右上腹剧烈绞痛，并放射到右肩背部等症状。常伴有胃肠道症状如恶心、呕吐，轻症常见畏寒、低热，重症可见寒战及高热。B 超可见胆囊增大，胆囊壁增厚或毛糙，伴结石时可见结石影像。发作时解痉镇痛药物有效。该患者发作时解痉镇痛药物无效，结合腹部彩超可除外该诊断。

（3）急性阑尾炎：急性阑尾炎典型的腹痛发作始于上腹部，逐渐移向脐部，数小时后转移并局限在右下腹，部分患者发病开始即可出现在右下腹。最常见体征为脐与右侧髂内上棘连线中外 1/3 处（麦氏点）压痛及反跳痛。发病早期部分患者有恶心、呕吐症状，可引起排便次数增多、里急后重等症状。严重时可出现全身中毒症状、心率快、发热等，阑尾穿孔时体温更高。阑尾彩超及腹部 CT 可确诊，该患者阑尾彩超可除外急性阑尾炎。

（4）急性胃肠道穿孔：症状突然出现，伴有剧烈疼痛，痛感多为刀割样或灼烧样痛，通常呈持续性。伴有恶心、呕吐等消化道症状，随着病情加重，会出现腹胀、便秘，还可能导致呕吐症状加重，出现发热等全身反应，严重者可能出现休克的症状。回顾病史，该患者虽有恶心、呕吐的症状，但消化道症状不明显，该诊断可排除。同时结合肝胆胰脾彩超、阑尾彩超等相关检查未见明显异常，基本可除外以上急腹症。综合上述鉴别诊断，目前虽已行肠系膜动脉彩超未见明显异常，考虑 IABP 置入术后有血栓栓塞风险，仍不能除外肠系膜上动脉栓塞，当日下午立即撤除 IABP。随后 2 天患者腹痛症状未见明显好转，并持续加重，伴微汗、气促、心率偏快、体温升高，查体可见腹部膨隆、腹肌紧张、压痛及反跳痛，复查感染指标呈上升趋势，完善全腹部 CTA 提示肠系膜上动脉、脾动脉、肠系膜上静脉血栓形成，最后普外科医师行剖腹探查术，术中可见部分肠壁血管血栓栓塞，考虑肠系膜血管栓塞致其所支配区域肠段缺血坏死。

3. 讨论

本例患者以急性腹痛为主要临床表现，因腹部脏器多，判断较为困难，结合患者病史，患者主因急性心肌梗死入院，二次介入治疗后的当晚再发胸痛、ST 段抬高，考虑支架内血栓形成，紧急行血栓抽吸及球囊扩张成形术，该患者心脏彩超提示射血分数 33%，术中血压偏低，置入 IABP 辅助循环，全程在

X 线指导下进行，且操作顺利。虽然操作顺利而 IABP 置入术后最常见的并发症是血管损伤，即使经皮置入，血管损伤的发生率也有 5%～10%，所以腹痛不能除外急性肠系膜上动脉栓塞。此时肠系膜上动脉栓塞血栓来源不明确，首先该患者下壁、前壁大面积心肌梗死，心功能差，超声提示心尖部室壁瘤、血流淤滞，容易形成左心室血栓，血栓脱落可造成全身动脉栓塞，其中肠系膜动脉栓塞是常见并发症。另外 IABP 置入导致肠系膜上动脉栓塞临床上也有报道，但较罕见。有文献报道，在一项心脏手术患者的尸检研究中，IABP 的使用是致死性肠系膜缺血发生的重要危险因素。既往有研究显示 IABP 治疗期间接受计算机断层扫描的病例中，大多数（97%）患者有一定程度的动脉受损（腹腔干、肠系膜上动脉、肾动脉），从而造成肠、肾或肝缺血。本例患者在 IABP 置入术后发生腹痛，考虑血栓来源于 IABP 的并发症可能性更大，我们在第一时间考虑到肠系膜上动脉栓塞可能，同时完善了肠系膜动脉彩超，肠系膜动脉彩超未见明显血栓影，可能与超声容易受血管钙化、肠道积气、设备等因素干扰有关。所以对于高度怀疑肠系膜上动脉栓塞的患者应尽早行全腹 CTA 检查。该诊断明确后，考虑患者急性心肌梗死合并肠系膜动脉栓塞，死亡率极高，腹部保守治疗可能出现坏死穿孔、腹腔脓肿、感染性休克等情况，且权衡抗凝与出血风险，经多学科积极讨论，立即停用阿司匹林肠溶片、氢氯吡格雷、肝素等药物，建议联系普外科行手术治疗。患者心肌梗死急性期、心功能不全，术后在抗感染、补液、营养支持的过程中注意容量管理，避免液体负荷过多加重心衰及心肌缺血。待术后恢复，若无明显出血风险，逐渐加服抗血小板药物。

IABP 是救治心血管急危重症的有力手段，在临床获益的同时也伴随较高的并发症发生率。其相关并发症常见的有大出血、血小板减少、穿刺部位并发症、球囊破裂、急性脑血管事件等，肠系膜动脉栓塞是其罕见并发症，IABP 置入过程中血栓脱落致急性肠系膜上动脉栓塞的病因是多因素的，研究表明大多数并发症与球囊尺寸、位置、时机不正确有关。球囊与主动脉壁机械相互作用引起的动脉粥样硬化性栓塞碎片可能与内脏缺血有关。此外，过大的球囊会导致远端血流阻塞，并可能进一步损害内脏循环。目前我们通过在胸片平片上建立了解剖标志，以确定正确的近端 IABP 位置，并制定了标准球囊长度，以避免球囊膨胀时覆盖内脏动脉。Rastan 等人对 7756 例心脏外科患者资料进行回顾分析，其中 621 例（8.0%）接受围手术期 IABP 支持，行 IABP 置入术的 39.7% 的患者有明显的肠缺血 CT 征象，所以关于影像学在 IABP 患者中的作用，可能仅胸片不能准确评估近端球囊位置，需要额外的影像学检查，比如 CT 或经食管超声心动图。CT 虽可以检测球囊位置，还可以检测胸主动脉钙化，但相比之下，经食管超声心动图可能是准确测量球囊近端尖端位置的更好选择。

参考文献

[1] GATTI G, MORRA L, CASTALDI G, et al. Preoperative Intra-Aortic Counterpulsation in Cardiac Surgery: Insights From a Retrospective Series of 588 Consecutive High-Risk Patients[J]. J Cardiothorac Vasc Anesth, 2018, 32(5):2077-2086.

[2] IGARI T. The length of the aorta from the subclavian artery to the renal artery based on computed tomographic measurements in Japanese adults[J]. J Artif Organs, 2006, 9(4):267-270.

[3] TABIT C E, ONSAGER D R, KIM G H, et al. Positional obstruction of the superior mesenteric artery by an intra-aortic balloon pump placed through subclavian artery approach[J]. Circ Heart Fail, 2014, 7(5):864-867.

[4] SIRIWARDENA M, PILBROW A, FRAMPTON C, et al. Complications of intra-aortic balloon pump use: does the final position of the IABP tip matter[J]? Anaesth Intensive Care, 2015, 43(1):66-73.

[5] RASTAN A J, TILLMANN E, SUBRAMANIAN S, et al. Visceral arterial compromise during intra-aortic balloon counterpulsation therapy[J]. Circulation, 2010, 122(11 Suppl):S92-S99.

急性心肌梗死后亚急性心脏破裂救治成功 1 例

解放军总医院第四医学中心　杨菲菲　肖传东　张春红　陈　强　张丽伟

1. 病例简介

患者，男性，62 岁，主因"发作性胸痛 7h"入院。患者 7h 前如厕后出现胸骨后撕裂样疼痛，伴大汗，无放射痛，无头晕、恶心、呕吐等不适，服用"复方丹参片"6 片，胸痛持续不缓解遂就诊于我院急诊。急诊心电图示窦性心律，I、aVL、V1 ～ V5 Q 波伴 ST 段抬高（图 7-1）；床旁超声心动图示：左室前壁、前侧壁、室间隔及左室心尖部运动明显减弱，射血分数 36%；临床诊断广泛前壁、高侧壁心肌梗死。急诊行冠状动脉造影示前降支开口完全闭塞（图 7-2），开通闭塞后于前降支植入 1 枚支架，术后可见前降支 TIMI2 血流级（图 7-3），考虑梗死范围大，给予 IABP 辅助支持治疗。

收入 CCU 后，给予阿司匹林 0.1g 1 次 / 日、替格瑞洛 90mg 2 次 / 日、富马酸比索洛尔 1.25mg 1 次 / 日、阿托伐他汀 20mg 1 次 / 晚、呋塞米片 20mg 1 次 / 午、螺内酯片 20mg 1 次 / 午。术后持续 IABP 辅助治疗，患者一般情况可，

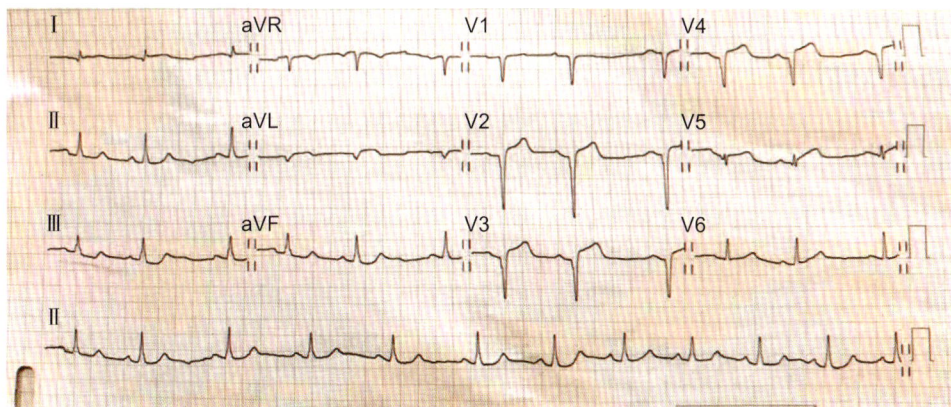

图 7-1　急诊心电图

窦性心律，I、aVL、V1 ～ V5 Q 波伴 ST 段抬高

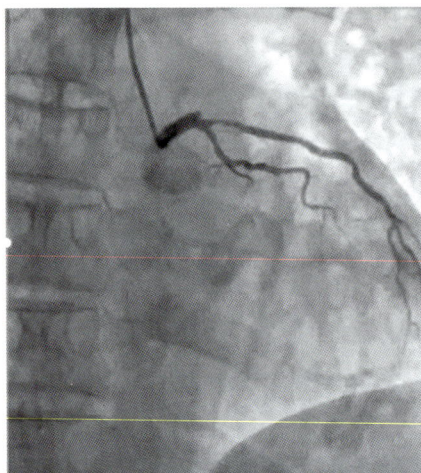

图 7-2　冠状动脉造影
前降支开口完全闭塞

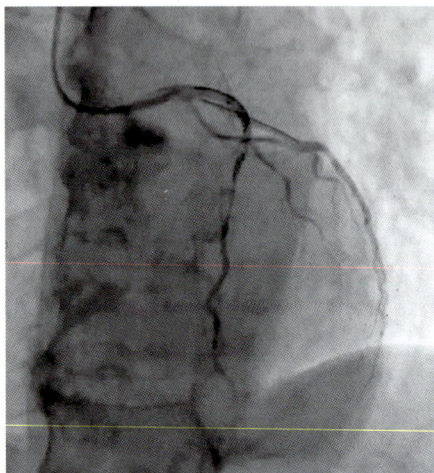

图 7-3　术后前降支 TIMI 血流 2 级

出入量平衡。双肺呼吸音清晰，可闻及湿啰音，心界不大，心音低，各瓣膜听诊区未闻及病理性杂音。急性心肌梗死第 3 天复查超声心动示：心包积液中量（左室后外壁 1.5cm、左室侧壁外 1.1cm、右房顶处 0.6cm、右室壁外 1.1cm），左室心尖部心外膜下可疑血肿，EF 32%，室间隔及左室前壁运动减弱，左室侧壁中段及心尖段运动明显减弱（图 7-4）。既往高血压、高尿酸血症、慢性肾功能不全病史。长期吸烟史 30 余年，现已戒烟 2 年，无特殊家族史、冶游史和手术史。

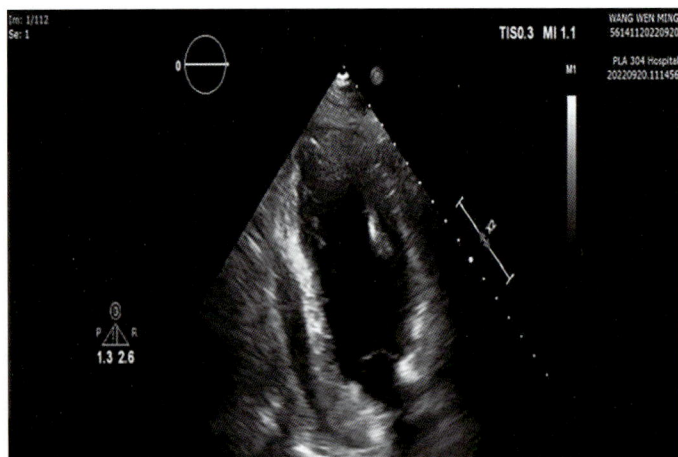

图 7-4　超声心动图

为明确心脏情况进一步行左心声学造影示心包积液（中量），左室心尖部心外膜下可疑血肿并心尖部室壁渗出性出血（微泡渗出至心包腔内），左室心尖部心肌灌注缺失，室间隔增厚（图 7-5）。即刻床边行诊断性心包穿刺术，抽出暗红色不凝血性积液，积液中血红蛋白（Hb）127g/L（与血常规中 Hb 相近）。血常规：白细胞 $10.9 \times 10^9/L$，中性粒细胞绝对值 $9.2 \times 10^9/L$，血红蛋白 143g/L，血小板 $146 \times 10^9/L$；血凝：PT 11.4s，凝血酶原活动度 95%，纤维蛋白原浓度 4.30g/L，D- 二聚体 451ng/ml；心肌酶谱：cTn Ⅰ 50ng/ml，肌酸激酶同工酶 145ng/ml，肌红蛋白 408ng/ml，NT-ProBNP 2109pg/ml；血生化：ALT 124U/L，AST 385U/L，血肌酐 164μmol/L，尿酸 572μmol/L，LDL-C 3.29mmol/L，血钾 3.81mmol/L，血钠 143mmol/L。

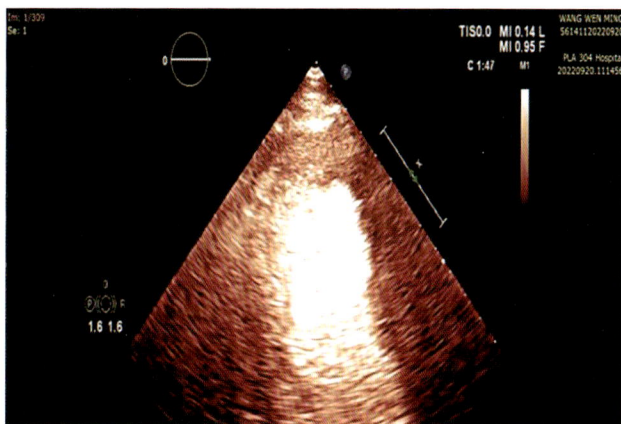

图 7-5　左心声学造影

心电图提示：窦性心律，aVL、V2 ～ V5 导联 Q 波，ST 段稍回落。

诊断：急性广泛前壁、高侧壁心肌梗死，亚急性心脏破裂。

调整治疗方案：①持续 IABP 辅助治疗；②每日床旁超声监测心包积液变化，根据心包积液的增长，每日逐渐增加心包积液引流量，前 3 天每日引流 50ml，接着 2 天逐渐增加至 100ml，再增加至 200ml；③调整抗栓药物，改阿司匹林单抗 4 天后恢复双抗（图 7-6）。

术后第 11 天拔除 IABP 置管，第 13 天拔除心包引流管，每日复查心脏超声示心包积液逐渐吸收，见心尖部血栓形成，加用华法林抗凝治疗。行心脏核磁检查示前间隔基底部 - 心尖部、前壁中间段 - 心尖段、心尖部、侧壁透壁延迟强化，前壁心尖段透壁强化区可见条状低信号心肌出血；心尖部血栓形成。术后 27 天病情好转出院。定期门诊随访，无胸闷、胸痛等症状再发。术后 1 年心超提示：左室心尖部圆隆，运动明显减弱，部分室壁变薄，矛盾运动，室间隔及左室前侧壁至心尖段运动减弱，射血分数恢复至 40%。

日期	引流量	超声监测	心包积液 Hb	引流前血压	引流后血压	心率	血常规 Hb	抗栓药物
9.20	20ml	中量	127g/L	101/65 mmHg	97/59 mmHg	80 次 / 分	123g/L	阿司匹林
9.21	50ml	中大量		94/66 mmHg	109/52 mmHg	75 次 / 分	116g/L	阿司匹林
9.22	50ml	中量		105/61 mmHg	103/59 mmHg	68 次 / 分		阿司匹林
9.23	100ml	中量		101/53 mmHg	114/57 mmHg	64 次 / 分	110g/L	阿司匹林
9.25	60ml	大量	56g/L	126/62 mmHg	118/59 mmHg	66 次 / 分	111g/L	双抗
9.26	230ml	中量		117/59 mmHg	118/66 mmHg	68 次 / 分		双抗
9.27	224ml	中量	34g/L	94/51 mmHg	106/63 mmHg	70 次 / 分	116g/L	双抗
9.28	240ml	少 - 中量		116/53 mmHg	126/59 mmHg	75 次 / 分	121g/L	双抗
9.29	220ml	少 - 中量	7g/L	107/70 mmHg	105/68 mmHg	72 次 / 分	114g/L	双抗

图 7-6　心包积液引流术后监测及抗血小板治疗

2. 诊治经过

患者急性心肌梗死第 3 天出现中量心包积液，无胸痛，无发热，无心包摩擦音；心电图未见 ST 再度抬高或者肢体低电压；红细胞沉降率 62mm/h；左心声学造影可见左室心尖部造影剂微泡渗出至心包腔内；诊断性心包穿刺抽出暗红色不凝血，心包积液中血红蛋白（Hb）127g/L（与血常规中 Hb 相近），故考虑亚急性心脏破裂。

心肌梗死后心包积液鉴别诊断：①心肌梗死早期心包炎（PIP）：也叫作梗死性心包炎，通常是在 AMI 后 2 天内发生，这种心包炎仅限于梗死区，其发生多与大面积心肌梗死、射血分数减低及前壁心肌梗死相关。其发病多为一过性，一般可自行恢复。②伴或不伴心脏压塞的心包积液：在透壁心肌梗死患者的病程早期，伴或不伴心脏压塞的心包积液可能是刺激产生的渗出液。区别于心肌梗死早期心包炎，患者可不出现胸膜样疼痛，且在查体时不出现心包摩擦音。不伴心脏压塞的心包积液多无特异性的临床症状，检查多表现为少 - 中量的心包积液，通常会在几天到几周的时间里慢慢吸收。③心肌梗死后（Dressler）综合征：Dressler 综合征多数发生于心肌梗死后 1 周至数月之间。其发病机制被认为与免疫反应相关。同样它也反映了较大面积的梗死灶和（或）晚期再灌注，在经皮冠状动脉介入治疗（PCI）时发病率较低（＜ 1%）。患者大多表现为明显的胸膜疼痛和胸部不适、发热，听诊可闻及心包摩擦音，检查可发现心包积液和（或）胸腔积液、红细胞沉降率增高等。

3. 讨论

急性心肌梗死发生率逐年升高，而心脏破裂是心肌梗死患者第二常见的死亡原因，有高达 2% 的 ST 段抬高心肌梗死患者发生心脏破裂相关死亡。心脏破裂常发生于 AMI 后 1 周以内，尤其是最初 24h（36%）和 3～5 天（64%）内。表现为心脏游离壁破裂、室间隔穿孔和乳头肌断裂，以左心室游离壁破裂为最常见。尸检证实是金标准，AMI 患者若发生血压降低、心源性休克时应立即行床边心脏超声检查。但超声很难发现心脏破口，一般存在心包积液可提示有心脏破裂的可能。如何能够早期及时明确诊断心脏破裂，对于临床紧急救治极为重要。

本例患者在心肌梗死后 3 天出现中大量心包积液，左室心尖部心外膜下可疑血肿。当时怀疑是否出现亚急性心脏破裂，进一步行左心声学造影见左室心尖部造影剂微泡渗出至心包腔内。立即行心包穿刺抽出暗红色不凝血，心包积液中血红蛋白与血常规中相近，诊断为亚急性心脏破裂。该病例左心超声造影特点如下：①心肌梗死部位心肌灌注缺损，微泡溢出或心肌血肿位置与心肌梗死部位一致；②心腔内出现微泡的时间较晚，在超声造影开始后约 5min，提示渗出；③微泡数量较少，间断出现，提示出血速度慢、量少。近年来，国外也有个案报道，AMI 后亚急性心脏破裂，行左室声学造影见造影剂微泡外渗，外科手术未见明显破口，见梗死心肌变薄，松软易脆。可见左心声学造影可明显提高亚急性心脏破裂早期诊断率。

心室游离壁破裂，根据发病后的临床表现和血流动力学状态可分为心搏骤停型、不稳定型和稳定型。心搏骤停型最为常见（占 83.3%），其发病时多伴有电机械分离，救治窗口时间较短，预后也最差。不稳定型的患者表现为突然恶化的血流动力学并伴有中度 / 大量心包积液，经积极处理有望稳定病情或争取外科手术机会。稳定型可伴有血性心包积液但血流动力学相对稳定，其预后相对较好。本病例介于不稳定型和稳定型之间，中大量心包积液伴血压偏低，但血流动力学相对稳定。此类患者即使血流动力学暂时稳定但仍然随时有可能恶化，需要严格监测心包积液量和生命体征，根据患者的血流动力学情况和心脏压塞情况给予保守或手术治疗。本病例在每日床旁超声密切监测心包积液变化下，根据心包积液的增长，每日逐渐增加心包积液引流量，前 3 天每日引流50ml 以避免心包压塞，接着 2 天再逐渐增加至 100ml，后续随着进入渗出期，患者心包积液明显增加，遂每日将引流再增加至 200ml。患者病情稳定拔除心包积液引流管后，行心脏核磁检查示前壁心尖段透壁强化区可见条状低信号心肌出血，伴左室多节段延迟强化。急性心肌梗死后 27 天病情好转出院。

　　本病例的救治成功提示左心声学造影在 AMI 后亚急性破裂早期诊断方面优势明显。在超声的严密监测心包积液量和生命体征的变化下，不断调整药物治疗方案，亚急性心脏破裂可获得良好预后。

参考文献

[1]　GAO X M, WHITE D A, DART A M, et al. Post-infarct cardiac rupture: recent insights on pathogenesis and therapeutic interventions[J]. Pharmacol Ther, 2012, 134(2): 156-179.

[2]　JONATHAN S. KATZ. Echocardiography and Cardiac Rupture: Is Contrast Extravasation an Indication for Surgery[J]?　Echocardiography, 2016, 33:150-153.

[3]　UNO K, TAKENAKA K, ASADA K, et al. Diagnosis of subacute cardiac rupture by contrast echocardiography[J]. J Am Soc Echocardiogr, 2006,19:1401.e9–1401.e11.

[4]　GONG W, NIE S. New clinical classification for ventricular free wall rupture following acute myocardial infarction[J]. Cardiovasc Ther, 2021, 2021: 1716546.

[5]　公威, 严研, 聂绍平. 急性心肌梗死合并心脏破裂的诊治研究进展 [J]. 中华心血管病杂志 ,2022,50(09)：928-933.

[6]　DAMLUJI A A, VAN DIEPEN S, KATZ J N, et al. Mechanical complications of acute myocardial infarction: A scientific statement from the American Heart Association[J]. Circulation, 2021, 144(2): e16-e35.

[7]　GONG W, SHI H, YAN M, et al. Clinical manifestation, timing course, precipitating factors, and protective factors of ventricular free wall rupture following ST-segment elevation myocardial infarction[J]. Int Heart J, 2020, 61(4):651-657.

变异型心绞痛合并反复 Takotsubo 心肌病 1 例

解放军总医院第四医学中心　朱丽雯

1. 病例简介

患者，女性，自由职业，主因"突发胸闷 3h 余"于 2023 年 7 月 17 日入院。患者于入院前 3h 余（2023 年 7 月 17 日 9:00）情绪激动后突发胸闷，位于心前区，呈憋闷感，伴大汗，自行服用"丹参滴丸"效果欠佳，无气短，无胸痛，无肩背部放射痛，无头晕、头痛，无意识障碍、晕厥，无恶心、呕吐，由 120 送至我院急诊，行心梗三项：cTn I 0.088ng/ml，Myo 126ng/ml，CK-MB 及 D- 二聚体正常；心电图示（图 8-1）窦性心律，I、aVL、V1 ～ V3 导联 ST 段抬高 0.1 ～ 0.2mV。心脏超声（图 8-2）示 EF：39%，节段性室壁运动异常（左室心尖部圆隆，运动明显减弱，室间隔及左室前壁中段至心尖段运动减弱），二尖瓣反流（少至中量），左室舒张功能减低 III 级，左心收缩功能减低（中度），急诊

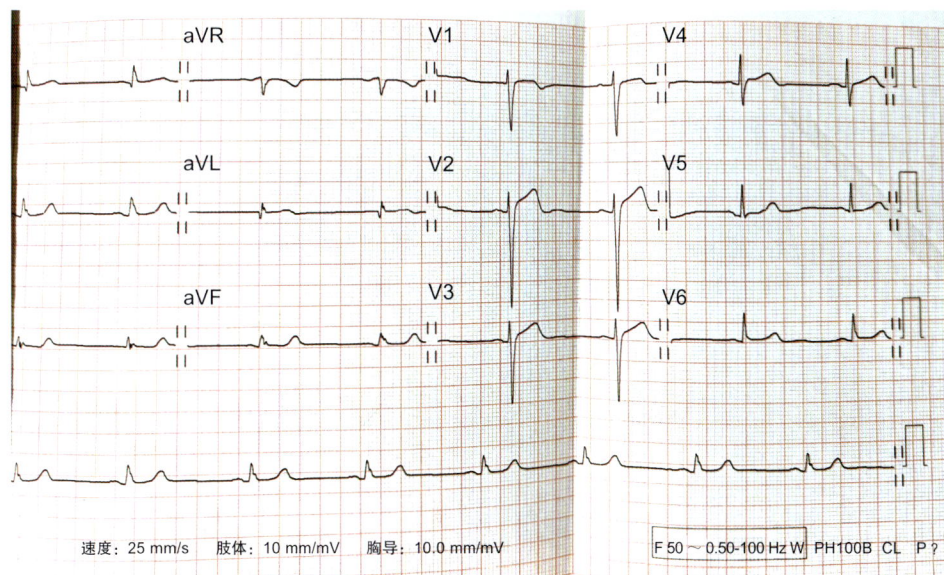

图 8-1　患者于急诊科就诊时心电图（2023 年 7 月 17 日）

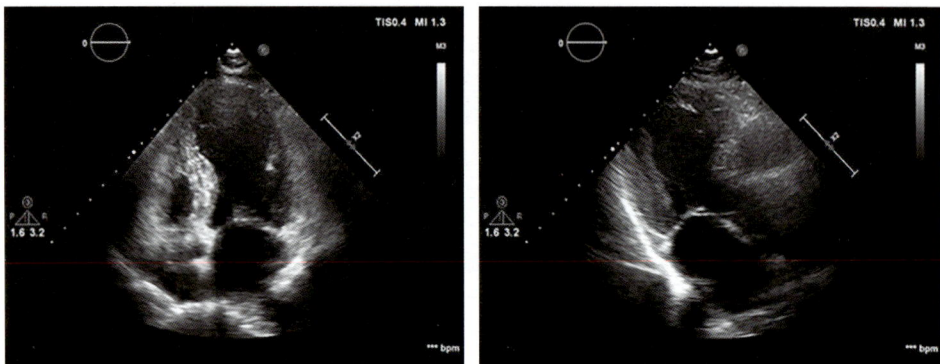

图 8-2　患者于急诊科就诊时超声心动图（2023 年 7 月 17 日）

行冠脉造影未见明显狭窄。既往体健。个人史：吸烟史 20 余年，平均 10 支 / 日，未戒烟。月经史：50 岁绝经。

入院后查体： T：36.0℃，P：60 次 /min，R：16 次 /min，BP：104/64mmHg。发育良好，正常面容，表情自然，神志清，查体合作。双肺呼吸音清晰，双肺可闻及湿性啰音，心界叩诊不大，心率 60 次 /min，律齐，各瓣膜听诊区未闻及病理性杂音，双下肢无水肿。

入院诊断： ① MINOCA；② Takotsubo 心肌病（Takotsubo syndrome，TTS）。

2. 诊治经过

急诊行冠脉造影结果显示（图 8-3）：冠脉呈右优势型；左主干未见狭窄；前降支全程散在斑块，中段浅层心肌桥，未见明显狭窄；回旋支未见狭窄；右冠未见狭窄；行左室造影可见心尖部球形扩张，收缩减弱。入院后第 2 天（2023 年 7 月 18 日 15:00）再次突发胸闷，行心电图检查（图 8-4）：窦性心律，I、aVL、V1 ～ V6 导联 ST 段弓背抬高 0.1 ～ 0.5mV，Ⅱ、Ⅲ、aVF 导联 ST 段压低 0.1mV，含服硝酸甘油 10min 后患者症状完全缓解，复查心电图（图 8-4）：窦性心律，I、aVL、V1 ～ V6 导联 T 段倒置，住院期间查低密度脂蛋白 3.69mmol/L，Tn I 最高达 0.34ng/ml，NT-ProBNP 最高值达 659pg/ml，动态心电图可见全天平均心率 62 次 /min，最快 92 次 /min，最慢 48 次 /min，可见偶发房性早搏，阵发性房性心动过速。超声心动图示（图 8-5），经积极治疗心脏射血分数恢复至 57%，室壁运动较前明显改善。

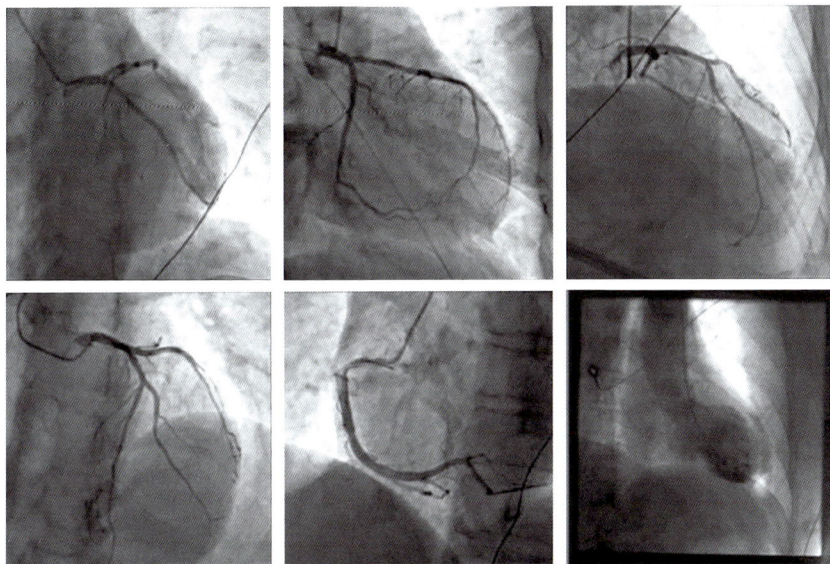

图 8-3 患者于急诊造影结果（2023 年 7 月 17 日）

冠脉呈右优势型；左主干未见狭窄；前降支全程散在斑块，中段浅层心肌桥，未见明显狭窄；回旋支未见狭窄；右冠未见狭窄；行左室造影可见心尖部球形扩张，收缩减弱

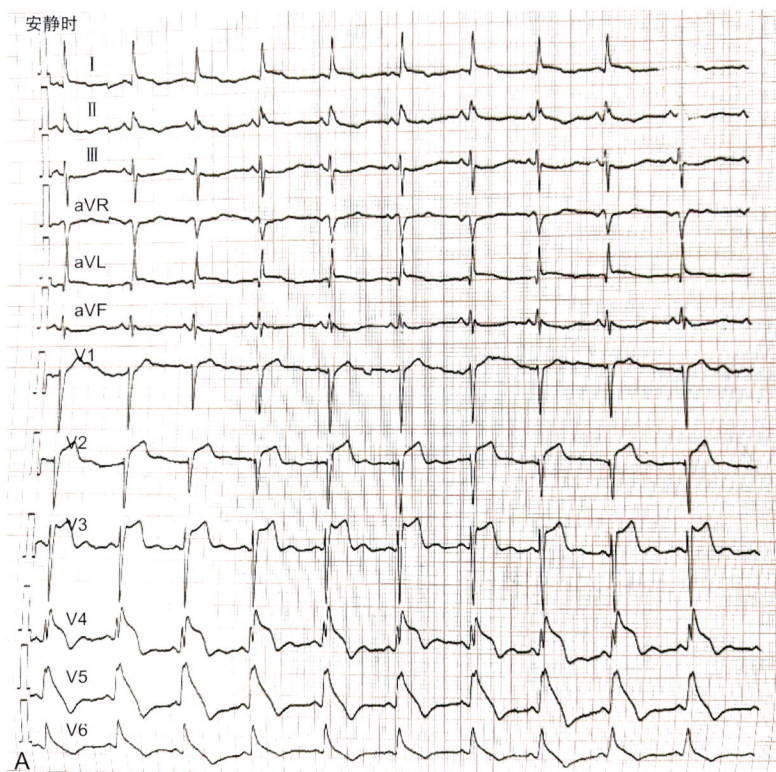

图 8-4

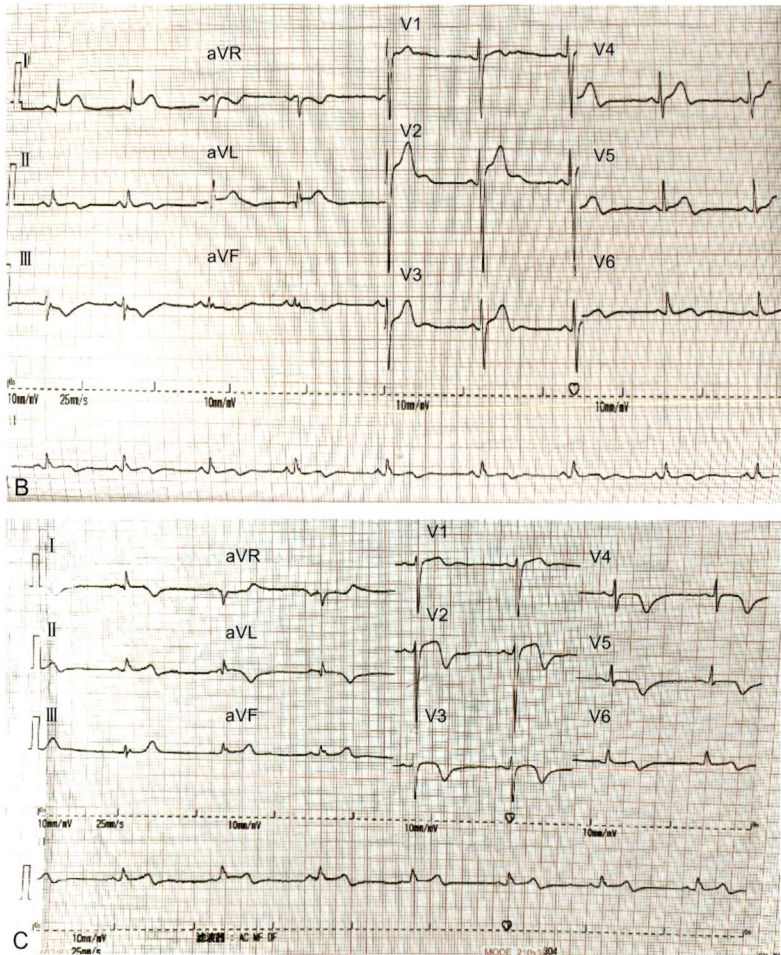

图 8-4 入院后第 2 天（2023 年 7 月 18 日）心电图

A. 胸闷发作时；B. 含服硝酸甘油 5min 后症状稍缓解；C. 含服硝酸甘油 10min 后症状完全缓解

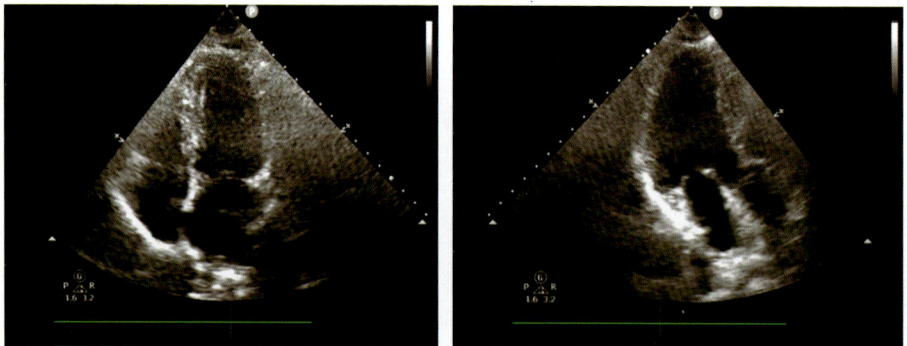

图 8-5 入院后第 8 天（2023 年 7 月 24 日）超声心动图

EF:57%，左室侧后壁心尖段运动轻度减低，二尖瓣反流（少量），三尖瓣反流（少量），主动脉瓣反流（少量）

患者反复情绪激动后出现胸闷、胸痛，症状发作后含服硝酸甘油后短时间内可缓解，心肌损伤标志物升高，心电图可见前壁及侧壁 ST 段抬高，但冠脉造影未见明显冠脉严重狭窄，仅可见前降支散在斑块、心肌桥，左室造影可见心尖部球形扩张，收缩减弱，期间心脏射血分数明显下降，经治疗后短期恢复正常。故出院诊断：①冠状动脉粥样硬化性心脏病、变异型心绞痛、心力衰竭、心功能不全；② Takotsubo 心肌病；③冠状动脉心肌桥。

鉴别诊断：

（1）急性心肌梗死：冠脉痉挛可引起持续的心肌缺血，导致心肌坏死，斑块破裂也会形成血栓，都是心肌梗死发生的主要因素，多见于中老年男性，既往常常合并高血压、糖尿病、血脂异常等危险因素，对应导联 ST-T 改变，心脏超声表现为与单一冠脉供血相符的节段性室壁运动异常，冠脉造影可见相应冠脉的狭窄或闭塞。

（2）急性心肌炎：多发生在青年人，无性别差异，经常存在感染症状和体征，比如发热、咳嗽、肌肉酸痛、头痛、全身不适等，常表现为胸痛、呼吸困难、血管神经性水肿、乏力、心悸，心电图往往表现为 ST 段抬高或压低，负向 T 波、束支传导阻滞、低血压或室性心律失常，肌钙蛋白经常显著升高，与心肌运动减弱相符，心脏超声常表现为左室或右室扩张的局限性或弥漫性室壁运动异常、室壁增厚、心包积液，预后有差异，但大多数完全恢复。

患者安静休息，避免情绪激动，严格戒烟，治疗上阿司匹林联合氯吡格雷抗血小板聚集、瑞舒伐他汀钙联合依折麦布调脂稳斑、地尔硫草控制心率等，同时辅以雷贝拉唑抑酸等治疗。患者诉服用硝酸酯类药物后头痛，故停用单硝酸异山梨酯。

患者出院后按时服药，严格戒烟，于出院后 21 天再次与他人发生口角争执后突发胸闷、胸痛，位于心前区，伴气短，持续约 20min，自行含服"救心丸"后症状缓解，无心慌，无大汗，无濒死感，无恶心、呕吐，由 120 送至我院急诊，行心梗三项结果正常；心电图（图 8-6）示窦性心律，I、aVL、V1～V3 导联 ST 段弓背抬高 0.05～0.01mV。心脏超声（图 8-6）示 EF:45%，节段性室壁运动异常（左室心尖部略圆隆，运动减弱，室间隔及左室前壁心尖段运动减弱），左心收缩功能减低（轻度）。入院后查体：T 36.0℃，R：16 次 /min，BP：104/64mmHg。发育良好，急性面容，神志清，查体合作。双肺呼吸音清晰，双肺可闻及湿性啰音，心界叩诊不大，心率 60 次 /min，律齐，各瓣膜听诊区未闻及病理性杂音，双下肢无水肿。入院诊断：①冠状动脉粥样硬化性心脏病、变异型心绞痛、心力衰竭、心功能不全；② Takotsubo 心肌病；③冠状动脉心肌桥。

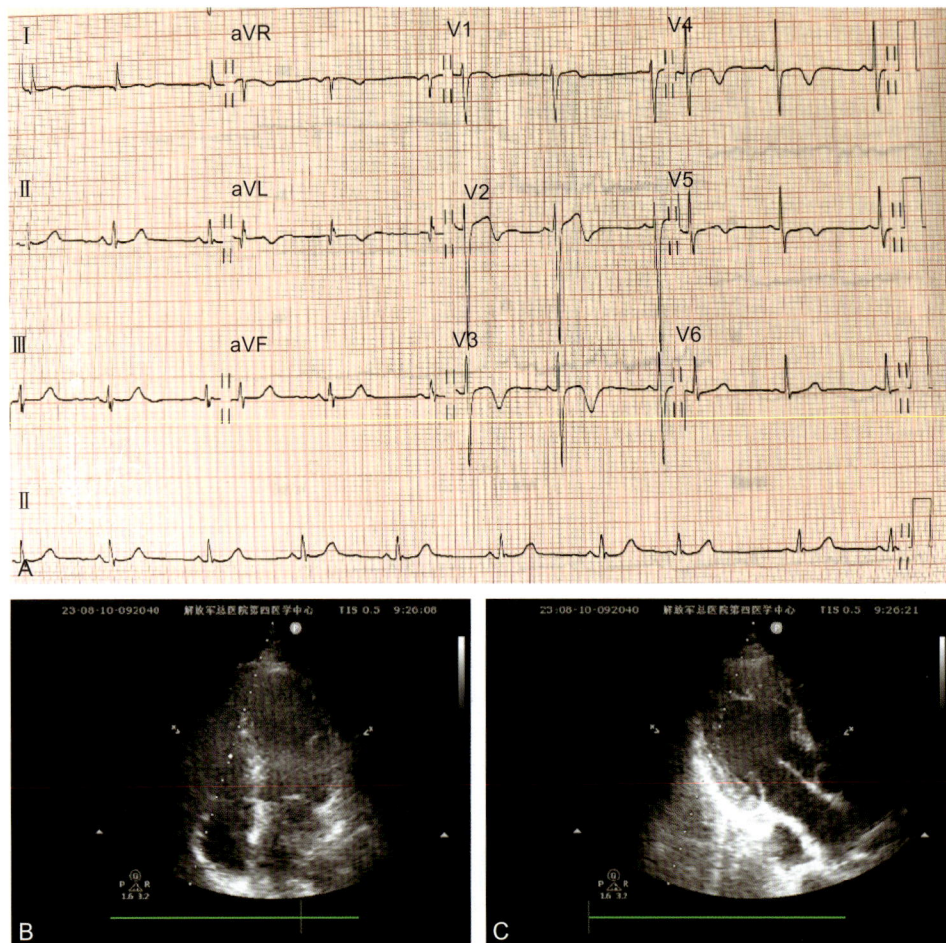

图 8-6　第 2 次住院心电图、超声（2023 年 8 月 10 日）

A. 急诊心电图；B、C. 急诊心脏超声：EF:45%，节段性室壁运动异常（左室心尖部略圆隆，运动减弱，室间隔及左室前壁心尖段运动减弱），左心收缩功能减低（轻度）

　　患者入院后第 2 天 7:00 及凌晨 2:00 再次突发胸闷、胸痛。cTn I：0.057ng/ml，CK-MB、肌红蛋白及 NT-ProBNP 正常，心电图提示（图 8-7）：侧壁、前壁导联 ST 段弓背抬高 0.1～0.5mV，余导联 T 波倒置，予以含服硝酸甘油 5min 后症状完全缓解，复查心电图侧壁、前壁导联 ST 段回落，T 波深倒。心脏超声：EF:45%，节段性室壁运动异常（左室心尖部略圆隆，运动减弱，室间隔及左室前壁心尖段运动减弱），左心收缩功能减低（轻度）。出院前复查心脏超声（图 8-8）：EF:57%，室壁运动基本恢复正常，室间隔略厚，二、三尖瓣反流（少量）。心脏磁共振（图 8-9）：左室壁收缩、舒张功能稍减弱，灌注未见异常，迟强化未见异常。治疗上在之前的基础上增加地尔硫䓬剂量、加用单硝酸异山梨酯扩冠、劳拉西泮镇静等治疗后患者好转出院。电话随访至今无症状发作。

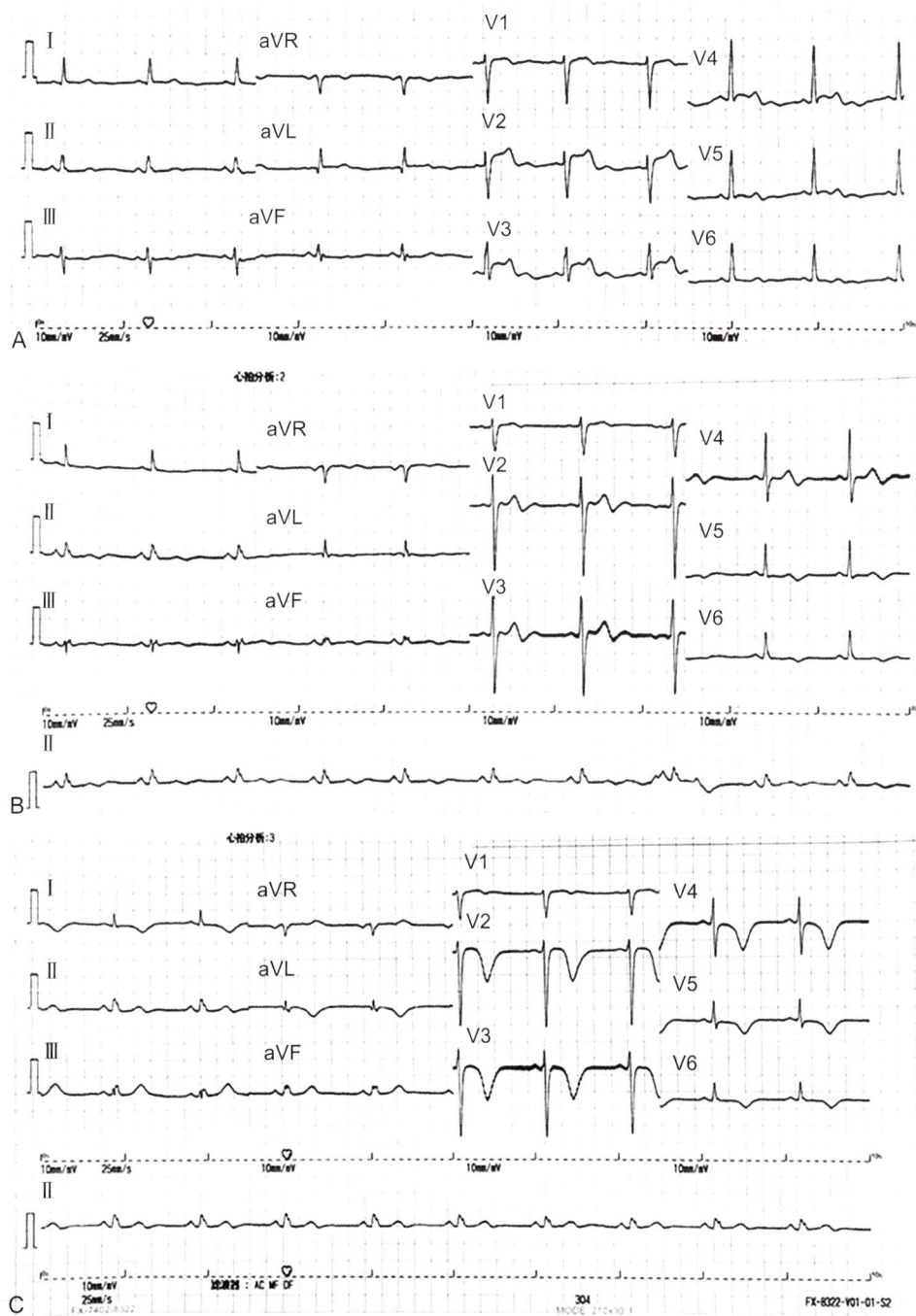

图 8-7　心电图动态变化

A. 入院后第 2 天（2023 年 8 月 11 日）上午 7 时胸痛发作时心电图；B. 入院后第 3 天（2023 年 8 月 12 日）凌晨 2 点胸痛时心电图；C. 含服硝酸甘油片 5min 后症状完全缓解后复查心电图

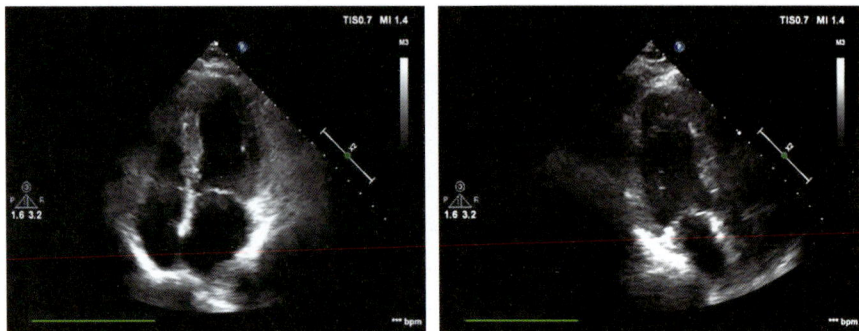

图 8-8　出院前复查心脏超声（2023 年 8 月 16 日）

EF:57%，室壁运动基本恢复正常，室间隔略厚，二、三尖瓣反流（少量）

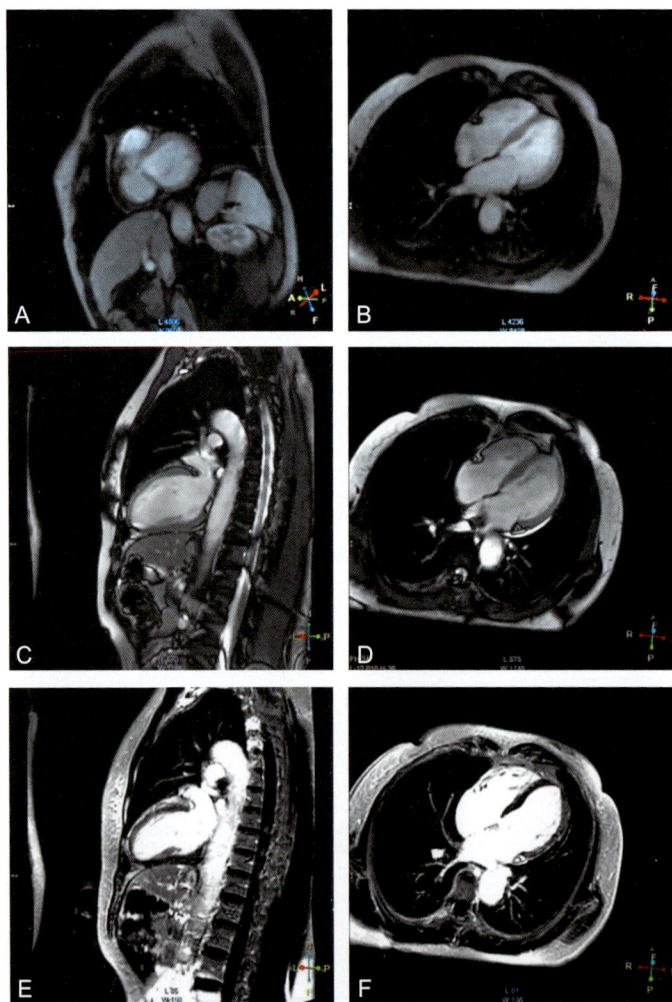

图 8-9　2023 年 8 月 14 日心脏磁共振

A、B. 灌注未见异常；C、D. 左室壁收缩略迟缓；E、F. 延迟强化未见异常

患者为中年绝经女性，既往有吸烟史，两次均因与他人发生口角冲突后情绪激动突发胸闷、胸痛入院，入院后查 cTn I 及 Myo 升高，CK-MB 及 D- 二聚体正常，心电图提示侧壁及前壁导联 ST 段抬高，心脏超声提示 EF 值下降，节段性室壁运动异常，均可见左室心尖部圆隆，运动明显减弱，而急诊行冠脉造影未见明显狭窄，排除阻塞性冠状动脉疾病，左室造影可见心尖部球形扩张，收缩减弱。该患者两次入院后凌晨及晨起反复出现胸闷，同时伴有心电图 ST 段抬高，含服硝酸甘油后 ST 段回落，T 波倒置，住院期间积极予以药物治疗后短时间内 EF 值恢复正常。心脏磁共振可见左室壁收缩、舒张功能稍减弱，灌注未见异常，迟强化未见异常。

结合上述情况考虑 TTS，绝经后女性是主要的受影响群体，在症状发作之前有情绪等诱因，但这并不是 TTS 诊断的必要条件，并出现心电图 ST 段改变，心肌损伤标志物升高，同时伴有一过性左心室收缩功能障碍、室壁运动障碍、心尖气球样变，心脏磁共振排除心肌炎等，该患者有吸烟史，并且轻度焦虑，短时间内反复发病，心电图动态演变，心功能恶化，而吸烟及心肌桥均可有诱发氧化应激、血管内皮功能障碍及血管平滑肌兴奋性增高，从而诱发变异型心绞痛，表现为发作时心电图一过性抬高或 T 波假性正常化，冠脉造影排除严重冠脉狭窄，该患者可反复发作并且可转化成其他临床类型，故考虑该患者冠脉痉挛和 TTS 均参与其过程。

3. 讨论

急性冠脉综合征（acute coronary syndrome，ACS）包括由冠状动脉血流阻塞和急性心肌缺血引起的一系列心血管事件。动脉粥样硬化和斑块侵蚀破裂是大多数 ACS 患者发病的主要原因，然而，相当一部分患者在没有阻塞性动脉粥样硬化性冠状动脉疾病的情况下仍患有 ACS。非阻塞性冠状动脉疾病发病存在性别差异，有研究表明在接受冠状动脉造影的非 ST 段抬高型急性冠脉综合征（non-ST-segment elevation ACS）患者中，女性非阻塞性 CAD 比男性更常见，而且非阻塞性 ASC 比动脉粥样硬化的患者预后更好。ACS 的五种非动脉粥样硬化原因，包括自发性冠状动脉夹层、冠状动脉栓塞、血管痉挛、心肌桥和 TTS。

TTS 是由身体或心理应激引起的短暂可逆性的左心室收缩、舒张功能障碍及室壁运动异常的综合征，常常表现为胸痛、呼吸困难、晕厥等症状，并伴有心肌酶异常、心电图改变等，临床上通常需要与 ACS 进行鉴别。目前对于 TTS 的病理生理机制尚不是很明确，研究表明儿茶酚胺过量、微血管障碍、冠脉痉挛可能参与其中，相比男性，TTS 在绝经女性中要常见得多，一项研究表明，在与年龄匹配的绝经后对照者和存在 MI 病史的患者相比，有应激性心肌病既往史的绝经后女性可见血管收缩过度、内皮依赖性血管舒张功能损害，以及对精神应激的交感神经激活反应增强。近年来，各种不同的 TTS 的诊断标准被提出，最新的 Takotsubo 心肌病诊断标准如下：

（1）短暂性左室功能障碍，表现为心尖、心室中部、基底或局灶性室壁运动异常，右心室可受累。室壁运动异常通常超出单个心外膜冠脉的灌注区域，但也有例外。

（2）发作前可有情绪或身体上的触发因素，也可能没有。

（3）神经系统疾病及嗜铬细胞瘤可能是 TTS 的诱因。

（4）出现新的心电图异常（ST 段抬高、ST 段压低、T 波倒置等），极少病例可无心电图的变化。

（5）脑钠肽（BNP）普遍升高，心肌损伤标志物中度升高。

（6）可与冠脉疾病同时存在。

（7）无感染性心肌炎的证据。

（8）绝经后女性发病率高。

对于 TTS 的治疗，目前没有随机临床试验数据或特定指南，因此，治疗策略基于临床经验和专家共识（证据等级 C）。首先需要先评估患者心脏整体情况，除了一般的心电监测及护理，可应用利尿剂、β 受体阻滞剂等，在伴有心源性休克的 TTS 患者中，应确定是否存在血流动力学显著的左室流出道梗阻（LV outflow tract obstruction，LVOTO），如果存在 LVOTO，考虑到 LVOTO 是由基础收缩过度引起的，应停用正性肌力药物以避免进一步梗阻。若合并严重的并发症包括心源性休克、恶性心律失常、肺水肿等情况，也可借助主动脉内球囊反搏、体外膜肺氧合等辅助装置，对于抗血小板的药物使用仍存在一定争议，并不建议常规抗凝，建议个体化抗栓治疗。结合患者的临床情况，该患者为绝经后女性，在情绪激动后出现左室功能障碍，心电图提示一过性 ST 段抬高，伴有肌钙蛋白及 NT-ProBNP 轻度升高，但行冠脉造影未见明显狭窄，可见心尖部球形改变，同时患者无前驱感染史，经过积极的治疗后短时间内心功能完全恢复正常，左心室阶段运动恢复正常，故结合上述情况，则应考虑到 TTS 的诊断。

变异型心绞痛，又名血管痉挛性心绞痛，是由心外膜冠状动脉的短暂血管收缩导致血管完全或次完全闭塞，随后发生心肌缺血的非阻塞性 ACS。其发生在无冠状动脉疾病风险因素的年轻患者中，在静息时和有短暂心电图（ECG）变化，冠状动脉血管痉挛可发生在有或无动脉粥样硬化的患者中。血管痉挛可以是局限性的，也可以是弥漫性的，可以影响心外膜动脉或微血管系统。其发病机制可能是冠脉内皮功能受损、神经系统调节失衡、体内炎症反应、镁的缺乏等。对于此疾病国际诊断标准包括三个方面：①对硝酸酯类药物具有反应的心绞痛；②短暂的缺血性心电图变化（ST 段抬高 ≥ 0.1mV、ST 段压低 ≥ 0.1mV、新的负向 U 波）；③冠状动脉痉挛；确诊的血管性痉挛须符合上述①和②。该患者多次在夜间及凌晨突发心绞痛，同时伴有前壁及侧壁 ST 段抬高，在含服硝酸甘油后短时间内症状缓解，心电图 ST 段回落，T 波倒置，故变异型心绞痛可能性非常大。冠状动脉血管痉挛患者的管理旨在改善结局，但也要减轻心绞痛症状。钙通道阻滞剂是冠状动脉血管痉挛患者的标准治疗和一线治疗。长效硝酸盐也被证明可以缓解症状。已显示可能减少冠状动脉血管痉挛的其他疗法包括他汀类药物、Rho 激酶抑制剂、尼可地尔和镁补充剂。但抗血栓药物在无动脉粥样硬化的冠状动脉痉挛引起的 ACS 患者中没有作用。然而有研究表明，阿司匹林可能会增加冠状动脉痉挛的趋势，故对于应用阿司匹林还存在争议。

　　许多 ACS 患者血管造影证实并没有阻塞性动脉粥样硬化疾病。ACS 患者的治疗依赖于阐明潜在的病因和准确诊断。尽管 TTS 和变异型心绞痛均属于非阻塞性动脉粥样硬化性冠状动脉疾病，但它们是两种不同的疾病，一些特殊情况下，可能出现重叠，结合此患者病史特点，该病例为变异型心绞痛合并反复 TTS，临床较为罕见，有很多方面值得借鉴。①目前认为交感神经过度兴奋、儿茶酚胺超负荷导致心肌顿抑是 TTS 的主要发病机制，其他可能的机制还包括女性绝经后雌激素缺乏、冠状动脉痉挛或发育异常及微血管障碍、受损心肌脂肪酸代谢障碍、基因易感性及甲状腺功能亢进等，10% ～ 29% 患者合并阻塞性冠心病，因此鉴别诊断是至关重要的，在这类患者中，室壁运动异常的区域常常超过病变冠状动脉的区域，因此 ACS 也可触发 TTS，同时 TTS 心肌核磁显示心肌水肿，但不合并延迟强化；这一点也可用于鉴别 ACS、心肌炎；② TTS 的急性期治疗在于支持治疗和并发症管理，根据心功能程度予以治疗，目前推荐 β 受体阻滞剂、血管紧张素抑制剂等药物，若左室射血分数 < 30% 和心尖气球样变的患者接受预防性抗凝治疗，该患者存在冠脉粥样硬化，可予以冠心病二级预防治疗；同时注意危险因素的控制，戒烟，避免情绪激动；③另外，该患者心绞痛的发作具有明显的时间规律性，多发生在半夜或者上午，发作时心电图呈一过性抬高及 T 波假性正常化，同时也容易诱发心力衰竭，但是一般钙离子拮抗剂能显著逆转心功能及室壁运动；④交感神经过度兴奋、儿茶酚胺水平可诱发冠脉血管痉挛，动脉痉挛或微血管障碍可诱发 TTS；该病例提示我们对于变异型心绞痛合并 TTS，需要仔细鉴别后做出诊断并制定治疗方案。随着各种辅助技术手段的发展以及机制、治疗等进展，我们对于此类疾病应该有更多的考虑与认识，对于其治疗及远期结局还需要进一步探讨。

参考文献

[1]　HIHUMA T, SOEDA T, ABE N, et al. A Combined Optical Coherence Tomography and Intravascular Ultrasound Study on Plaque Rupture, Plaque Erosion, and Calcified Nodule in Patients With ST-Segment Elevation Myocardial Infarction: Incidence, Morphologic Characteristics, and Outcomes After Percutaneous Coronary Intervention[J]. JACC Cardiovasc Interv, 2015, 8(9):1166-1176.

[2]　GEHRIE E R, REYNOLDS H R, CHEN A Y, et al. Characterization and outcomes of women and men with non-ST-segment elevation myocardial infarction and nonobstructive coronary artery disease: results from the Can Rapid Risk Stratification of Unstable Angina Patients Suppress Adverse Outcomes with Early Implementation of the ACC/AHA Guidelines (CRUSADE) quality improvement initiative[J]. Am Heart J, 2009, 158(4):688-694.

[3]　PATEL M R, PETERSON E D, DAI D, et al. Low diagnostic yield of elective coronary angiography[J]. N Engl J Med, 2010, 362(10):886-895.

[4]　LYON A R, BOSSONE E, SCHNEIDER B, et al. Current state of knowledge on Takotsubo syndrome: a Position Statement from the Taskforce on Takotsubo Syndrome of the Heart Failure Association of the European Society of Cardiology[J]. Eur J Heart Fail, 2016, 18(1):8-27.

[5]　PELLICCIA F, KASKI J C, CREA F, et al. Pathophysiology of Takotsubo Syndrome[J]. Circulation, 2017, 135(24):2426-2441.

[6]　SCHNEIDER B, ATHANASIADIS A, STOLLBERGER C, et al. Gender differences in the manifestation of tako-tsubo cardiomyopathy[J]. Int J Cardiol, 2013, 166(3):584-588.

[7]　PRASAD A, LERMAN A, RIHAL C S. Apical ballooning syndrome (Tako-Tsubo or stress cardiomyopathy): a mimic of acute myocardial infarction[J]. Am Heart J, 2008, 155(3):408-417.

[8]　ISOGAI T, MATSUI H, TANAKA H, et al. Early beta-blocker use and in-hospital mortality in patients with Takotsubo cardiomyopathy[J]. Heart, 2016, 102(13):1029-1035.

[9]　BIETRY R, REYENTOVICH A, KATZ S D. Clinical management of takotsubo cardiomyopathy[J]. Heart Fail Clin, 2013, 9(2):177-186.

[10]　PICARD F, SAYAH N, SPAGNOLI V, et al. Vasospastic angina: A literature review of current evidence[J]. Arch Cardiovasc Dis, 2019, 112(1):44-55.

[11]　BELTRAME J F, CREA F, KASKI J C, et al. International standardization of diagnostic criteria for vasospastic angina[J]. Eur Heart J, 2017, 38(33):2565-2568.

[12]　YASUE H, MIZUNO Y, HARADA E, et al. Effects of a 3-hydroxy-3-methylglutaryl coenzyme A reductase inhibitor, fluvastatin, on coronary spasm after withdrawal of calcium-channel blockers[J]. J Am Coll Cardiol, 2008, 51(18):1742-1748.

[13]　MASUMOTO A, MOHRI M, SHIMOKAWA H, et al. Suppression of coronary artery spasm by the Rho-kinase inhibitor fasudil in patients with vasospastic angina[J]. Circulation, 2002, 105(13):1545-1547.

[14]　KISHIDA H, MURAO S. Effect of a new coronary vasodilator, nicorandil, on variant angina pectoris[J]. Clin Pharmacol Ther, 1987, 42(2):166-174.

[15]　TERAGAWA H, KATO M, YAMAGATA T, et al. The preventive effect of magnesium on coronary spasm in patients with vasospastic angina[J]. Chest, 2000, 118(6):1690-1695.

[16]　PARK J Y, RHA S W, PODDAR K L, et al. Impact of low-dose aspirin on coronary artery spasm as assessed by intracoronary acetylcholine provocation test in Korean patients[J]. J Cardiol, 2012, 60(3):187-191.

CRT 超反应患者升级为左束支区域起搏 1 例

解放军总医院第六医学中心　国建萍

1. 病例简介

患者，男性，66岁，于2012年4月因"扩张性心肌病，完全性左束支传导阻滞，心功能3级"于我院行心脏再同步化治疗（CRT），术后多次于我院复查，显示心脏大小及功能恢复正常，属于CRT超反应患者。2017年3月因CRT电池耗竭，行CRT脉冲发生器更换。2022年10月患者再次CRT电池耗竭，计划再次更换脉冲发生器。患者既往高血压病史20年；2018年因右侧面部麻木、肢体无力，行脑血管造影术显示左侧颈内动脉起始部重度狭窄，未处理。2019年肾动脉造影确诊右肾动脉狭窄并植入肾动脉支架。2023年发现双下肢动脉粥样硬化，双下肢胫前动脉闭塞。入院诊断：①扩张型心肌病，完全性左束支传导阻滞，CRT植入术后，CRT电池耗竭，心功能2级（NYHA分级）；②右肾动脉狭窄，继发性高血压，右肾动脉支架植入术后；③左侧颈动脉重度狭窄；④陈旧性脑梗死；⑤高脂血症；⑥双下肢动脉粥样硬化；⑦双下肢胫前动脉闭塞。患者入院后心电图如图9-1所示。心脏超声检查，显示：LVEDD48mm，LVEF55%。三维超声评估心脏收缩同步性（图9-2），结果显示：左右室同步性差，左室内收缩同步性正常。CRT更换前，测试电极参数，显示左室电极阈值升高至3.75mV（脉宽：1.0ms）。余心房及右室电极参数正常。考虑不适合继续

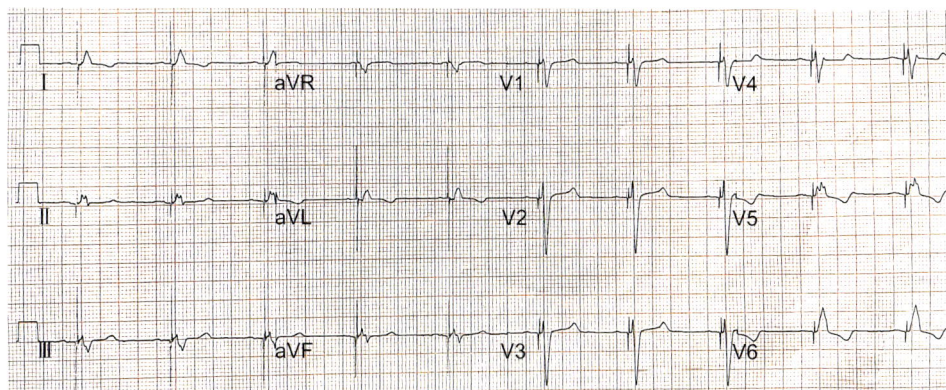

图 9-1　入院后心电图

使用原左室电极，手术中应给予更换。为做好充分的术前准备，明确患者静脉通路是否通畅，行左侧肘正中静脉造影，显示：CRT 原电极的静脉入路，即左侧锁骨下静脉及上腔静脉及右房交界处有严重狭窄，局部有侧支循环。

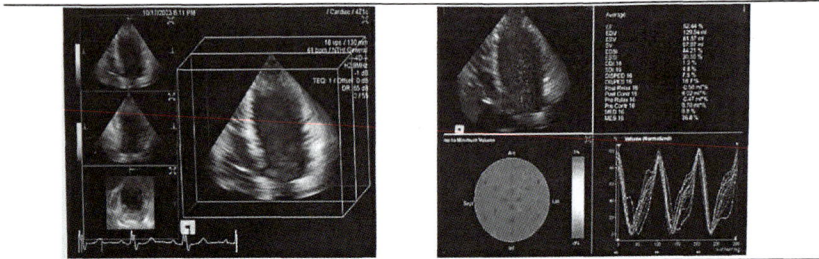

超声所见：

左右室同步性检查：
主动脉瓣和肺动脉瓣血流频谱起始时间差= 42ms（正常小于40ms）。

左室内同步性检查：
16节段收缩达峰时间标准差(SDI16)=4.8%（正常小于6.4%）。

超声印象：

左右室同步性稍差
左室内同步性正常

图 9-2　三维超声评估心脏收缩同步性

2. 诊治经过

治疗思考：

（1）不更换脉冲发生器，继续药物治疗，定期复查，如出现心功能下降再考虑手术，优点：简单，无手术风险；缺点：患者需严格定期复查，一旦出现心功能的下降，需尽早手术，患者也因此有巨大的心理压力。

（2）更换脉冲发生器，继续使用原电极，优点：手术简单；缺点：左室电极阈值高，可导致脉冲发生器提前耗竭。

（3）弃用原左室电极，更换为左束支区域起搏，优点：同样可以达到心脏再同步的效果，且省电。缺点：因患者目前有左侧锁骨下静脉狭窄，植入左束支电极的过程困难增加，甚至可能失败。经与患者详尽的沟通后，患者要求行左束支区域起搏。

手术过程： 分别在两个体位（PA 和 RAO 30°+CAU 20°）下行左侧肘正中静脉造影，清楚显示腋静脉及锁骨下静脉。然后透视下行左侧腋静脉穿刺，穿刺成功后，选择泥鳅导丝通过锁骨下及上腔静脉狭窄处。之后，分别用 8F 及9F 可撕开鞘的扩张鞘预扩静脉狭窄处，将 8F 可撕开鞘沿泥鳅导丝送入上腔静脉，撤出导丝和扩张鞘，保留8F可撕开鞘，沿8F可撕开鞘放置C315鞘，沿泥鳅导丝将C315鞘送入右室后，在RAO体位下，通过C315鞘造影，显示三尖瓣环位置，并协助初步判断希氏束位置；然后于希氏束前下1～2cm处，用C315鞘顶住室间隔，将3830沿着间隔旋入左室内膜下。在LAO30°通过C315鞘造影，显示阳极进入间隔内。测试起搏器电极的各项指标，3830电极阈值测试，高伏输出时，QRS波宽度为120ms，S-QRS达峰时间78ms。旷置原左室电极。将右室电极连接到新脉冲发生器右室接口，原右房电极连接在新脉冲发生器右房电极接口。3830电极连接新脉冲发生器左室电极接口。

术后起搏器程控为DDD模式，心室起搏为左室起搏（LV pacing only），即3830电极起搏左束支区域。左束支区域起搏下患者心电图见图9-3。该参数下，再次行三维超声检查，结果显示：左右及左室内收缩同步性正常（图9-4）。

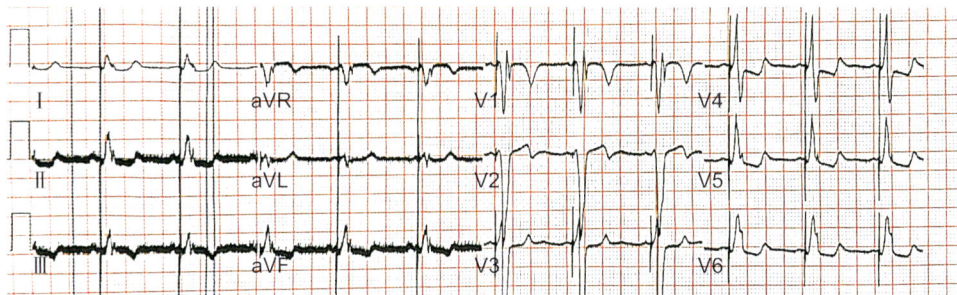

图9-3 左束支区域起搏心电图

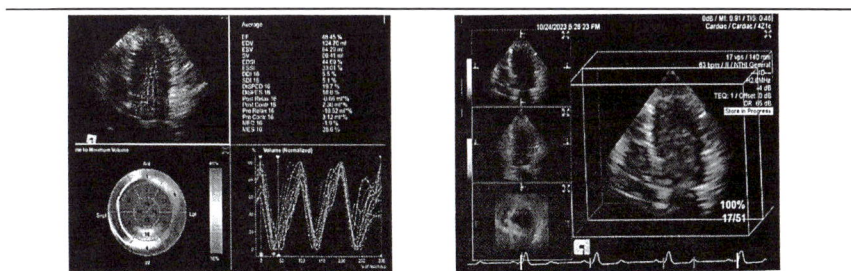

超声所见：
左右室同步性检查：
主动脉瓣和肺动脉瓣血流频谱起始时间差=21ms（正常小于40ms）。

左室内同步性检查：
16节段收缩达峰时间标准差（SDI16）=5.1%（正常小于6.4%）。

超声印象：
左、右室收缩运动同步性正常
左室内收缩运动同步性正常

图9-4 左束支起搏（LBBP）心脏三维超声结果

3. 讨论

心脏生理性起搏（CPP），定义为旨在恢复或维持心脏同步性的心脏起搏方式，可以通过利用自身传导系统的心脏传导系统起搏（CSP）或心脏再同步治疗（CRT）经心外膜冠状窦或外科下外膜起搏来实现。本例患者为 CRT 术后超反应者，脉冲发生器电池耗竭后，由于左室电极阈值升高，且原 CRT 电极入路已有严重的血管狭窄，植入新的左室电极困难较大，无法实现有效的 CRT。在这种情况下，根据 2023 年 HRS/APHRS/LAHRS 关于心脏生理性起搏以预防和减轻心力衰竭的指南建议，可行 CSP 起搏（推荐等级 2a）。该病例值得借鉴之处，有以下几点：①术前腋静脉造影，明确血管入路是否通畅，可使手术预案更充分；②利用 8F 和 9F 可撕开鞘的扩张鞘，多次预扩静脉狭窄处，以便之后相对灵活地操作 3830 电极；③于 RAO 体位下，通过 C315 鞘造影，可以明确三尖瓣环的边界，及初步判断希氏束位置，有助于电极定位。不足之处，本例患者通过术中 C315 鞘造影，明确了起搏导线植入深部室间隔；如同时能提供 3830 电极不同输出电压时 QRS 波的形态及时限的图片，可以更好地鉴别选择性 LBBP，非选择性 LBBP 或左室间隔起搏 LVSP。

冠心病合并血象三系减少的疑难病例 1 例

解放军总医院第一医学中心　钱赓

1. 病例简介

患者女性，71 岁，因"间断胸闷 8 年，加重 3 月余"，于 2023 年 5 月 16 日入院。

现病史：患者于 2015 年出现饭后或行走 200m 左右出现胸闷、胸痛不适，位于胸骨后，呈隐痛性，伴头部、后背部放射，每次发作持续约 5min，自行服用"速效救心丸"缓解，无大汗，无恶心、呕吐等不适，于武汉市第二人民医院行冠脉 CTA 检查诊断为"冠心病"。2019 年 6 月上述症状加重，于长江航空总医院行冠脉造影示：前降支重度狭窄，钝缘支重度狭窄，后降支开口处重度狭窄，因造影剂过敏患者拒绝进一步治疗，出院后未规律服用冠心病二级预防药物。近 3 个月患者再次出现活动时胸闷，胸痛不适，伴后背部放射，性质同前，每次发作持续约 10min，发作频率和程度较前明显加重，以"冠心病，不稳定型心绞痛"收入院。体格检查：呼吸：18 次 /min，体温：36.6℃，脉搏：60 次 /min，血压：145/56mmHg，颈静脉无怒张，胸廓无畸形，双肺呼吸音清，双侧肺未闻及干湿性啰音及胸膜摩擦音。心前区无隆起，心界不大，心尖及心前区无异常搏动，无震颤，心音正常，心率 60 次 /min，律齐，各瓣膜听诊区未闻及病理性杂音，无心包摩擦音。全腹无压痛、反跳痛、肌紧张，全腹未触及包块，肝脾肋下未及，Murphy 征阴性，无移动性浊音，双下肢无水肿。既往史：糖尿病 6 年余，服用"格列齐特"降糖治疗；高血压病史 18 年余，血压最高达 180/90mmHg，长期口服"苯磺酸氨氯地平"降压，自诉血压控制可；胆囊结石病史 20 余年。血小板减少 3 年余，否认肝炎、结核、疟疾等传染病史，否认脑血管疾病、精神疾病病史，否认手术史，否认外伤史，否认输血史，否认食物过敏史，自述造影剂过敏，具体不详。预防接种史不详。

2. 诊治经过

入院后完善相关检查：

心电图：窦性心律，正常心电图。

动态心电图：窦性心律；短阵房性心动过速；房性早搏，个别成对；室性早搏，个别成对；SDNN < 100ms。

心脏彩超： 三尖瓣轻度反流。

胸部 CT： 双肺多发钙化结节，考虑良性。

腹部超声： ①脂肪肝；②肝多发囊肿；③胆囊多发结石。

小器官超声： 双颈部、双侧锁骨上窝、双侧腋下及双侧腹股沟区超声未见异常淋巴结。

血栓弹力图： 凝血因子功能正常，纤维蛋白原功能正常，血小板功能正常，总体凝血功能偏弱，无纤溶性倾向（血小板图检测：ADP 抑制率 90.5%，AA 抑制率 95.0%）。

骨髓穿刺： 骨髓增生活跃，部分细胞类巨变，核浆发育失衡，红系偶见核畸形，可见分裂相，嗜多染，全片见巨核细胞 10 个，血小板生成型巨核细胞少见。

骨髓活检： 粒系及红系造血细胞生成活跃，幼稚前体细胞散在可见。

风湿免疫相关抗体、基因分型检测、染色体核型分析、白血病免疫分型检测、外周血 CD55 和 CD59 检测、FISH 均未见明显异常。

诊断： ①冠状动脉粥样硬化性心脏病，不稳定型心绞痛；②2 型糖尿病；③高血压 3 级（很高危）；④骨髓增生异常综合征 MDS-LB 型；⑤胆囊结石。

3. 讨论

对于冠心病合并血小板减少的患者预后相对较差，需严密关注。首先是需要尽快明确血小板减少的诱因，积极治疗。GRACE 研究中患者血小板减少症发病率约为 1.6%，在应用低分子肝素的 NSTE-ACS 患者中，血小板减少症总发病率 11%，其中中度血小板减少症 9.1%，严重血小板减少症 1.9%。合并肿瘤的 ACS 患者血小板减少症的发病率高达 39%。血小板下降的原因又分为生成减少以及破坏增多，其中生成不足的原因包括：①再生障碍性贫血；②血液系统肿瘤：骨髓增生异常综合征、淋巴瘤等；③骨髓浸润：骨髓纤维化、转移癌、结核；④药物：酒精、噻嗪类、雌激素、化疗药等；⑤放疗及毒物接触；⑥感染：流感、风疹、出血热。破坏增多的原因包括：①免疫介导性，如系统性红斑狼疮；②药物诱导性；③非免疫介导性，例如 DIC、血栓性血小板减少性紫癜。最终患者经过骨髓穿刺诊断出患者为 MDS，MDS 为克隆性造血干细胞疾病，一系或者多系减少，伴一系或者多系病态造血的，骨髓细胞增生活跃但属无效造血，转化为急性白血病风险极大。MDS 患者自然病程和预后的差异性很大，治疗宜个体化。根据 MDS 患者的预后积分。低危组 MDS 治疗包括成分血输注，造血因子治疗，免疫调节剂。低危组患者一般不推荐化疗及造血干细胞移植。根据患者骨穿结果考虑为低危型，不进行化疗治疗。ACS 合并血小板减少的个体化治疗：包括抗栓药物的选择，基于患者的血小板能够稳定维持在 $50 \times 10^9/L$ 以上，患者为低危，治疗组决定给予患者双抗药物治疗，同时注意减少围术期出血并发症的可能，避免使用可能引起血小板下降的相关药物（比如替罗非班），个体化的在术中使用比伐卢定作为抗凝药物。术前评估患者为中低危的出血风险，我们决定给予完全再血管化治疗方案，于回旋支以及右冠脉进行支架植入，于前降支行药物球囊手术，为患者进行了再血管化治疗处理。术后口服替格瑞洛单抗口服药物治疗。患者术后复查血红蛋白98g/L，血小板计数 $67 \times 10^9/L$，白细胞计数 $3.6 \times 10^9/L$，患者三系情况稳定，未再出现心血管事件。

4. 小结

本例患者我们通过骨髓涂片以及骨髓活检明确了患者血小板下降的原因，即患者为骨髓增生异常综合征低危型，根据 MDS 风险评分模型，患者为老年，没有发现基因和染色体畸变，患者近期出现癌变的可能性不是很大，根据最新的 MDD 评分模型，血小板计数大概率可以稳定在目前水平。基于以上的诊断，我们决定给予患者冠脉介入手术处理。我们谨慎评估介入治疗获益与潜在出血风险，采用短支架的介入干预，同时予以长病变给予药物球囊处理，尽量减少患者支架植入的数目。同时注意介入治疗术后抗血小板个体化治疗，术后给予替格瑞洛单药抗血小板处理，同时 PCI 术后严密随访，动态观察血小板计数及出血风险。

5. 专家点评

该患者的治疗处理策略综合考虑了患者出血以及缺血风险，尽快明确了患者血小板下降的病因，并给予预后的准确评估，同时在介入手术过程中也综合考虑了患者的高出血风险，给予了更适当的器械和药物选择。

参考文献

[1] BUDAJ A, FLASINSKA, K, GORE J M., et al. Thrombocytopenia in patients with an acute coronary syndrome[J]. The American Journal of Cardiology, 2009, 103(2): 175-180.

[2] CANNON C P, BLAZING M A, GIUGLIANO R P, et al. Evaluating cardiovascular event reduction with ezetimibe as an adjunct to simvastatin in 18,144 patients after acute coronary syndromes: Final baseline characteristics of the IMPROVE-IT study population[J]. American Heart Journal, 2014, 168(2): 189-196.e1.1

[3] BERTAGNOLLI M M, EAGLE C J, ZAUBER A G, et al. Celecoxib for the prevention of sporadic colorectal adenomas[J]. Cancer, 2007, 109(3): 621-627.

[4] NIKOLSKY E, MEHRAN R, DANGAS G D, et al. Development and impact of thrombocytopenia in patients with acute coronary syndromes and its association with mortality: Results from the ACUITY trial[J]. Circulation, 2009, 119(18): 2454-2462.

[5] SMYTH S S, MCEVER R P, WEYRICH A S, et al. Platelet functions beyond hemostasis[J]. Platelets, 2014, 25(6): 455-460.

病例 11

转移性肿瘤所致右室流出道室性心动过速

解放军总医院第六医学中心　李健

1. 病例简介

患者，男，25岁，主因发作性心悸16个月，加重3周于2014年4月15日入院，患者于2012年12月起无明显诱因反复出现心悸，多次心电图检查均显示频发室性早搏，短阵室速。曾服用盐酸胺碘酮、酒石酸美托洛尔及盐酸普罗帕酮等药物，症状无明显缓解。曾于2013年5月及8月两次接受CARTO三维标测指导下射频消融，证实室早及室速起源于右心室流出道，但射频消融效果欠佳。入院前3周心悸症状加重，室速的发作频次明显增多，持续时间明显延长，静脉使用胺碘酮注射液效果欠佳，室速持续时间较长时伴有头晕及血压下降。入院时窦性心律心电图无明显异常（图11-1），室速发作时（图11-2）可见下壁导联Ⅱ、Ⅲ、aVF为单相R波，aVR及aVL导联为单相QS波，胸前导联V1～V6呈现左束支阻滞图形，R/S移行位于V4导联（图11-2），提示室速起源于右心室流出道。但连续记录心电图可发现多个导联QRS波出现动态变化（图11-2、图11-3），表现为Ⅰ导联R波幅度时高时低，胸前导联R/S移行在V3及V4导联间波动，下壁Ⅱ、Ⅲ、aVF导联间断出现切迹，上述特点与临床常见的右室流出道室早及室速不一致，后者多为功能性，且心律失常时QRS波形态保持一致，而该患者心电图提示室性心律失常的起源点是毗邻的一片心肌组织，而非局限于一点，或者存在多个出口，这可能是既往两次射频消融失败的主要原因。

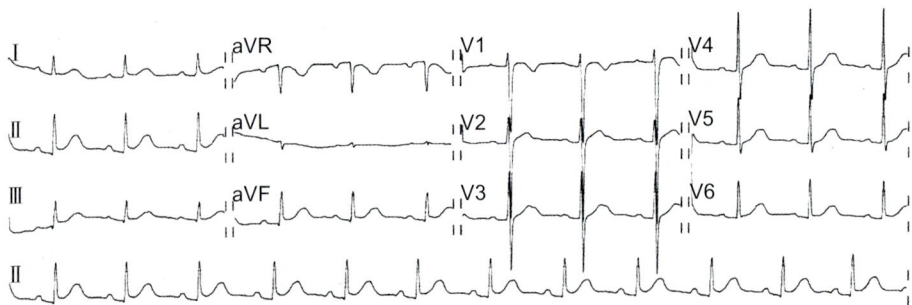

图 11-1　患者入院窦性心律心电图未见异常

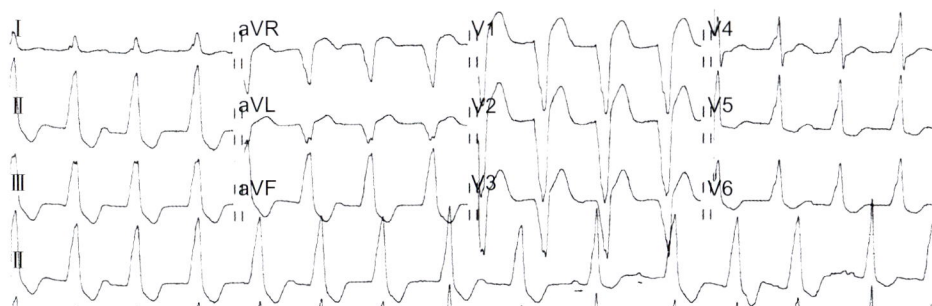

图 11-2　室速发作心电图

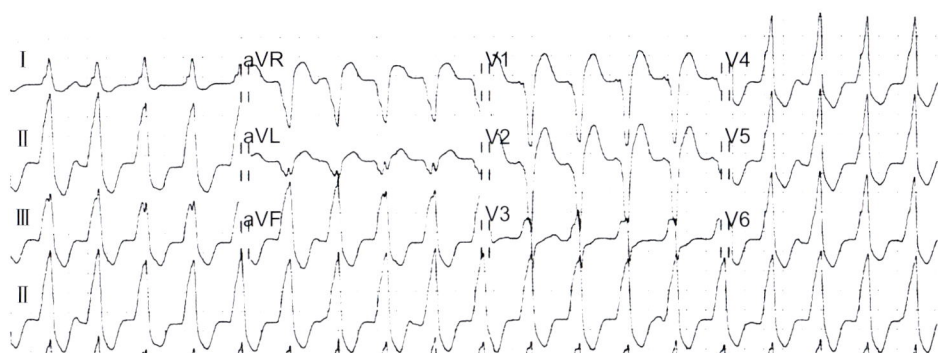

图 11-3　室速形态出现波动

记录 I 导联 R 波高于图 11-2 的相应导联，图 11-3 胸前导联 R 波移行位于 V3 导联而图 11-2 位于 V4，图 11-3 显示Ⅲ导联 R 波出现变化并伴有切迹。

　　入院后动态心电图检查显示全天 24h 室速发作达 1013 阵（图 11-4、图 11-5），室速的总心搏数达到 27 098 次，占总心率的 27.2%，室速最快时心率可达 194 次 /min。室速时频率时快时慢，有时表现为加速性室性自主心律，提示室速的机制可能是自律性增高，而并非折返机制介导的心动过速。超声心动图发现右心室流出道前壁可见低密度团块状回声（图 11-6、图 11-7），大小为 23mm×14mm，心脏各房室腔大小正常，左室壁厚度正常，运动未见异常。心脏磁共振检查发现右心室流出道内椭圆形肿块附着在前壁（图 11-8、图 11-9）。胸部 CT 提示双肺及纵隔内，双肺门区域，心膈角，双侧胸膜走行区弥漫分布大小不等类圆形囊实混杂密度结节影及肿块影，右上纵隔病灶较大约为 9.8cm×7.8cm，提示肿瘤胸腔及纵隔内广泛转移（图 11-10、图 11-11）。患者既往有腹壁软骨肉瘤病史，2012 年曾行局部肿瘤切除术，此后未再随访治疗。经我院肿瘤科、病理科会诊后考虑为肿瘤广泛转移，我院病理提示为间叶性软骨肉瘤，但因为患者室速发作频繁，不宜接受化疗及放疗，因药物治疗无效，经与患者及家属协商后决定进行第 3 次电生理检查及射频消融术。

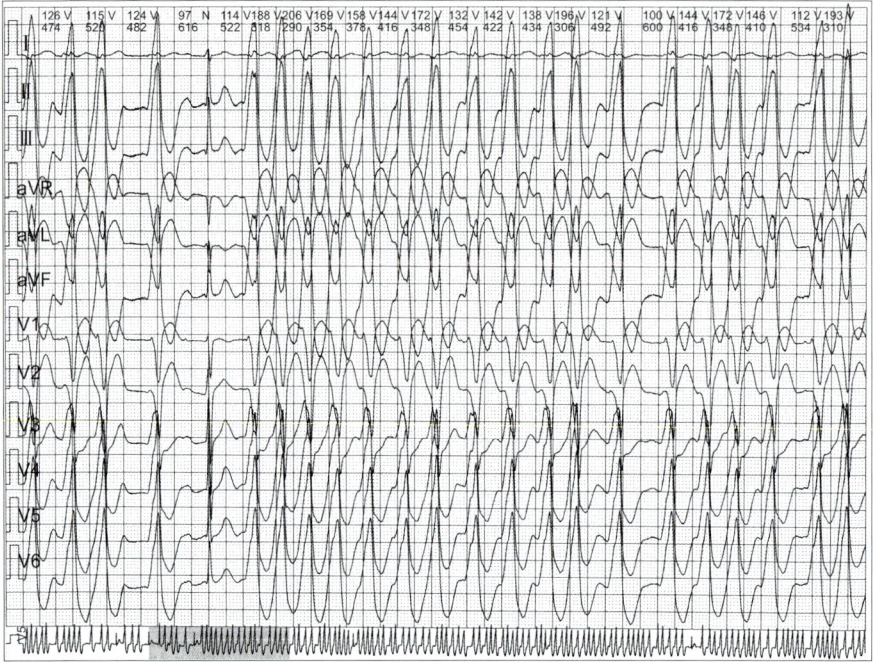

图11-4   动态心电图

动态心电图显示室速频率较快

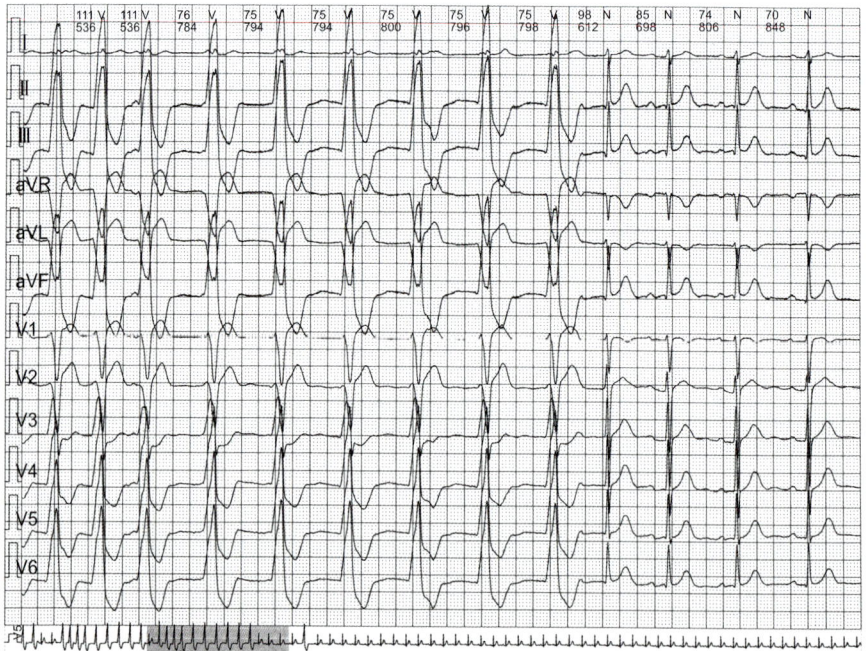

图11-5   动态心电图

显示室性心律失常表现为加速性室性自主节律但形态与图11-4一致，提示室速机制为自律性增高

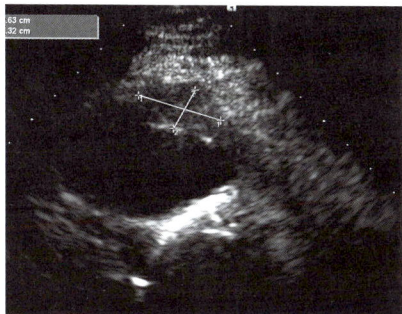

图 11-6 心脏超声（1）
超声心动图显示右室流出道前壁可见低密度团块影

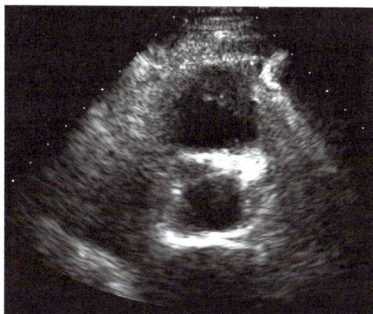

图 11-7 心脏超声（2）

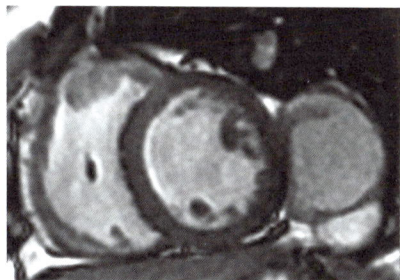

图 11-8 心脏磁共振（1）

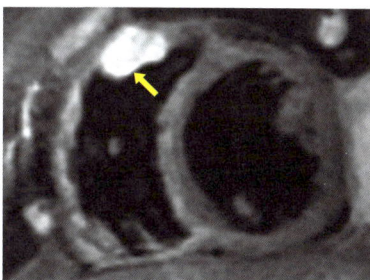

图 11-9 心脏磁共振（2）
心脏磁共振检查显示右室流出道内椭圆形肿块附着在前壁

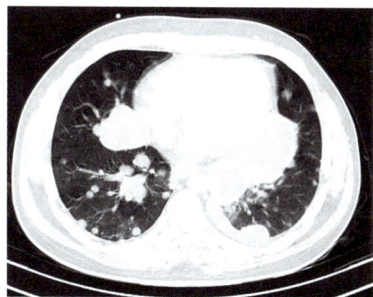

图 11-10 胸部 CT（1）
提示胸腔及纵隔内多发结节及肿块影，提示肿瘤广泛转移

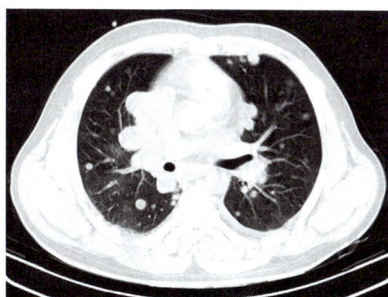

图 11-11 胸部 CT（2）

　　电生理检查发现室速最早激动点位于右心室流出道偏前（图 11-12），位于间隔与游离壁之间的区域，多个部位均可标测到理想靶点，即大头消融电极单极呈现 QS 型，双极电图较体表室速时 QRS 波提前 25 ～ 68ms，且之前存在碎裂电位，采用冷盐水温控大头消融电极，采用 30W、43℃的能量输出。局部消融后室速逐渐减慢至消失，但 3 ～ 5min 后再次出现室速,形态与前一种略有不同，

在前一靶点毗邻区域再次标到理想靶点，且消融有效，在此区域进行了片状消融后，患者室速终止，经静脉滴注异丙肾上腺素及心室刺激均未再诱发出室速。术后复查动态心电图显示室早46次，偶有加速性室性自主心律，总心搏仅31次，患者心悸症状明显缓解。复查心脏磁共振检查发现肿块周围心肌壁条状强化影（图11-13、图11-14），提示消融部位在肿瘤周围。患者遂转诊至外院进行肿瘤的化疗及放疗，随访未再出现室速。

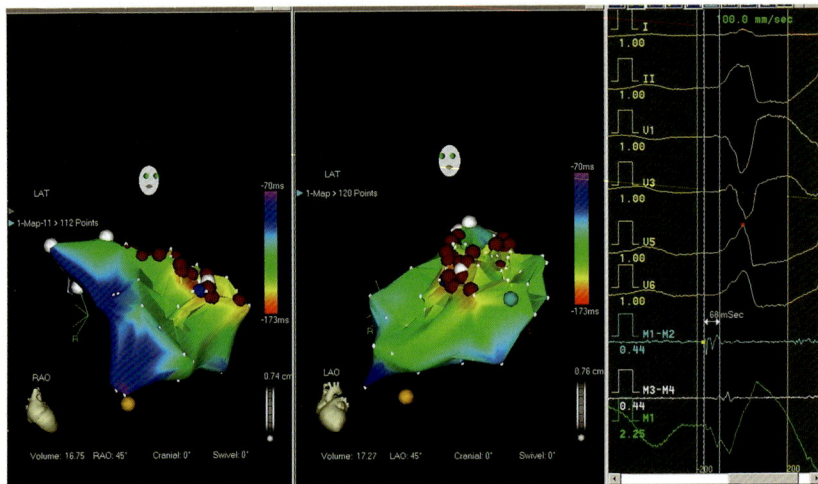

图 11-12　消融术中靶点图及电位图

在右室流出道多个毗邻部位均消融有效，左图为右前斜位显示靶点偏前，中间为左前斜位提示靶点位于游离壁与间隔之间，右图为靶点电位图，可见单极电图呈 QS 型，双极电图较体表 QRS 波提前 68ms，且前方伴有碎裂电位

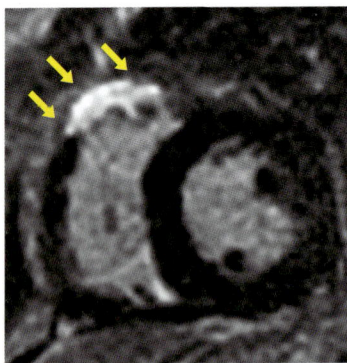

图 11-13　术后心脏磁共振（1）

显示射频消融术后心脏磁共振检查显示肿块周围出现条状强化提示消融恰好围绕肿瘤组织

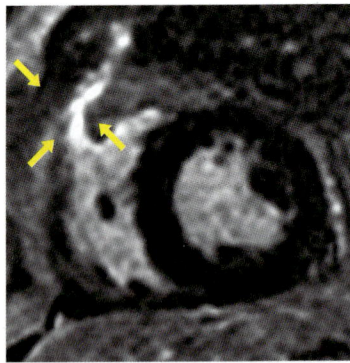

图 11-14　术后心脏磁共振（2）

2.诊治经过

患者为青年男性，既往无器质性心脏病史，因发作性心悸 16 个月入院，心电图显示为右室流出道起源的频发室性早搏及室速，该部位室性心律失常多为功能性，常见于无器质性心脏病的患者，目前认为如室早频发，每日早搏数目超过总心搏的 10% 可导致心脏扩大，左室收缩功能减低，即室早相关性心肌病，这种心肌病为可逆性，往往在射频消融成功去除早搏后可以逆转，射频消融对于治疗右室流出道起源的室早和室速具有较高的成功率。但该患者在外院先后两次行三维指导下的射频消融均未成功，仔细分析患者室速时的心电图可以发现与临床常见右室流出道室早、室速不同，即 QRS 波的形态出现不断变化，表现为胸前导联 R/S 波移行、Ⅰ导联 R 波的幅度以及下壁导联出现切迹，上述特点提示室速不是起源于某个固定点，而是局部一片心肌组织，或者室速存在多个出口。该室速另一个特点是逐渐恶化，发作频率及持续时间逐渐延长。可以从频率小于 100 次 /min 的加速性室性自主节律突然加速到频率大于 160 次 /min 的室速，并伴有头晕及血压下降等血流动力学异常，而临床常见右室流出道起源的室速多不伴血流动力学障碍。

该患者另一个重要发现是右室流出道发现占位性病变，超声心动图及心脏核磁共振检查均提示右室流出道前壁占位，这提示室速的发作可能与此有关。由于肿块较大，浸润范围较广，这可能是患者室速时心电图出现动态变化以及外院两次手术均未成功的原因。患者既往有腹壁软骨肉瘤病史，同时胸部 CT 提示纵隔及胸腔多发结节及肿块，上述发现都提示肿瘤广泛转移。右室流出道内占位高度怀疑为转移性肿瘤，对于肿瘤相关性室性心律失常最有效的方法应该是去除局部病灶，采用外科手术或放化疗的方法，但由于室速发作频繁，风险较高，外科手术及内科放化疗的治疗方案均未被采纳。但由于室速严重影响患者生活质量，对抗心律失常药物无效，影响了肿瘤的后续治疗，遂考虑第 3 次行电生理检查及射频消融术，但手术的风险包括局部操作电极使可致肿瘤组织脱落造成肺栓塞，以及造成右室流出道肿瘤浸润处消融时出现穿孔。

在右室流出道进行电生理标测时可发现在前侧的间隔与游离壁之间有大片最早激动区，在三维标测时局部显示为红色，而临床常见的右室流出道功能性室早及室速最早激动点多局限于一点。而且该患者在局部区域可标测到多个有效靶点，表现为大头消融电极单极电图为 QS 型，双极电图较体表心电图 QRS 波提前 25 ～ 68ms，局部消融后可见室速出现加速，而后频率逐渐减慢直至消失，有些部位消融时可见室速即刻消失，但消融终止数分钟后室速再次发作，且形态有所不同，提示室速起源于其他部位，整个手术过程中共消融有效靶点达 36 个，消融后未再出现室速，复查动态心电图仅有偶发室早，患者生活质量明显提高，并顺利接受了后续的放化疗，随访近 1 年室速未再复发。术后复查心脏核磁也提示消融瘢痕恰好围绕肿瘤组织，实际上进行了肿瘤组织与右室流出道心肌的隔离。

3. 讨论

大部分右室流出道室速都发生于无器质性心脏病患者，通常称为特发性，且很少造成血流动力学障碍，射频消融具有很高的成功率，而该患者临床表现则与之不同。为逐渐恶化的顽固性室速。且心电图不断变化提示多个起源点或多个出口。入院后一系列检查提示右室流出道被肿瘤组织所浸润，这可以解释患者室速心电图特点，有文献报道心脏转移性肿瘤可导致房室传导阻滞及室速，转移肿瘤浸润的心肌可发生一系列电生理改变，表现为触发活动引起的自律性增加。而肿瘤周围心肌的不均一性导致室速形态及频率各异。

心脏原发性肿瘤发病率仅为 0.02%，而心脏转移性肿瘤的发病率是原发性肿瘤的 20 ～ 40 倍，而且主要累及心包，累及心肌较为少见。尸检发现 10% ～ 12% 的恶性肿瘤伴有心脏转移。软骨肉瘤是一种侵入性骨骼肌恶性肿瘤，通常生长迅速，极易出现转移，对化疗不敏感。高发年龄为 40 ～ 80 岁，男性较为多见。90% 软骨肉瘤为普通型，其余 10% 包括未分化型、透明细胞型、黏液型以及间叶细胞型。本例患者为间叶性软骨肉瘤，它可发生于任何含有间叶细胞的骨骼肌外组织，最常见于四肢、躯干、头、颈部，很少出现在心脏。最常出现转移肿瘤的心腔是右心房及左心室，可导致肺栓塞及系统性栓塞。气短及胸痛是心脏转移性肿瘤最常见症状。右室流出道很少累及，而且表现为顽固性室速的病例既往未曾报道。

根据术中即时的标测结果进行逐点消融，标测显示当最早激动点位于前游离壁时，下壁导联 QRS 波出现切迹，且 I 导联 R 波幅度增加，胸前导联 R/S 移行位于 V3，且伴有较快的心室率。而最早激动点位于前间隔时，下壁导联 R 波较窄不伴切迹，I 导联 R 波幅度下降，胸前导联 R/S 移行位于 V4，心室率相对较慢。局部有效靶点消融时可观察到消融最初阶段可见室速加速现象，随后在 30s 内逐渐减速直至终止。这是成功消融靶点的典型特征。

本病例通过射频消融成功治愈了室速，有报道显示心脏肿瘤转移从出现症状到死亡的中位时间仅 2 个月，而该例患者术后全身情况良好，随访一年未再出现心悸症状，多次动态心电图检查均未发现室速复发，并顺利进行了后续的放化疗。

4. 小结

右室流出道起源的室性早搏及室性心动过速临床较为多见，预后较好，射频消融具有较高的成功率，而肿瘤转移累及右室流出道导致的室速较为少见。本例患者为年轻男性，心电图显示为典型右室流出道起源室速，与功能性室速不同，它表现为逐渐恶化的顽固性室速，且造成血流动力学障碍，仔细分析心电图可发现多个导联 QRS 波出现动态演变且伴有频率的改变，提示多个起源点或有多个出口。超声心动图及核磁共振检查发现右室流出道占位，结合患者既往有软骨肉瘤病史，以及胸部 CT 提示胸腔、纵隔广泛转移，高度提示软骨肉瘤转移至右室流出道导致室速，这是室速图形多变且外院消融不成功的主要原因。因此对于顽固性及术后复发的右室流出道室早及室速需仔细分析，必要时行心脏核磁共振检查除外占位病变，肿瘤转移可以是右室流出道室速的主要原因。

参考文献

[1] CALVO N, JONGBLOED M, ZEPPENFELD K, et al. Radiofrequency catheter ablation of idiopathic right ventricular outflow tract arrhythmias[J]. Indian Pacing Electrophysiol J, 2013, 13(1):14-33.

[2] SARJEANT J M, BUTANY J, CUSIMANO R J, et al. Cancer of the heart: Epidemiology and management of primary tumors and metastases[J]. Am J Cardovasc Drugs, 2003, 3(6): 407-421.

[3] DOUIS H, SAIFUDDIN A. The imaging of cartilaginous bone tumours Ⅱ. Chondrosarcoma[J]. Skeletal Radiol, 2013, 42(5): 611-626.

[4] OIZUMI H, TANAKA R, SHIMURA H, et al. A case of cerebral embolism with metastatic chondrosarcoma in the left atrium[J]. J Stroke Cerebrovasc Dis, 2011, 20(1): 79-81.

[5] NESI G, PEDEMONTE E, GORI F. Extraskeletal mesenchymal chondrosarcoma involving the heart: report of a case[J]. Ital Heart J, 2000, 1(6): 435-437.

蹊跷的卒中——1 例孤立性左房静止的诊断与治疗

解放军总医院第六医学中心　时向民

1. 病例简介

患者，男性，29 岁，因"发作性心慌 6 年，右侧肢体活动障碍 4 个月"入院，自 2010 年起经常出现心慌，多次动态心电图检查发现"频发房性早搏，房性心动过速，阵发性房颤"，曾服用比索洛尔及普罗帕酮，效果不佳，2016 年 1 月患者突发右侧肢体活动障碍伴肌力减弱，感觉减退，言语不清，右眼颞侧视野缺损，头颅核磁显示左侧大脑半球多发皮质及皮质下梗死，后给予华法林抗凝治疗。患者既往无甲状腺功能亢进、风湿性心脏瓣膜病、心肌病、高血压及糖尿病史，无长期吸烟饮酒史，无呼吸睡眠暂停综合征，无家族遗传心脏病史。自幼年起有间断发热，体温波动于 37.2 ～ 38℃，每年发作数次，抗生素治疗无效，未明确病因。

2. 诊治经过

入院后行实验室检查，包括 ENA 谱 6 项、抗核抗体 5 项、抗心磷脂抗体、红细胞沉降率、C 反应蛋白、免疫球蛋白及补体、血生化、血常规均在正常范围，国际标准化比值 2.28。标准 12 导联心电图显示窦性心律，但各个导联 P 波细小，呈现"胚胎样"改变（图 12-1），24h 动态心电图显示频发房早（1711次），短阵房速（20 阵），未发现房颤。经胸超声心动图显示左心房扩大（前后径 42mm，上下径 62mm，左右径 44mm），右心房及左心室大小正常，左室射血分数 64%，瓣膜未发现异常，二尖瓣 A 峰明显缩小，头颅磁共振检查显示左侧大脑皮质下梗死灶（图 12-2）。颈动脉超声检查未发现粥样硬化斑块，因既往发现房颤，且仍有心悸症状，遂决定行电生理检查及射频消融术。术前经食管超声检查未发现左心耳血栓，但左心耳最大血流速度仅有 0.20cm/s。

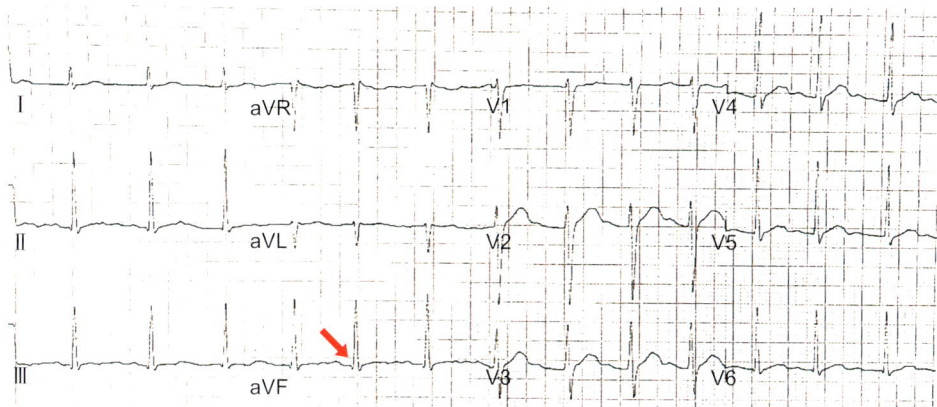

图 12-1　心电图
12 导联 P 波细小，呈胚胎样 P 波

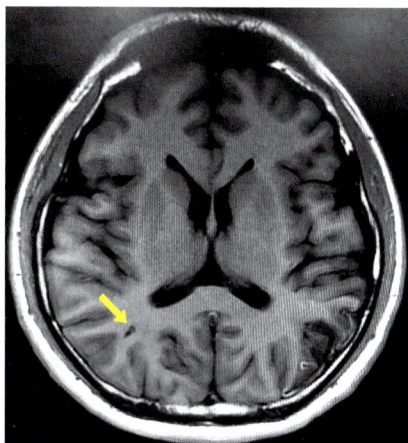

图 12-2　头颅磁共振
左侧大脑梗死灶伴有皮质受累

在 CARTO 三维标测系统下行电生理检查，LASSO 电极左心房基质标测显示大片低电压区，仅房间隔及左上肺静脉顶部残存少量电压正常区域（图 12-3），左心耳及左上肺静脉未记录到电位（图 12-4），而右心房未发现低电压区（图 12-5），考虑为孤立性左心房静止，未行射频消融术。患者缺血性卒中与左心房纤维化后左心耳及心房收缩运动减弱或消失，可能继发血栓形成，因患者服用华法林后不能定期检测凝血指标，遂改为达比加群酯 150mg，2 次 / 日，长期抗凝治疗。

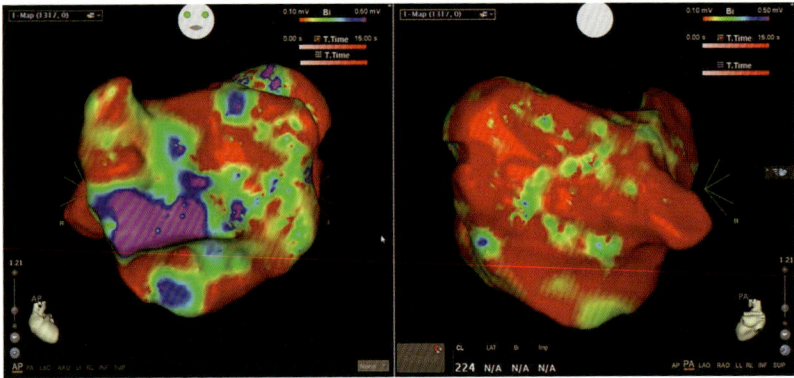

图 12-3 左心房基质标测图

左心房基质标测显示大片低电压区（红色区域，局部电压＜0.1mV），仅间隔部及左上肺静脉邻近顶部有少量正常电压区（紫色区域，局部电压＞0.5mV），左图为前后位，右图为后前位

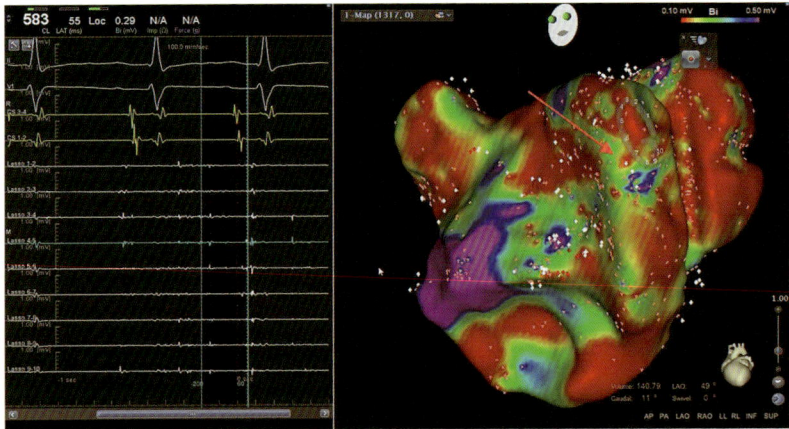

图 12-4 左心耳电位

LASSO 电极置于左心耳根部未记录到电位

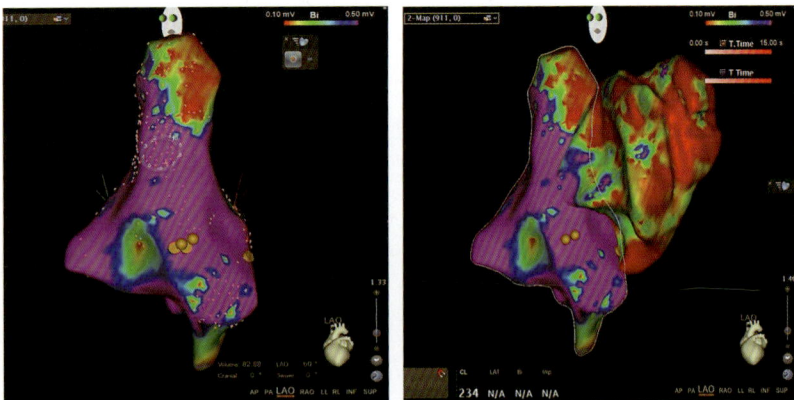

图 12-5 心房基质标测

右心房基质标测显示电压正常（紫色区域），左图示单纯右心房标测，右图为左右心房融合后所见孤立性左心房静止

3. 讨论

患者青年男性，既往有房颤病史，但并无甲亢、器质性心脏病、大量饮酒史以及呼吸睡眠暂停等常见的房颤诱发因素，也无早发房颤家族史，缺血性卒中发生前，依据非瓣膜房颤卒中风险评估，$CHA_2DS_2-VAS_C$ 积分为 0 分，依据指南属于低危患者，不需抗凝治疗，但患者最终发生了缺血性卒中，颈动脉超声未发现粥样硬化斑块，结合卒中发生特点，以及影像学累及大脑皮质的特点，依据 STAF 积分可除外血管源性卒中，诊断为心源性卒中。上述结果提示 $CHA_2DS_2-VAS_C$ 在预测卒中风险方面存在不足，某些导致卒中的高危因素并未包含其中。$CHA_2DS_2-VAS_C$ 积分主要依靠患者临床参数，如是否伴有高血压、糖尿病、心力衰竭、冠心病，以及年龄、既往卒中史等预测未来卒中的风险，而不是依据患者血栓形成的病理生理机制，因此预测的准确性并非理想。而且该患者多次心电图检查并未发现房颤，仅有房性早搏及短阵房速，提示房颤本身并非导致缺血性卒中的直接因素。

电生理标测显示左心房弥漫性纤维化，而右心房正常，表现为孤立性左心房静止。上述病理改变与心电图表现一致，心电图各导联 P 波细小，不易被发现，考虑只有右心房的激动向量体现在心电图上，而左心房无明显电活动，使反映左房激动的 P 波后半部分消失。而左心房弥漫性纤维化也不能提供维持和促发房颤的基质，这可能是患者后期房颤负荷很少的原因。

心房纤维化是独立于房颤的致缺血性卒中的危险因素，术前通过心电图 P波及左心耳机械动力学评估（如最大血流速度）、心脏核磁等可有效预测纤维化程度，不仅可帮助预测房颤消融的效果，也能指导今后的抗凝治疗。虽然房颤时 90% 血栓来源于左心耳，但该患者弥漫性纤维化导致左心房静止，亦不能除外血栓来源于左房壁，因而未采用左心耳封堵术，建议患者长期抗凝。因患者服用华法林后不能常规检测国际标准化比值，而新型口服抗凝药在卒中预防方面不劣于华法林，且不需监测凝血功能，受食物和药物影响较小等优点，故选择达比加群酯 150mg，2 次 / 日，长期口服预防卒中。

病因学方面，该患者表现为典型的心房心肌病，幼年时曾出现反复发热，且抗生素治疗无效，不能排除自体免疫性炎症疾病累及左心房，另一方面需除外遗传学因素，目前发现 LMNA、SCN5A 基因突变可导致心房纤维化，表现为早发性房颤，后期逐渐累及心室肌导致心功能不全及室性心律失常。

2016 年欧洲心律学会 / 美国心律协会 / 亚太心律学会发布共识对心房心肌病（atrial cardiomyopathy，AC）定义为：任何导致心房结构、形态、收缩力、电生理特性其中一种或多种复合改变，并且这些改变可能引起心房重构、传导异常等临床相关症状的一类心房疾病。AC 与缺血性卒中关系密切，其中多数为隐源性卒中，AC 引发缺血性卒中可能存在多种机制，而房颤只是 AC 的一种表现。Martin 发现心房组织病理改变，如纤维化和血管内皮功能障碍，可能会在未发作房颤情况下导致血栓形成，从而引发卒中。提示 AC 是导致卒中的独立危险因素。心房静止表现为心房电活动及机械活动消失，是晚期 AC 的表现，有时可表现为孤立性的左心房或右心房静止。Howard 发现 18 岁以下青少年心房静止患者中 65% 存在 SCN5A 基因突变，Ishikawa 发现 LMNA 基因突变可导致心房静止及 Emery-Dreifuss 综合征，后者主要表现为外周肌肉萎缩。AC 患者卒中发生后，ARCADIA（atrial cardiopathy and antithrombotic drugs in prevention after cryptogenic stroke） 及 ATTICUS（apixiban for treatment of embolic stroke of undetermined source）研究证实早期抗凝治疗能减少卒中的复发。该研究也提示临床检查提示可能存在 AC 在未出现房颤前进行早期抗凝，可减少卒中的风险。但对于无已知房颤的 AC 患者，左心耳封堵术是否能预防缺血性卒中，尚无大型临床试验证实。

缺血性卒中根据 TOAST 分型，分为大动脉粥样硬化、心源性栓塞、小动脉闭塞、其他明确病因的卒中以及病因未明的卒中（即隐源性卒中），对隐源性卒中进一步诊断治疗，仍无法明确病因者称为不明原因栓塞性卒中，即 ESUS。心源性血栓通常为红色血栓，而动脉中发生血栓多为白色血栓。心源性卒中表现为突然发作，既往无卒中或 TIA 病史；不同动脉分布区栓塞：空间多发（前后循环同时梗死，双侧梗死），时间多发（不同时间的梗死灶）；梗死血管分布主要是皮质，或皮质下大病灶豆纹动脉区梗死；易出现出血转化；其他系统性血栓栓塞征象（肾脏及脾脏的楔形梗死，下肢动脉栓塞等）。

临床可采用 STAF 积分进行鉴别：年龄 ≥ 62 岁计 2 分；卒中后 NIHSS 值 ≥ 8 分计 1 分；左心房扩大，前后径大于 35mm 计 2 分；无主动脉弓及颈动脉斑块计 3 分。总分为 8 分，如果大于 5 分，则 90% 可能为心源性卒中，而非血管源性卒中；如果小于 5 分，则 90% 可能为血管源性卒中。

参考文献

[1]　MENGMENG LI, YUYE NING, GARY TSE, et al. Atrial cardiomyopathy: from cell to bedside[J]. ESC Heart Failure, 2022, 9: 3768-3784.

[2]　ISHIKAWA T, MISHIMA H, BARC J, et al. Cardiac emerinopathy: a nonsyndromic nuclear envelopathy with increased risk of thromboembolic stroke due to progressive atrial standstill and left ventricular noncompaction[J]. Circ Arrhythm Electrophysiol, 2020, 13: e008712.

[3]　HOWARD T S, CHIANG D Y, CERESNAK S R, et al. Atrial Standstill in the Pediatric Population: A Multi-Institution Collaboration[J]. JACC Clin Electrophysiol, 2023, 9(1): 57-69.

结缔组织病相关肺动脉高压的病例讨论

解放军总医院第六医学中心　马强　韩宝石

1. 病例简介

患者，女性，33 岁，慢性病程，活动后胸闷憋气症状反复，治疗效果较差。2017 年无明显诱因出现活动后胸闷憋气，间断双下肢水肿，光过敏，掌指关节疼痛，无新发皮疹，无口腔溃疡，无口干，无雷诺现象，就诊于当地医院，完善检查后诊断为"系统性红斑狼疮，肺动脉高压"，心脏超声估测肺动脉压约 67mmHg。给予"甲泼尼龙＋硫酸羟氯喹＋西地那非＋波生坦"治疗，活动耐力改善。1 年后复查 US 估测肺动脉压约 58mmHg。2023 年 1 月患者受凉后"感冒"，活动后憋气加重，咳嗽咳痰，咳少量白色黏液痰，下肢间断水肿，活动耐力较前降低。2023 年 02 月 27 日我院门诊复查心脏超声提示肺动脉收缩压为 87mmHg，调整药物为西地那非 20mg，每日三次，安立生坦 10mg，每日 1 次，症状改善不明显。2023 年 4 月 7 日于我院就诊。既往体健，否认糖尿病、高血压、冠心病等慢性病史，否认传染病史，否认重大外伤史及手术史，否认输血史及外伤史，否认药物过敏史。入院查体：体温 36.3℃，脉搏 80 次 /min，呼吸 19 次 /min，血压 104/65mmHg。意识清，颈静脉充盈。双侧呼吸音粗。心界扩大，心率 80 次 /min，律齐，P2 亢进。双下肢中度凹陷性水肿。

2. 诊治经过

入院后完善 CTA：右心增大，肺动脉主干增宽，肺叶内主要分支和远端细小分支未见充盈缺损（图 13-1）。

心脏超声：右心扩大，压迫左心，D 字征，估测肺动脉收缩压 82mmHg（图 13-2）。

肺通气灌注扫描（图 13-3）肺通气显像：双肺显影清晰，双肺放射性分布略欠均匀，未见明显放射性分布异常缺损区。肺灌注显像：双肺显影清晰，形态完整，其内放射性分布均匀，未见明显呈肺叶及肺段放射性分布减低区及缺损区。诊断意见：肺灌注＋通气显像：未见明确通气灌注"不匹配"征象。

完善右心导管检查（图 13-4）：右心导管急性血管反应试验阴性。记录肺毛细血管压 5/2（2）mmHg，肺动脉压 78/23（41）mmHg，右室压 69/3（25）mmHg；右房压 6/1（2）mmHg。抽血送检血气分析，计算肺血管阻力：1243dyn·s/cm^5。

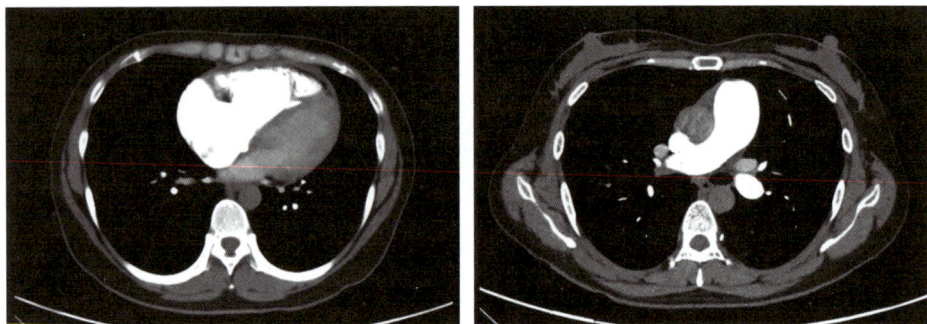

图 13-1 CTA

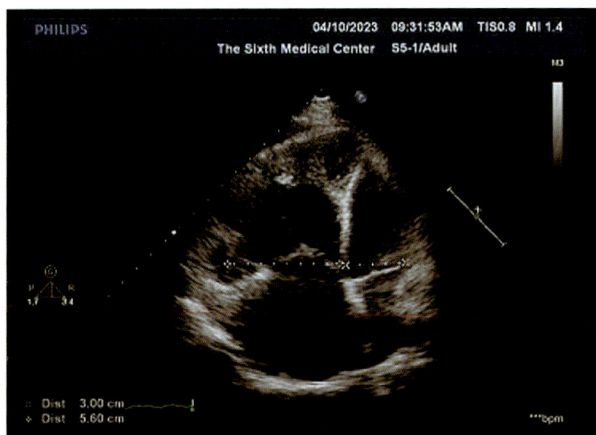

图 13-2 心脏超声

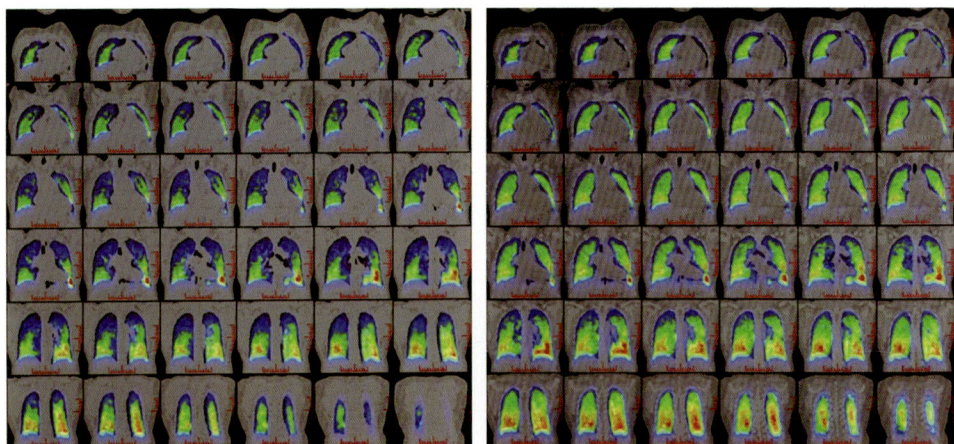

肺通气显像（冠状位）　　　　肺灌注显像（冠状位）

图 13-3 肺通气灌注扫描

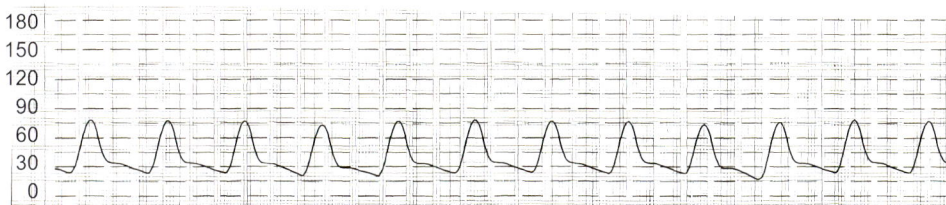

图 13-4　右心导管检查

右心导管检查印象：毛细血管前肺动脉高压。

完善化验：D- 二聚体未见明显异常。血常规、肝肾功、电解质、免疫四项、甲功七项、尿便常规未见明显异常。肿瘤标志物未见明显异常。NT-ProB-NP: 2309pg/ml（参考值 < 125pg/ml）。6min 步行距离：320m。抗核抗体：1:1000；抗 SS-A 抗体：阳性（+++）；抗核糖核蛋白：阳性（+++）；抗 R0-52：阳性（+）。

针对 SLE 的用药：醋酸泼尼松片 2.5mg，口服，1 次 / 日，硫酸羟氯喹片 200mg，口服，1 次 / 日，碳酸钙 D3 片（Ⅱ）500mg，口服 2 次 / 日，骨化三醇胶丸（罗盖全）0.25μg，口服，2 次 / 日。针对肺动脉高压的诊疗：包括严格避孕、康复锻炼、预防感染、心理支持，以及利尿、吸氧、强心、抗凝等治疗。针对肺动脉高压药物治疗方案：①安立生坦 10mg，口服 1 次 / 日；②托拉塞米片 10mg，口服，1 次 / 日；③螺内酯片 40mg，口服，1 次 / 日；④枸橼酸西地那非片 20mg，口服，3 次 / 日；⑤司来帕格片 0.2mg，口服，1 次 /12h；⑥低分子量肝素钠注射液 5000U，皮下注射，1 次 /12h。

1 周后患者一般情况明显好转，血气分析检查结果较入院明显改善。NT-ProBNP 降至 181pg/ml（< 125pg/ml）（图 13-5），6MWD：408m。

脑利尿钠肽前体（NT-ProBNP）变化趋势图

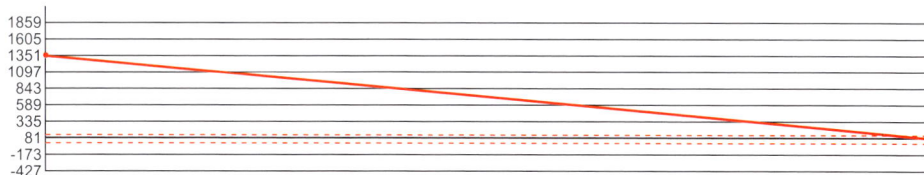

图 13-5　NT-ProBNP 下降

3. 讨论

肺动脉高压是一种严重且通常致命的肺血管疾病，在世界范围内变得越来越普遍。2008 年世界卫生组织第四届世界肺动脉高压研讨会上制定的官方分类系统中定义了 5 组类型的肺动脉高压。其中第 1 组肺高压为动脉型肺动脉高压（PAH），病因常源于特发性和遗传性形式，或继发于先天性心脏病、自身免疫性疾病、HIV 感染等合并症。PAH 的病理特征是进行性的肺血管重构，肺动脉内皮细胞（PAEC）、平滑肌细胞和成纤维细胞生长失控，功能障碍以及炎症细胞浸润，引起小动脉的管腔狭窄和闭塞，并与支气管动脉或肺血管壁的营养血管发生吻合形成丛状病变。这导致肺血管阻力和肺动脉压显著增加，给右心室带来巨大的血流动力学负担，导致右心室肥大、扩张和功能衰竭。

根据 ACR 制定的 SLE 诊断标准：该患者虽无典型的蝶形红斑、盘状红斑，但抗核抗体滴度异常，免疫学异常，光过敏及外周关节疼痛，排除感染、恶性肿瘤、药物等原因，根据评分可诊断 SLE。SLE 疾病活动指数（SLEDAI-2000）评分标准评估 SLE 疾病活动和脏器损害程度：患者用药后 SLEDAI 评分 4 分，基本无活动。

根据中国结缔组织病相关肺动脉高压诊治专家共识，易合并 PAH 的常见 CTD 包括系统性红斑狼疮（SLE）、系统性硬化病（SSc）、混合性 CTD 及干燥综合征（SS）等。其他 CTD，包括类风湿关节炎、炎性肌病、系统性血管炎、成人 Still 病等亦可出现 PAH，但相对少见。对所有诊断 PAH 患者，均应常规行 CTD 筛查，包括详细询问病史，有无关节肿痛、雷诺现象、紫癜样皮疹、口腔溃疡、脱发、光过敏、口眼干、腮腺肿大、牙齿脱落等症状，仔细体格检查，有无腊肠指、指端溃疡、蝶形红斑、猖獗龋、镜面舌等体征，同时送检抗核抗体、抗双链 DNA 抗体、抗心磷脂抗体等。

CTD 相关 PAH 治疗原则：

（1）治疗基础疾病：针对引起动脉型肺动脉高压的基础原因进行治疗，该患者需联合风湿免疫科医生制定治疗系统性红斑狼疮药物治疗方案。

（2）肺动脉高压一般与基础治疗：严格避孕、康复锻炼、预防感染、心理支持，以及利尿、吸氧、强心、抗凝治疗。

（3）靶向药物治疗：使用药物以降低肺动脉压力、改善心功能和提高生活质量。

可选靶向药物：

① 前列环素类似物类药物：依前列醇（Epoprostenol），静脉注射，能够扩张肺动脉，减缓病程进展。曲前列尼尔（Treprostinil），可静脉或皮下注射，是一种前列环素类药物。司来帕格：唯一的该类药物口服剂型。

② 内皮受体拮抗剂：波生坦（Bosentan）、安立生坦（Ambrisentan）、马昔腾坦（Macitentan），这些药物通过抑制内皮素的作用，扩张血管，减缓病程。

③ 磷二酸二酯酶抑制剂：西地那非（Sildenafil）、他达拉非（Tadalafil），

这些药物通过抑制磷二酸二酯酶的活性，增加血管扩张效应。

④ 可溶性鸟苷酸环化酶（Soluble guanylate cyclase，sGC）激动剂：利奥西呱 Riociguat 是一种通过激活 sGC 来扩张血管的新型药物。

（4）疗效评估与风险分层

① 临床症状：定期评估患者的运动耐受性、呼吸困难、乏力等症状的变化。

② 生化指标：定期检测 N- 末端前脑利尿钠肽前体（NT-ProBNP）等生物标志物，可反映心功能和病情活动度。

③ 影像学评估定期进行心脏超声等检查，评估肺动脉压力、心功能和病变进展情况。

④ 6min 步行试验：评估患者运动耐受性，了解治疗对生活质量的影响。

⑤ 不良反应和并发症的监测：定期检查药物的耐受性，关注不良反应和可能的并发症。

4. 小结

结缔组织病相关肺动脉高压是第一大类肺动脉高压中比较常见的类型，该病例也是一例典型的 CTD 相关 PAH，肺动脉高压的诊断流程是一个排除性的过程，需要按照它的诊断流程一步一步地进行筛查。通过心脏超声，肺动脉 CTA，肺灌注通气扫描，右心导管检查等检查手段，最终明确诊断该患者为 CTD 相关 PAH。与特发性肺动脉高压（IPAH）相比，CTD 相关 PAH 的治疗更为复杂，在治疗 PAH 的同时还需积极控制 CTD 病情，进而实现"双重达标"，方能改善远期预后，提高患者生活质量。CTD 相关 PAH 的治疗需要联合风湿免疫专科医师和肺血管专科医师共同制定个体化治疗方案，应基于患者的具体情况和病因，定期的临床和影像学随访，密切监测不适应证和并发症，及时调整治疗方案。目标旨在长期维持患者的结缔组织病和肺动脉高压危险分层于低危程度，这最终有助于提高患者的生活质量和预后。

5. 专家点评

肺动脉高压是由多种异源性疾病和不同发病机制导致肺血管结构和功能的改变。最终引起肺血管阻力和肺动脉压力增高的一种病理生理状态，它可以发展成右心衰竭和死亡。肺动脉高压的血流动力学定义是在海平面静息状态下，经右心导管检查，肺动脉平均压大于等于 20mmHg，而正常人肺动脉的平均压是 14mmHg ± 3.3mmHg。肺动脉高压的诊断流程是一个排除性的过程，需要按照它的诊断流程一步一步地进行筛查。最终如果在这个诊断的过程中，其他的因素都没有发现，那我们就诊断特发性的肺动脉高压。特发性肺动脉高压是一个少见的疾病，但是其他原因所致的肺动脉高压是一个常见的疾病，尤其是左心疾病相关和肺部疾病缺氧相关的肺动脉高压。

肺动脉高压的常见表现包括劳力性的呼吸困难甚至晕厥。体征常以右心衰竭的表现为主，主要是体液潴留，它可以引起腹胀，纳差，颈静脉充盈。心脏听诊可出现心脏杂音，包括 P2 的亢进以及三尖瓣反流的杂音。患者发现肺动脉高压通常是心脏超声进行筛查的，但是心脏超声是不能诊断肺动脉高压，但可以给我们提供一个肺动脉高压的可能性。这种可能性分为低度可能，中度可能和高度可能，是通过三尖瓣的反流速度评估的，反流速度 < 2.8m/s 提示肺动脉高压的可能性是低度的，> 3.4m/s 提示肺动脉高压的可能性是高度的。因此，心脏超声给我们提供的是一个筛查的可能性，最终确诊需要进一步检查，比如心电图，肺功能，胸部 CT，血气分析等，目的是除外第二大类或者是第三大类的肺动脉高压。肺通气灌注扫描可非常有效地帮助排除第四大类肺动脉高压。当然最终肺动脉高压确诊的金标准还是需要右心导管检查。该例病例严格执行了标准的右心导管检查，吸入依前列醇后该患者肺动脉压力没有明显改变，表明急性血管反应试验阴性，提示该患者对大剂量钙离子阻滞剂类药物治疗不敏感。最终结果提示肺血管阻力明显增高，而肺毛细血管楔压并未升高，考虑毛细血管前性肺动脉高压，结合病史最终诊断 CTD 相关 PAH 明确，适合使用靶向药物治疗。

结缔组织病，如系统性红斑狼疮（SLE）、硬皮病（系统性硬化症）、干燥综合征等，与肺动脉高压的发生关系密切。CTD 导致肺动脉高压的病理机制可能包括：①内皮细胞异常：免疫系统的异常激活可导致内皮细胞损伤，影响血管弹性和通透性。②血管炎症：免疫反应引起的血管壁炎症可导致血管狭窄和阻塞。③平滑肌细胞增殖：免疫介导的细胞增殖导致肺动脉血管壁增厚。④血栓形成：免疫异常可促进血栓形成，进一步加重血管阻力。

该患者的前驱"感冒"症状可能引起炎症反应，激发系统性红斑狼疮的复发的因素，病情加重可能与免疫系统的再次激活、炎症反应以及肺动脉病变有关。总体而言，结缔组织病与肺动脉高压发病机制和风险因素之间存在密切的关联。免疫系统的异常激活是导致血管损伤和病变的主要因素，进而影响肺动脉的结构和功能，因此早期的诊断和治疗对于改善患者预后至关重要。

参考文献

[1] SIMONNEAU G, ROBBINS I M, BEGHETTI M, et al. Updated clinical classification of pulmonary hypertension[J]. J Am Coll Cardiol, 2009, 54(1 Suppl): S43-S54.

[2]　HASSOUN P M. Pulmonary Arterial Hypertension [J]. N Engl J Med, 2021, 385(25): 2361-2376.

[3]　中国医师协会风湿免疫科医师分会风湿病相关肺血管 / 间质病学组，国家风湿病数据中心，国家皮肤与免疫疾病临床医学研究中心 . 2020 中国结缔组织病相关肺动脉高压诊治专家共识 [J]. 中华内科杂志 , 2021, 60(5): 406-420.

[4]　中华医学会呼吸病学分会肺栓塞与肺血管病学组，中国医师协会呼吸医师分会肺栓塞与肺血管病工作委员会，全国肺栓塞与肺血管病防治协作组等 . 中国肺动脉高压诊断与治疗指南（2021 版）[J]. 中华医学杂志 , 2021, 101(1): 11-51.

[5]　HUMBERT M, KOVACS G, HOEPER M M, et al. 2022 ESC/ERS Guidelines for the diagnosis and treatment of pulmonary hypertension [J]. Eur Heart J, 2022, 43(38):3618-3731.

1 例青年男性难治性高血压患者的诊疗思路

解放军总医院第六医学中心　李宗斌　王翔宇

1. 病例简介

患者，男性，34 岁，主因"发现血压升高 21 年、间断心悸 7 个月"入院，患者于 2000 年左右体检发现血压升高，最高达 200/150mmHg，无头晕、头痛等伴随症状，未重视。2019 年 6 月就诊于当地医院行肾动脉超声及肾上腺 CT 平扫未见异常，检验示血钾偏低，具体数值不详，予以口服吲达帕胺（寿比山）及氨氯地平，间断口服补钾，血压控制在（160 ～ 180）/（120 ～ 150）mmHg，半年后自行停药，后未规律监测血压及血钾。2021 年 3 月无明显诱因出现心悸，与活动及情绪波动无关，无胸痛等伴随症状，遂就诊于邯郸市中心医院，行影像检查未见特殊异常，未见报告，检验仍提示血钾偏低，自述低于 3mmol/L，具体不详，予以口服补钾及调整降压方案为依那普利 20mg，2 次 / 日、苯磺酸氨氯地平 5mg，1 次 / 日、富马酸比索洛尔 10mg，1 次 / 日，后规律服用至今，口服氯化钾 1 周后停药，心悸症状未再发作，血压控制在（150 ～ 160）/（110 ～ 120）mmHg，未监测血钾。既往 2014 年诊断高尿酸血症，偶有痛风发作，间断口服苯溴马隆。2016 年诊断高脂血症及脂肪肝，间断服用瑞舒伐他汀钙片降脂治疗。否认糖尿病、冠心病等慢性病史。入院查体：BMI 30.86kg/m^2，血压：189/134mmHg，脉搏 77 次 /min。双肺呼吸音清，未闻及干湿性啰音及胸膜摩擦音。心率 77 次 /min，律齐，各瓣膜听诊区未闻及病理性杂音，未闻及心包摩擦音。腹软，无压痛及反跳痛，双下肢不肿。入院后行心电图检查示窦性心律，SV1+RV5 ＞ 4.5mV，V5、V6 导联 T 波倒置（图 14-1）。心脏超声（图 14-2）示左室心肌肥厚，不除外室间隔肥厚型心肌病（室间隔 22mm 左室后壁 12mm），左房增大（前后径 44mm），二尖瓣轻度关闭不全，左室舒张功能减低，EF 65%。24h 动态血压示平均血压 154/103mmHg，最高收缩压 191mmHg，最高舒张压 124mmHg，反勺型曲线。动态心电图示平均心率 61 次 /min，最慢心率 74 次 /min，最快心率 113 次 /min，房性早搏共发生 8 次，室性早搏 2 次，ST 段改变（Ⅱ、Ⅲ、aVF、V4 ～ V6 导联 ST 段水平型压低 0.1 ～ 0.15mV），T 波改变（I、aVL、Ⅱ、Ⅲ、aVF、V4 ～ V6 导联 T 波低平、倒置）。血生化提示血钾偏低（2.8mmol/L）。行 OGTT 试验示 2h 血糖 13mmol/L。肾动脉超声未见明显异常，肾上腺 CT 示左侧肾上腺结合部约 16mm 结节样增生（图 14-3）。完善心脏核磁 MRI 提示左室心肌肥厚、室间隔厚度 ES/ED=28.1/21.4mm，左室游离壁 ES/ED=25/17.8mm，结合病史考虑高血压所致心肌代偿性改变。眼底 OCT 示双眼微血管扩张，视盘周围可见侧支循环，考虑高血压视网膜病变 II 期（图 14-4）。完善卡托普利试验检查示服药前醛固酮 8.4ng/dl，服药后 2h 醛固酮 6.1ng/dl，醛固酮抑制率约为 27%。血尿茶酚胺结果均正常。基因检测结果提示家族性醛固酮增多症 4 型 CACNA1H 基因上检出突变位点。将患者降压药物调整为盐酸贝尼地平、沙库巴曲缬沙坦、盐酸阿罗洛尔、盐酸特拉唑嗪、螺内酯等药物后，患者血压控制在 130/80mmHg 左右。

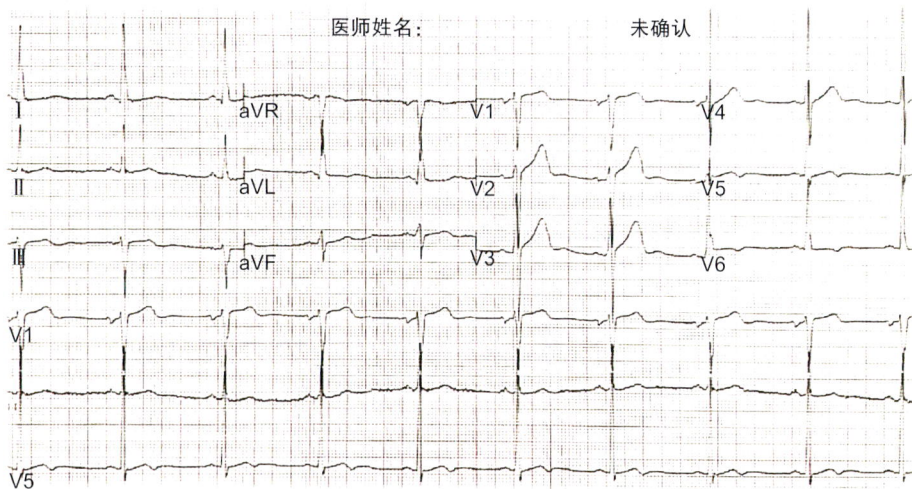

图 14-1 患者入院后心电图
窦性心律，SV1+RV5 > 4.5mV、V5、V6 导联 T 波倒置

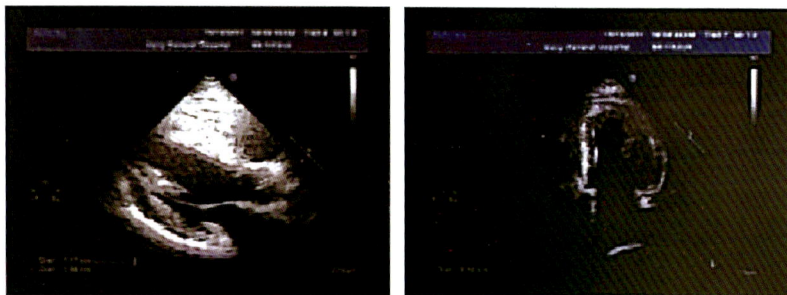

图 14-2 患者心脏超声
左室心肌肥厚，不除外室间隔肥厚型心肌病（室间隔 22mm 左室后壁 12mm）
左房增大（前后径 44mm）

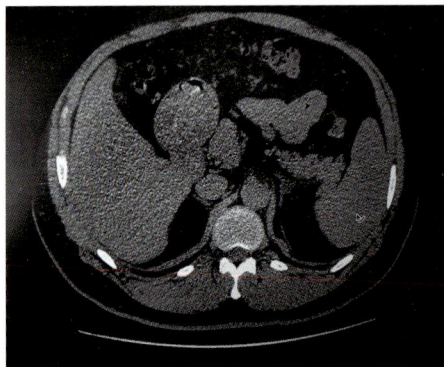

图 14-3   患者肾上腺 CT

左侧肾上腺结合部结节样增生

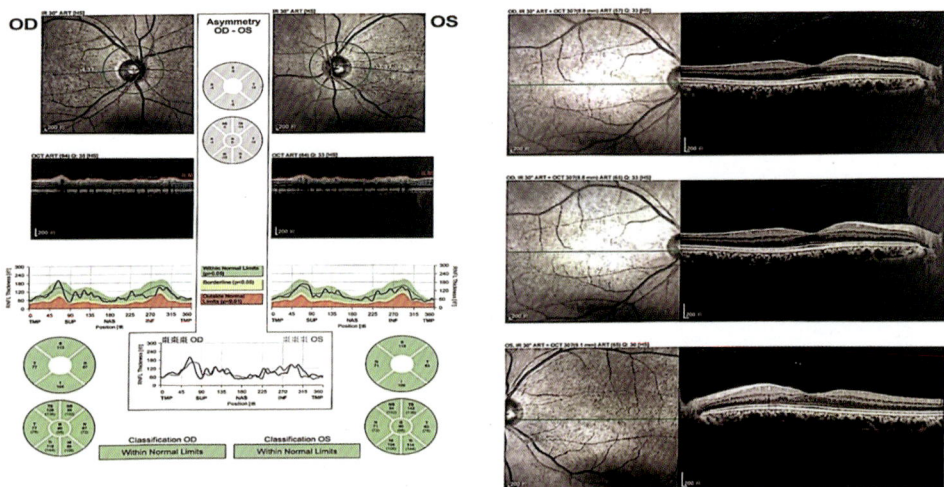

图 14-4   眼底 OCT

双眼微血管扩张，视盘周围可见侧支循环，考虑高血压视网膜病变Ⅱ期

2. 诊治经过

患者为青年男性，青少年时查体时发现血压升高，血压最高达 200/150mmHg，但无头晕、头痛等伴随症状。患者服用多种降压药物血压控制不佳。发病过程中出现低钾血症，伴心悸。入院后行辅助检查提示已经发生心肌肥厚、视网膜病变等靶器官损伤。在常规继发性高血压因素的筛查过程中除了左侧肾上腺结合部结节样增生外未发现其他明显异常线索。卡托普利试验 2h 醛固酮抑制率虽然没有达到 30% 以上，但是服药前后醛固酮的绝对值及 ARR 并未发现明显升高，因此原发性醛固酮的诊断尚存疑。对该患者诊断及治疗起到关键性作用的检查是基因检测。该患者通过全外显子测序技术发现了家族性醛固酮增多症 4

型 CACNA1H 基因上存在突变位点。该突变位点的发现为患者的诊断以及下一步的治疗提供了强有力的证据。

3. 讨论

原发性醛固酮增多症（primary aldosteronism，PA）是由于肾上腺皮质病变分泌过多醛固酮，导致潴钠排钾、容量负荷增加，以高血压、低血钾、低肾素、高醛固酮为典型表现的临床症候群，是一种常见的内分泌性高血压。大量研究证实过量的醛固酮可诱导氧化应激、炎症反应，损伤血管内皮，引起心肌、肾脏纤维化和血管重构，造成独立于血压之外的心血管损害。显著增加心血管病的发病和死亡风险。有荟萃分析显示：与原发性高血压相比，PA 可增加脑卒中患病风险 2.58 倍、冠状动脉疾病 1.77 倍、心房颤动 352 倍、心力衰竭 205 倍，使糖尿病、代谢综合征及左心室肥厚的风险分别增加 1.33 倍、1.53 倍及 2.29 倍。许多研究还发现 PA 增加精神心理、骨代谢疾病及大动脉钙化的风险。根据近年国际国内的研究进展，强调高血压患者合并以下情况时进行 PA 筛查：①自发性或利尿剂诱发的低血钾；②肾上腺意外瘤；③血压持续超过 150/100mmHg、难治性高血压；④有早发高血压家族史或早发脑血管意外家族史（年龄＜40 岁）；⑤一级亲属患有 PA；⑥靶器官损害程度与高血压病程不相符；⑦年龄＜40 岁的年轻患者。当高血压合并阻塞性睡眠呼吸暂停、不明原因的心房颤动、广泛大动脉钙化、反复恶性心律失常、糖尿病时也应警惕 PA 的可能性。

4. 小结

原发性醛固酮增多症的诊断流程包括初筛、确诊和分型定侧三步，对可疑的高血压患者应逐步进行排查和确诊。比较少见的家族性醛固酮增多症（familial hyperaldosteronsm，FH）需进一步行基因诊断。关于 PA 药物治疗 IHA 特醛及不能耐受或不愿行手术治疗的单侧型 PA 患者需长期药物治疗，醛固酮拮抗剂为 PA 的基础治疗药物，代表药物为螺内酯（安体舒通）和依普利酮。螺内酯治疗应从低剂量（20 ～ 40mg/ 天）开始，并根据血压和血钾水平逐步调整剂量。螺内酯与雄激素受体有亲和性，并可激动孕酮受体，引起男性乳头胀痛、乳腺发育、性欲下降、勃起功能障碍等副作用；女性耐受性相对好，月经异常相对少见。如出现上述副作用，可考虑使用依普利酮替代或阿米洛利。依普利酮是一种选择性醛固酮受体拮抗剂，半衰期短（仅 3 ～ 6h），须 2 次/天给药（50 ～ 100mg/ 天，MRA）。该药物禁止用于严重肝功能障碍的患者，而且在我国及许多国家尚未注册用于 PA，仅在处方外使用。在应用了剂量充分的 MRA 基础上，如血压不达标，可联合 CCB、小剂量噻嗪类利尿剂、ACEI/ARB 等降压药进一步控制血压，与 ACEI/ARB 联合时需密切监测血钾水平和肾功能。阿米洛利、氨苯蝶啶可通过阻断肾小管远端钠钾交换，发挥排钠、保钾作用，但无拮抗醛固酮作用，可用于不能耐受 MRA 不良反应的 PA 患者。

5. 专家点评

本例患者检出 CACNA1H 存在杂合错义突变，该突变会导致家族性醛固酮增多症Ⅳ型，其典型临床表现为患者年轻时出现高血压、低血钾、醛固酮水平升高等临床表型。该类型为常染色体显性遗传，呈不完全外显，其致病基因电压依赖型T型钙通道亚单位 a- 1H（voltage-dependent T-type calcium channel sub-unit alpha-1H，CACNA1H）基因定位于 16p13.3，含有 36 个外显子，至今已报道 37 个突变，其中无意义突变 35 个，缺失突变 2 个，均为功能获得性突变。CACNA1H 基因编码T型电压门控钙通道的 α 亚基即窖蛋白-3 基因 2（caveolin 3，gene 2，Cav3.2），该通道蛋白通过影响肾上腺球状带细胞膜电位去极化进而产生醛固酮。研究发现，持续醛固酮的产生需要依靠由低电压激活的 Ca^{2+} 通道开放所引起的 Ca^{2+} 内流，而肾上腺球状带细胞多为超极化，无法允许 Ca^{2+} 内流，而 CACNA1H 基因可引起钙通道 Cav3.2 功能的增强，使肾上腺球状带细胞的去极化增加，Ca^{2+} 内流增多，诱导醛固酮合成酶产生，引起醛固酮分泌增多，导致 FH- Ⅳ 发生。FH 是一类单基因遗传性高血压，家族倾向明显，各个亚型的致病基因及基因突变类型被逐一发现。但是，由于对该病缺乏足够的认识，以及基因检测普及程度不够和检测费用过高等限制，国内报道较少。目前人们对该病的研究远远不够。未来应提高临床工作者对该病的认识，发现更多病例，开展基因突变检测及其致病机制研究，或许能为高血压的治疗提供新思路。该病的基因治疗是亟待解决的问题，也必将成为未来研究的热点。

参考文献

[1] HUNDEMER G L, VAIDYA A. Primary Aldosteronism Diagnosis and Management: A Clinical Approach[J]. Endocrinol Metab Clin North Am, 2019, 48(4):681-700.

[2] SEIDEL E, SCHEWE J, ZHANG J, et al. Enhanced Ca^{2+} signaling, mild primary aldosteronism, and hypertension in a familial hyperaldosteronism mouse model (Cacna1hM1560V/+)[J]. Proc Natl Acad Sci USA, 2021, 118(17):e2014876118.

[3] NANBA K, BLINDER A R, REGE J, et al. Somatic CACNA1H Mutation As a Cause of Aldosterone-Producing Adenoma[J]. Hypertension, 2020,75(3):645-649.

[4] STAVROPOULOS K, IMPRIALOS K, PAPADEMETRIOU V, et al. Primary Aldosteronism: Novel Insights[J]. Curr Hypertens Rev, 2020, 16(1):19-23.

[5] TURCU A F, YANG J, VAIDYA A. Primary aldosteronism-a multidimensional syndrome[J]. Nat Rev Endocrinol, 2022,18(11):665-682.

原发性醛固酮增多症：一个被忽视的"常见病"

解放军总医院第六医学中心　刘昱圻　姚思宇

1. 病例简介

患者，女性，54 岁，主因劳累后胸痛伴心悸 7 个月于 2020 年 12 月 26 日入院，患者于 2020 年 5 月开始出现活动后心前区疼痛，呈压榨样，范围约手掌大小，伴心悸、气短，无头痛、头晕，无黑矇、晕厥，无恶心、呕吐，持续数分钟，休息后可缓解。上述症状常于劳累后反复发作，为求进一步诊治，以"冠心病不稳定型心绞痛"收入科。既往高血压、糖尿病病史。

入院后心电图检查未见异常（图 15-1），入院后动态心电图检查（图 15-2）显示全天 24h 房性早搏共发生 420 次，室性早搏共发生 13 908 次，并伴有 ST-T 改变（部分时间Ⅱ、Ⅲ、aVF、V4 ～ V6 导联）。冠脉造影提示 LAD 近中段弥漫性狭窄，最重 90%，术中植入支架 2 枚。PCI 术后患者胸痛未再发作，室早却没有纠正，另外也没有证据表明早搏发生与缺血相关，因此不考虑冠脉缺血导致，入院后两次甲功均仅提示 TSH 轻度增高，也不考虑甲功异常导致的早搏，此外低钾是室早常见的一个病因，入院查血钾 3.29mmol/L，我们即给予患者口服补钾治疗。然而监测血钾发现，口服补钾效果欠佳，血钾水平始终低于正常值以下，进一步探究患者顽固性低钾的病因，饮食正常，除外摄入不足，也没有经消化道等丢钾的情况，未服用过利尿剂，查 24h 尿钾 99mmol/24h，考虑有经肾排钾偏多的情况，同时结合患者高血压病史，需除外原发性醛固酮增多症的诊断。

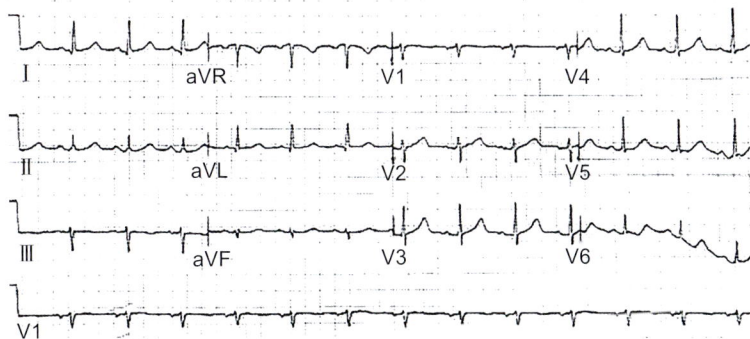

图 15-1　入院窦性心律心电图未见异常

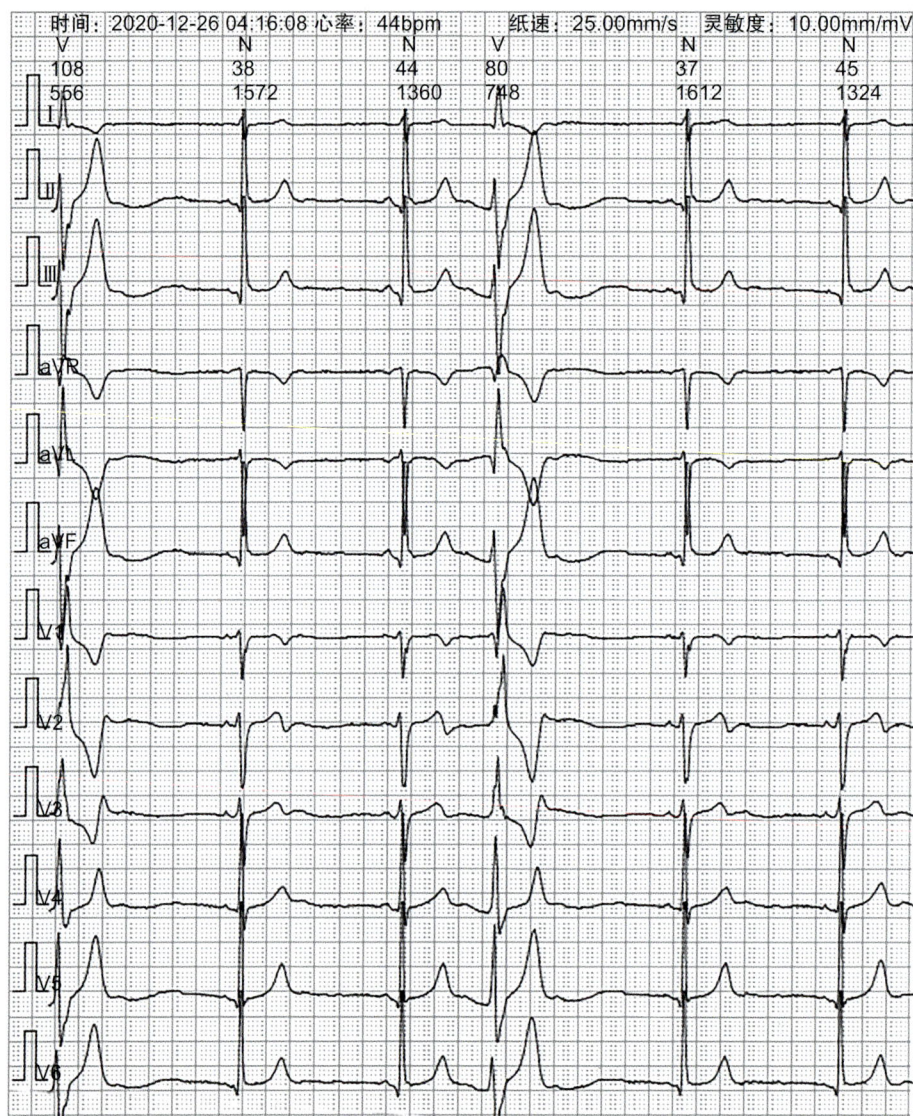

图 15-2　动态心电图提示频发室早

　　首先应用醛固酮、肾素比值（ARR）进行初筛，结果提示，无论卧位还是立位，ARR 比值均升高（表 15-1）。进一步行卡托普利抑制试验（表 15-2），服药前醛固酮虽然不高，但服药后 1h，2h，醛固酮抑制率小于 30%。肾上腺 CT 提示左侧肾上腺结节（图 15-3）。根据上述检验及影像学结果，原醛诊断较为明确，加用螺内酯 20mg/ 日后发现血钾水平明显优于单用口服补钾药，根据血钾水平，将螺内酯用量滴定到 40mg/ 日，最终患者出院的血钾水平达到了 3.98mmol/L，血压也控制达标。出院前复查动态心电图，随着患者血钾水平的纠正，室性早搏完全消失。

表 15-1 卧立位试验

	直接肾素（mIU/L）	醛固酮（ng/L）	ARR（ng/mIU）
卧位	0.64	97	151.6
立位	2.43	107	44.0

表 15-2 卡托普利抑制试验

	直接肾素（mIU/L）	醛固酮（ng/L）	ARR（ng/mIU）
服药前	1.57	94	59.9
服药后 1h	3.00	80	26.7
服药后 2h	3.14	90	28.7

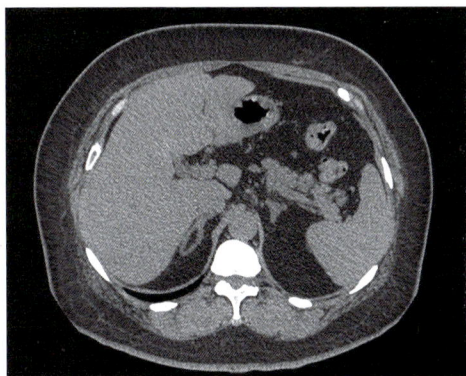

图 15-3 肾上腺 CT 提示左侧肾上腺结节

2. 诊治经过

患者为中年女性，因劳累后胸痛伴心悸 7 个月入院，24h 动态心电图显示室性早搏超过 10 000 次，且伴有顽固性低血钾。常见的引起室性早搏的原因为心肌缺血、心肌炎、电解质紊乱、药物、精神情绪以及烟酒刺激等。结合患者劳累后胸痛伴心悸的症状，首先考虑冠脉缺血引起心肌缺血，进而导致心肌细胞异常兴奋性及自律性增高，因此完善了冠脉造影检查，提示前降支病变。在处理冠脉狭窄病变后，频发室早并未得到纠正，回顾入院时动态心电图发现，室早出现与缺血出现时间并无直接相关，考虑心肌缺血并非患者室早出现的直接原因。

继续排查可能引起频发室早的原因，复查甲功仅提示 TSH 轻度升高，排除甲亢引起心律失常。患者入院后便开始口服补钾药物治疗，但监测血钾水平始终低于正常值以下，考虑患者存在顽固性低血钾，并考虑电解质异常可能为心律失常主要原因。在排查低血钾原因时，患者无饮食摄入不足，也无经消化道、皮肤等失钾，最终发现 24h 尿钾偏高，考虑经肾失钾可能性大，在完成原醛确诊试验后，考虑诊断原醛明确，予螺内酯滴定剂量治疗后，最终纠正低血钾，复查动态心电图室性早搏完全消失。

3. 讨论

原发性醛固酮增多症是肾上腺皮质病变导致醛固酮自主分泌增多及肾素 - 血管紧张素系统受抑制，有高血压伴低血钾的综合征。既往我们认为原醛发病率不高，较为罕见，随着对该疾病认识水平和筛查手段的提高，发现原醛在高血压人群中占比高达 5% ～ 10%，在顽固性高血压患者中更是超过了 20%。最近一项研究显示华人高血压患者中原醛症至少占 5%。由此推算，中国 2.66 亿高血压患者中至少有 1330 万原醛患者。可以说原醛是一种 "被忽略的常见病"。

原醛患者血液中升高的醛固酮有 "独立于高血压的损害作用"。升高的醛固酮可直接损害血管、心、肾等组织和器官。一项包括 31 项研究针对 3838 例原醛患者和 9284 例原发性高血压患者的 meta 分析显示，平均随访 8.8 年后，原醛患者患糖尿病、代谢综合征、左室肥厚风险均明显升高，且冠心病事件风险也明显增加。尽管部分患者可能血压控制良好，但依然更易发生心、脑、肾等靶器官损害，且发生心脑血管事件的时间更早、程度更重。其原因是原醛症患者血液中升高的醛固酮有 "独立于高血压的损害作用"。

目前指南推荐对于持续性血压 > 150/100mmHg、难治性高血压、高血压伴自发性或利尿剂所致的低血钾、高血压伴肾上腺意外瘤、高血压伴睡眠呼吸暂停综合征、有早发高血压家族史或有早发脑血管意外（< 40 岁）的高血压患者、原醛症的一级亲属且伴有高血压者，推荐进行原醛筛查。

原醛的确诊试验包括卡托普利试验、生理盐水试验、口服高钠饮食以及氟氢化可的松试验。通常一线治疗为盐皮质受体拮抗剂的药物治疗，对于单侧肾上腺病变（包括肾上腺增生或醛固酮瘤），首选手术治疗，如果患者不能够或不愿意手术治疗，可选盐皮质激素受体（MR）拮抗剂药物治疗包括非选择性的螺内酯以及高选择性的依普利酮。而对于双侧肾上腺疾病原醛症患者，MR 拮抗剂药物治疗螺内酯仍为首选。

本例患者经螺内酯滴定剂量治疗后低血钾被纠正，复查动态心电图室性早搏完全消失，治疗效果良好，后续未再出现心悸症状发作。

4. 小结

室性早搏是临床常见的心律失常类型，可由多种病因引发。本例患者有冠心病、电解质紊乱，在逐个排查后，根据肾上腺 CT、24h 尿钾以及原醛确诊试验，明确病因为原发性醛固酮增多症所致低血钾。患者经螺内酯治疗后血钾水平得到明显恢复，最终复查动态心电图室性早搏完全消失。

5. 专家点评

原醛患者高醛固酮分泌具有独立于高血压以外的靶器官损害作用，导致心脑血管事件高发。对于持续性血压＞ 150/100mmHg、难治性高血压患者，及高血压伴自发性或利尿剂所致的低血钾者，应常规进行原醛筛查。熟悉原醛的基本诊断思路和流程，有目的地通过专科精细检查加以确诊和排除，使患者得到合理的早期诊断、及时治疗，可以有效降低靶器官损害，减少心脑血管事件。临床上对于典型的"高血压低血钾"患者通常可以想到原醛的可能，但需要注意确诊的大约 1/3 以上原醛症患者并不伴有低钾血症。本例患者高血压病史 15 年，如果能更早去筛查原醛固症，一定能更好地血压达标，降低糖尿病和冠心病发病风险。

参考文献

[1] XU ZHIXIN,YANG JUN, HU JINBO, et al. Primary Aldosteronism in Patients in China With Recently Detected Hypertension[J]. J Am Coll Cardiol, 2020, 75: 1913-1922.

[2] MONTICONE SILVIA, D'ASCENZO FABRIZIO,MORETTI CLAUDIO, et al. Cardiovascular events and target organ damage in primary aldosteronism compared with essential hypertension: a systematic review and meta-analysis[J]. Lancet Diabetes Endocrinol, 2018, 6: 41-50.

[3] MULATERO PAOLO, MONTICONE SILVIA, DEINUM JAAP, et al. Genetics, prevalence, screening and confirmation of primary aldosteronism: a position statement and consensus of the Working Group on Endocrine Hypertension of The European Society of Hypertension[J]. J Hypertens, 2020, 38: 1919-1928.

[4] 中华医学会内分泌学分会肾上腺学组，中华医学会内分泌学分会高血压学组.原发性醛固酮增多症诊断治疗的专家共识 (2020 版). 中华内分泌代谢杂志 , 2020, 36(09): 727-736.

大动脉炎相关性高血压合并主动脉瓣关闭不全

解放军总医院第六医学中心 邹宇婷 薛 浩

1. 病例简介

患者，女性，35 岁，主因"发现血压升高 14 年余"于 2023 年 12 月 20 日入院。患者于 2009 年秋季起无明显诱因出现间断头晕、头痛，无胸闷、胸痛，无视物模糊等症状，自测血压最高达 180/70mmHg，曾多次于外院就诊，既往口服硝苯地平缓释片、降压零号等药物降压治疗，平素血压控制在 140/70mmHg 左右。2023 年 11 月下旬患者因血压升高就诊于邢台市人民医院，行双肾、肾上腺超声均未见明显异常，肾动脉超声示：双肾动脉血流指数增高，超声心动图示：左室壁增厚，二、三尖瓣轻度反流，主动脉瓣中度反流，少量心包积液（右室前壁 6.6mm，左室壁 2.9mm，IVS 12mm，EF 69%），检验：肾素 > 500pg/ml，甲状腺功能未见明显异常。入该院后给予口服"苯磺酸左氨氯地平片 2.5mg，口服，2 次 / 日、富马酸比索洛尔片 5mg，口服，2 次 / 日、马来酸依那普利片 10mg，口服，1 次 / 日、呋塞米片 20mg，口服，2 次 / 日"降压治疗，自诉用药后血压波动在（140 ～ 150）/（60 ～ 70）mmHg，现仍偶有头晕、头痛，高于一般体力活动或上楼梯 4 ～ 5 层后时有胸闷感，无明显胸痛，为进一步诊治就诊于我院。

患者既往有轻度贫血病史，有海鲜过敏史，2009 年、2012 年先后两次行剖宫产手术。2023 年 9 月因车祸外伤行右上臂肱骨内固定术。否认输血史，否认其他特殊疾病史。患者否认家族遗传病史。

入院查体：体温：36.5℃，脉搏：63 次 /min，呼吸：18 次 /min，左上肢血压：146/59mmHg，右上肢血压：140/54mmHg。神清，双肺听诊呼吸音清，未闻及明确干湿啰音。心前区无隆起，心律齐，胸骨左缘 3、4 肋间可闻及舒张期吹风样杂音，无心包摩擦音。腹软，无压痛、反跳痛及肌紧张。双侧颈动脉可闻及舒张期杂音，双侧锁骨下动脉、腹主动脉、肾动脉未闻及血管杂音。双下肢无水肿。

实验室检查：血常规示：血红蛋白 107g/L，红细胞比积 33%。血生化：血钾 3.89mmol/L，血清铁 6.1μmol/L，红细胞沉降率 64mm/h，高敏 C 反应蛋白

54.9mg/L。N 端 -B 型钠尿肽前体 1093pg/ml。感染三项示：白介素 -6 20pg/ml，急查 C 反应蛋白 41.7mg/L。直接肾素（卧位）51.31μIU/ml，醛固酮（卧位）18.5ng/dl，直接肾素（立位）116.70μIU/ml，醛固酮（立位）26.8ng/dl，ARR（醛固酮 / 肾素）立位 0.23。25- 羟基维生素 D3 8.7ng/ml，骨钙素 22.6ng/ml，β - 胶原特殊序列 0.615ng/ml。尿常规、便常规、肝功、肾功未见明显异常。24h 尿钾、24h 尿钠、24h 微量白蛋白正常。抗核抗体及 ANCA 相关抗体均阴性。免疫球蛋白 M 3.93g/L（风湿免疫性疾病相关化验结果见表 16-1）。

表 16-1　风湿免疫疾病相关化验结果

项目名称	结果	参考区间	项目名称	结果	参考区间
抗 β₂ 糖蛋白 1 抗体（IgM）	9.4	0 ～ 20RU/ml	抗 RO-52 抗体	阴性（－）	阴性
抗 β₂ 糖蛋白 1 抗体（IgG）	1.9	0 ～ 20RU/ml	抗 SCL-70 抗体	阴性（－）	阴性
抗心磷脂抗体	9.53	0 ～ 12RU/ml	抗 J0-1 抗体	阴性（－）	阴性
抗核抗体初筛（间接免疫荧光）	< 1 ∶ 100	< 1 ∶ 100	抗角蛋白抗体 AKA	< 1 ∶ 10	< 1 ∶ 10
抗 dsDNA（荧光法）	< 1 ∶ 10	< 1 ∶ 10	抗环瓜氨酸肽抗体	< 7.00	0 ～ 17RU/ml
抗着丝点 B 抗体	阴性（－）	阴性	ANCA 髓过氧化物酶抗体	3.7	0 ～ 20RU/ml
抗双链 DNA 抗体	阴性（－）	阴性	抗蛋白酶 3 抗体	0.1	0 ～ 20RU/ml
抗核小体抗体	阴性（－）	阴性	抗中性粒细胞胞浆抗体（cANCA）	< 1 ∶ 10	< 1 ∶ 10
抗组蛋白抗体	阴性（－）	阴性	抗中性粒细胞胞浆抗体（pANCA）	< 1 ∶ 10	< 1 ∶ 10
抗核糖体 P 蛋白抗体	阴性（－）	阴性	免疫球蛋白 G	14.75	7 ～ 16g/L
抗 PM-SCL 抗体	阴性（－）	阴性	免疫球蛋白 A	3.30	0.7 ～ 4g/L
抗 SS-A 抗体	阴性（－）	阴性	免疫球蛋白 M	3.93	0.4 ～ 2.3g/L
抗 SS-B 抗体	阴性（－）	阴性	补体 3	1045	900 ～ 1800mg/L
抗增殖细胞核抗原抗体	阴性（－）	阴性	补体 4	362	100 ～ 400mg/L
抗核糖核蛋白抗体	阴性（－）	阴性	类风湿因子	4.4	0 ～ 14IU/ml
抗 SM 抗体	阴性（－）	阴性	免疫球蛋白 E	23.90	< 165IU/ml
抗线粒体 Ⅱ 型抗原抗体	阴性（－）	阴性	狼疮抗凝物	0.83	0.8 ～ 1.2

影像学检查： 肺 CT：左肺上叶尖后段磨玻璃小结节；双肺多发慢性、陈旧炎性病灶；右下肺轻度间质增厚；主动脉增宽、心影增大。24h 动态心电图：窦性心动过缓，平均心率 56bpm，总心搏 69 403 次，房性早搏共 41 次（＜0.1%），包括 22 次单发房早，2 次房速，部分房早未下传，室性早搏 26 次（＜0.1%），包括 26 次单发室早。24h 动态血压：24h 平均血压 143/56mmHg，收缩压负荷增高，收缩压≥正常范围比例 92.9%，舒张压负荷正常，舒张压≥正常范围比例 4.8%，非勺型曲线。肾上腺 CT：双侧肾上腺 CT 平扫未见异常。

超声心动图： EF 65%，主动脉窦 - 升主动脉瘤样扩张，主动脉瓣重度关闭不全，左心增大。肾动脉超声：肾动脉起始部显示清晰，CDFI 示内部血流充盈良好，PW 示血流频谱低平，左肾动脉起始部血流速度加快，左肾动脉主干内径 3.1mm，峰值流速 229cm/s，血流阻力指数增高。右肾动脉主干内径 3.7mm，峰值流速 73cm/s。肠系膜上动脉水平以下腹主动脉局部内径偏细，约 8.0mm，流速加快，约 204cm/s，肠系膜上起始部内径约 2.7mm，中远段可见血流信号充盈。腹腔干动脉起始部内径约 8.1mm，走行弯曲，呈 U 形向下走行，流速加快，约 202cm/s。颈动脉、椎动脉、锁骨下动脉超声：双侧颈动脉内中膜局限性增厚，双侧椎动脉及锁骨下动脉未见明显异常。四肢动脉超声：未见明显异常。

2. 诊治经过

患者为青年女性，起病早（21 岁），病程长，血压波动大，因发现血压升高 14 年余入院，既往血压最高可达 180/70mmHg，目前考虑诊断高血压 3 级。结合该患者症状、体征及其超声心动图检查，考虑诊断高血压病合并主动脉瓣关闭不全。高血压病作为最常见的心血管疾病之一，首先应明确其为原发性高血压还是继发性高血压。继发性高血压包括肾脏疾病（肾小球肾炎、先天性肾脏病、继发性肾脏病变、肾动脉狭窄等）、内分泌疾病（原发性醛固酮增多症、皮质醇增多症、嗜铬细胞瘤、甲状腺功能亢进、甲状腺功能减退等）、心血管病变（主动脉瓣关闭不全、多发性大动脉炎、主动脉缩窄等）、颅脑病变以及其他方面（妊娠高血压综合征、Liddle 综合征等）。患者入院查卧、立位直接肾素偏高，ARR 正常，考虑高肾素型高血压，但其血钾正常、肾上腺 CT 未见明显异常，暂不符合原发性醛固酮增多症诊断。患者院外查甲状腺功能未见明显异常，暂排除甲状腺功能性疾病。患者目前检验示肾素偏高，但其尿蛋白、肾功能未见明显异常，暂不考虑肾脏实质性损害。进一步完善肾动脉超声示：左肾动脉主干流速加快，暂不排除肾动脉狭窄可能，需进一步完善肾动脉 CTA 检查以明确诊断。

患者入院超声心动图示主动脉窦 - 升主动脉瘤样扩张，主动脉瓣重度关闭不全，左心增大。目前已明确主动脉瓣关闭不全诊断。主动脉瓣关闭不全病因主要包括风湿性主动脉病变、先天性二叶式主动脉瓣畸形、退行性主动脉瓣病变、主动脉根部扩张、感染性心内膜炎及其他病因。患者既往无风湿性疾病，且风湿性相关疾病指标阴性，结合检验及超声心动图结果，暂不考虑风湿性主动脉病变、先天性二叶式主动脉瓣畸形、感染性心内膜炎等疾病。主动脉根部扩张常见的原因，包括原发性主动脉根部扩张、升主动脉瘤、重度高血压及大动脉炎等。大动脉炎常隐匿起病，少数患者在局部症状或体征出现前数周，可有全身不适、发热、乏力、食欲缺乏、出汗、体重下降、颈部疼痛、肌痛、关节炎和结节红斑等症状。大动脉炎活动期，红细胞沉降率、CRP、免疫球蛋白、补体等通常呈低至中等水平升高，IL-6、TNF-α、IL-8 等细胞因子明显升高（初诊时 IL-6 呈中等水平升高患者较容易出现疾病复发），部分患者抗内皮细胞抗体、抗心磷脂抗体等阳性（自身抗体阳性患者更容易出现血管闭塞和血栓性事件）。根据 2022 年 ACR/EULAR 大动脉炎的分类标准，临床标准：女性 1 分，心绞痛或缺血性心脏疼痛 2 分，上肢和（或）下肢跛行 2 分，血管杂音 2 分，上肢动脉搏动减弱 2 分，颈动脉搏动减弱或消失或颈动脉触痛 2 分，双上肢收缩压差值 ≥ 20mmHg；影像学标准：受累动脉数量 1 支 1 分，2 支 2 分，≥ 3 支 3 分，双侧动脉成对受累 1 分，腹主动脉伴肾动脉或肠系膜动脉受累 3 分。满足以上条件 ≥ 5 分可诊断为大动脉炎。本例患者符合女性 1 分、动脉杂音 2 分、腹主动脉伴肾动脉或肠系膜动脉受累 3 分，总分 6 分 > 5 分，大动脉炎诊断明确。

Numano 分型： 根据不同的受累血管将大动脉炎分为 5 型：Ⅰ 型，累及主动脉弓的分支；Ⅱ 型，Ⅱa 型累及升主动脉、主动脉弓及其分支，Ⅱb 型为 Ⅱa型基础上再累及胸部降主动脉；Ⅲ 型，累及胸部降主动脉、腹主动脉和（或）肾动脉；Ⅳ 型，累及腹主动脉和（或）肾动脉；Ⅴ 型，累及上述所有血管（即Ⅱb 型和Ⅳ型）。大动脉炎患者血管受累可有压痛、搏动减弱或消失等表现。患者有海鲜过敏，且其既往右上臂有钢板内固定，暂无法行血管 CTA 或血管核磁检查进一步明确其病变分型。根据 2010 印度大动脉炎活动性评分（ITAS），包括全身症状（乏力体重下降 > 2kg、肌痛 / 关节痛 / 关节炎、头痛、血管炎引起的心绞痛或缺血性心脏疼痛）、严重腹痛、流产、高血压（舒张压 > 90mmHg，收缩压 > 140mmHg）、神经系统（卒中、非高血压性癫痫、眩晕 / 头晕、晕厥）、血管杂音（颈动脉、锁骨下动脉、肾动脉）、血压不对称、脉搏消失（颈动脉、锁骨下动脉、肱动脉、桡动脉、股动脉、腘动脉、胫后动脉、足背动脉）、跛行、颈动脉疼痛、主动脉瓣关闭不全、心肌梗死 / 心绞痛、心肌病 / 心功能不全、ESR/CRP 升高。该患者符合头痛 1 分、高血压 2 分、颈动脉血管杂音 1 分、主动脉瓣关闭不全 1 分、ESR > 0mm/h 或 CRP > 20ng/L 3 分，共 8 分 > 5 分，因此判定目前该患者大动脉炎疾病处于活动期。

入院后结合患者症状、动脉炎性指标、超声心动图、肾动脉超声等结果，考虑诊断：大动脉炎 继发性高血压 主动脉瓣关闭不全。患者超声心动图提示升主动脉及主动脉根部扩张，考虑与高血压及大动脉炎相关。经心外科会诊评估，患者目前主动脉瓣重度关闭不全有行升主动脉瓣＋主动脉根部人工血管置换＋主动脉瓣成形/置换手术指征，但患者目前主动脉炎性表现，血沉明显加快，主动脉质量差，行手术治疗易发生血管撕裂或术后复发动脉血肿，暂不宜手术治疗，建议先行大动脉炎药物治疗。联合风湿免疫科会诊，结合大动脉炎的治疗目的和原则，本病例予以下治疗方案：①抗血小板聚集：阿司匹林肠溶片 100mg，口服 1/日；②针对大动脉炎：醋酸泼尼松片 50mg，口服 1 次/日，吗替麦考酚酯胶囊 0.75g，口服 2 次/日；③针对骨质疏松：骨化三醇软胶囊 0.25μg，口服 2 次/日，碳酸钙片 0.3g，口服 3 次/日；④降压、控制心率：苯磺酸氨氯地平片 5mg，口服 2 次/日，富马酸比索洛尔片 2.5mg，口服 1 次/日，呋塞米片 20mg，口服 1 次/日，沙库巴曲缬沙坦钠片 100mg，口服 2 次/日；⑤抑酸护胃：艾司奥美拉唑镁肠溶片 20mg，口服 1 次/日。同时进行教育，建议患者饮食与运动相结合，用药期间交代患者密切监测血压、心率，血压可控制在 140/90mmHg，定期复查颈动脉超声，若出现颈动脉严重狭窄，血压目标值可放宽至 150/100mmHg。患者自诉服药后头晕、头痛症状缓解，无胸闷、心悸、四肢麻木、乏力等症状。对该患者进行长期随访，嘱其激素剂量按减量表减量，风湿免疫科及时调整激素用量。此外，该患者可接种疫苗，其疫苗接种时机应在疾病稳定期。

3. 讨论

大动脉炎（takayasu arteritis，TA）作为一种罕见的慢性自身免疫性疾病，主要影响大动脉，包括主动脉及其主要分支和肺动脉。TA 主要发生于亚洲女性，亚洲地区年发病率为 2.03 例/百万人群，患病率为 3.3 ～ 40 例/百万人群，其中女性占病例的 75% ～ 97%。该疾病起病早，多在青壮年发病，病程长、致残率高、疾病负担重。目前大动脉炎的病因尚不明确，其核心特征是动脉炎症，该炎症病变的特征是动脉壁增厚，进而导致肌成纤维细胞增殖后动脉管腔的重塑。目前发现的病例中，90% 的 TA 患者伴有动脉狭窄，其中高达 25% 的患者有动脉瘤性疾病。

TA 作为反复发作的慢性临床过程，少数患者可呈自限性，对其活动期的评估在治疗方案的制定中起关键作用。活动期大动脉炎如若未控制，可造成不可逆的重度血管损伤，逐渐进展累及多个脏器，并出现严重并发症，其中包括高血压、心脏瓣膜病变、脑梗死等。世界范围内，3.9% ~ 57.5% 的大动脉炎患者以高血压为首发表现，其发生机制复杂，目前免疫炎症介导的血管壁水肿、顺应性降低是最主要的机制。此外，主动脉瓣关闭不全、主动脉 - 肾动脉血管狭窄、颈动脉病变、肾脏灌注不足等均可以引起血压升高。大动脉炎常累及主动脉根部和心脏瓣膜，瓣膜的累及多发生于主动脉瓣，最终可导致严重的主动脉瓣关闭不全。大动脉炎心脏瓣膜病变的发病机制包括自身免疫性炎症、主动脉扩张、基因突变、感染因素等方面。大动脉炎心脏瓣膜受累的患者除了全身症状和器质性缺血症状外，还可能出现胸闷或呼吸困难等非特异性心脏症状，从而导致大动脉炎诊断和治疗的延迟。临床通常使用超声心动图对心脏瓣膜受累的严重程度进行评估。

本例患者为年轻女性，慢性病程，起病早。入院前口服多种降压药物联合治疗，血压控制仍不理想，考虑为难治性高血压，并通过超声心动图检查发现主动脉瓣关闭不全情况。在诊疗过程中，通过对难治性高血压及主动脉关闭不全病因的探索，逐步明确大动脉炎诊断。大动脉炎的早期临床表现并无特异性，活动期病变评估多依赖于红细胞沉降率等炎症指标及影像学检查，因此需早期筛查、早期诊断、早期治疗。如若经内科治疗疾病处于稳定期，符合临床和解剖指征，则可根据病情进行血运重建治疗。临床上应综合评估患者疾病的活动性和严重性，进行血压分级及靶器官受损情况评估，严密监测瓣膜进展情况，联合多学科治疗，个体化制定治疗方案。

本病例以高血压为主要症状，结合其红细胞沉降率、CRP 等炎症指标升高、超声心动图结果及其肾动脉、腹主动脉等血管狭窄情况，已明确大动脉炎病因诊断。依据大动脉炎的个体化治疗策略，通过患者教育和药物治疗相结合，积极控制炎症、缓解症状，从而阻止大动脉炎的进展。此后应积极关注患者服药疗效及其副作用，进行长期随访，提高患者生活质量。

4. 专家点评

该病例为大动脉炎相关性高血压合并主动脉瓣关闭不全，临床较为罕见，有很多方面值得我们学习。①本病例以高血压作为切入点，进行继发性高血压病因筛查，筛查过程中发现患者大动脉炎疾病。大动脉炎相关高血压多表现为难治性高血压，炎症可累及肾脏、心脏等。心脏病变可表现为心绞痛和心肌梗死，累及主动脉瓣多数可表现为主动脉瓣关闭不全，疾病进展更甚者最终形成心衰。目前我国高血压患者中 10% ~ 15% 是继发性高血压，对于继发性高血压的认知不足，漏诊、误诊率高，因此临床需重视继发性高血压的诊断和筛查。②本病例通过超声心动图发现患者主动脉瓣膜受累，虽然目前大动脉炎瓣膜受累致病机制尚不明确，但临床应重视患者临床表现。如若患者经评估，发现药物治疗无法控制且有手术指征时，应及时手术治疗。大动脉炎瓣膜疾病起病隐匿，临床需重点关注。③大动脉炎是一种肉芽肿性炎性疾病，进展快，死亡率高，需重视早期筛查、全面评估。目前该病治疗除一般治疗和药物治疗，还包括外科的血运重建治疗，临床上需根据疾病情况制定个体化治疗方案。因此，该病例提示我们对于难治性高血压，需仔细全面筛查病因，多方面评估疾病，才能有效及时去除或控制病因，改善患者症状、提高患者生活质量及远期预后。

参考文献

[1] GRAYSON P C, PONTE C, SUPPIAH R, et al. 2022 American College of Rheumatology/ EULAR classification criteria for Takayasu arteritis[J]. Ann Rheum Dis, 2022, 81 (12):1654-1660.

[2] HATA A, NODA M, MORIWAKI R, et al. Angiographic findings of Takayasu arteritis: new classification[J]. Int J Cardiol, 1996, 54 Suppl: S155-163.

[3] MISRA R, DANDA D, RAJAPPA S M, et al. Development and initial validation of the Indian Takayasu Clinical Activity Score (ITAS2010)[J]. Rheumatology (Oxford), 2013, 52(10): 1795-1801.

[4] 刘云，姜林娣.《中国大动脉炎全病程多学科慢病管理专家共识》要点解读 [J/OL]. 复旦学报 (医学版), 1-4[2024-01-18].

[5] KIM ESH, BECKMAN J. Takayasu arteritis: challenges in diagnosis and management[J]. Heart, 2018, 104(7):558-565.

[6] TOMBETTI E, MASON J C. Takayasu arteritis: advanced understanding is leading to new horizons[J]. Rheumatology (Oxford), 2019, 58(2): 206-219.

[7] KARAGEORGAKI Z T, Bertsias G K, Mavragani C P, et al. Takayasu arteritis: epidemiological, clinical, and immunogenetic features in Greece[J]. Clin Exp Rheumatol, 2009, 27(1 Suppl 52):S33-9.

[8] 杨德业，赵连友，李玉明，等 . 中国继发性高血压临床筛查多学科专家共识 (2023)[J]. 心脑血管病防治 , 2023, 23(01):1-24.

都是小龙虾惹的祸——青年女性不明原因发热 1 例

解放军总医院第六医学中心　何疆春

1. 病例简介

患者 28 岁，未婚青年女性，急性病程，主因"发热、皮疹伴咽痛、肌肉疼痛 9 天，心肌酶升高 3 天"入院。患者发病前有内蒙古旅游史，进食一盘小龙虾后，第 2 天 2023 年 5 月 6 日患者开始出现咽痛、全身肌肉疼痛，继之全身皮疹及发热，Tmax 40℃，伴畏寒、寒战。先后自服氯雷他定（开瑞坦）、奥司他韦、阿莫西林、布洛芬等药物效果欠佳。2023 年 5 月 11 日患者因持续高热，就诊于北京大学第一医院急诊，当时查血象及炎症指标升高，中性粒细胞增高，心肌酶明显增高，胸腹盆腔 CT 未见明显异常，结核、免疫学检查（－），考虑"急性心肌炎、上呼吸道感染"，给予莫西沙星、布洛芬、雷贝拉唑等药物对症治疗，效果欠佳。2023 年 5 月 14 日患者家属为进一步治疗来我院，急诊以"心肌损害"收入我科。既往体健，否认过敏史。否认吸烟、饮酒史。否认吸毒、冶游史，无特殊不良嗜好。未婚，月经正常。否认家族遗传病史。近 1 年患者精神、饮食、睡眠可，大小便正常，体重无明显变化。

入院查体：呼吸：20 次 /min，脉搏：107 次 /min，体温：36.3℃（自服退热药后），血压：86/53mmHg；神清，对答切题，右上臂、左腕部、前胸、腰骶部可见红色斑疹，呈散在或连成片状，压之略褪色（图 17-1）；全身浅表淋巴结未触及肿大；咽红，无淋巴滤泡，无明显扁桃体肿大；双肺叩诊呈清音；双侧呼吸音略粗，双肺未闻及干湿性啰音，语音传导正常，无胸膜摩擦音；心前区无隆起，心尖搏动正常；无震颤；心浊音界无增大；心率 107 次 /min，律齐，各瓣膜听诊区未闻及病理性杂音，无心包摩擦音；腹软，肝脾未触及，肠鸣音无异常；双下肢无水肿。

入院 ECG 未见明显异常（图 17-2）。CT 示双肺散在感染灶。心脏超声：三尖瓣轻度关闭不全。腹部超声示：肝内钙化灶；脾大；胆、胰未见明显异常。双肾、膀胱未见明显异常。

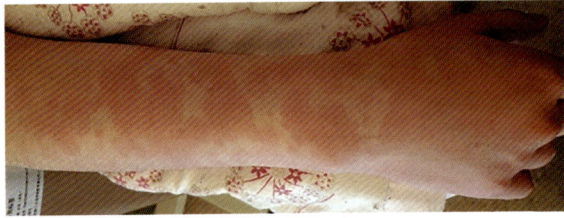

图 17-1　上肢皮疹

性别：女

年龄：28 岁

QRS：98 ms

QT/QTc：330/426 ms

P-R-T 电轴：0/174/92°

RV5/SV1：0.483/0.019mV（R+S：0.502mV）

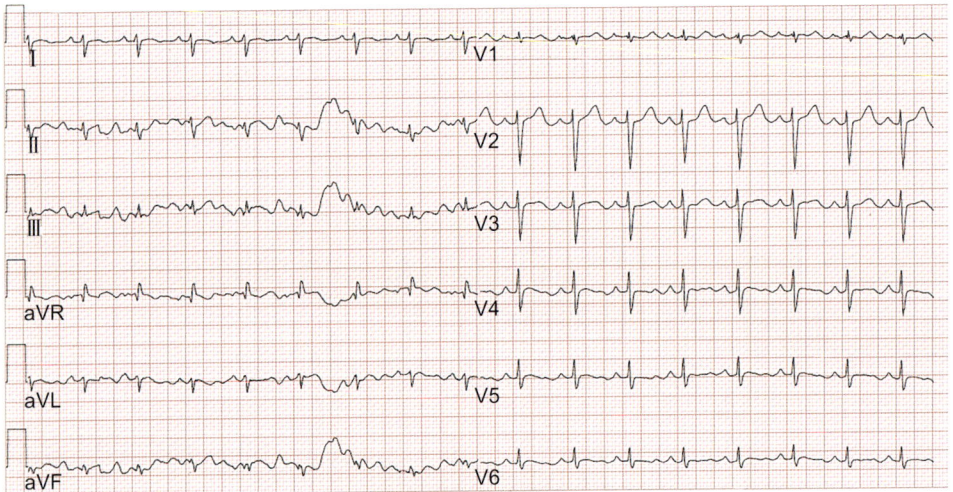

图 17-2　入院心电图

2. 诊治经过

患者青年女性，急性起病，临床以高热、皮疹、心肌酶增高、咽痛、肌痛为主要表现。

（1）发热：自发病开始每日持续高热，已持续大于 1 周，体温在 38 ～ 39.4℃，对症给予 NSAIDs 后可退热。

（2）皮疹：患者四肢、颈部和后背可见散在片状皮疹，皮疹随体温升高明显，随热退而减轻，无明显瘙痒感，存在热出疹出，热退疹消的特点。

（3）心肌损害：患者心肌酶最高 cTn I 4314.7ng/L，CK-MB 11.5ng/ml，CK 268IU/L，肌红蛋白 16ng/ml，BNP 343pg/ml，入院后监测心肌酶逐渐下降至正常水平，考虑患者存在心肌损害。

（4）咽痛、肌痛：患者咽部查体，未见明显淋巴滤泡，无明显扁桃体肿大，排除扁桃体炎。全身肌肉酸痛，发病时 CK 明显增高，但入院后 CK 及 CK-MB 逐渐降至正常，因此肌炎、肌病证据不足。

首先我们从高热入手：不明原因发热（fever of undetermined origin, FUO），引起 FUO 最常见的原因有感染性发热和非感染性发热，非感染性发热临床上也不少见，比如肿瘤热、结缔组织疾病引起的发热等。

（1）最常见的感染性发热，有细菌感染、病毒感染、真菌感染、结核感染等，都属于感染性发热。患者入院前有小龙虾进食史，会是寄生虫感染吗？患者入院后查 WBC 持续偏高，最高 $31.87 \times 10^9/L$，NE 94%，CRP 32.8mg/L，嗜酸性粒细胞均正常，PCT 0.28ng/ml，ESR 67mm/h，IL-6 238.1pg/ml ↑，C 反应蛋白 128.5mg/L ↑。患者血常规以 WBC 及 NE% 明显增高为主，但 PCT 一直不高，病原宏基因组 DNA、RNA、G 试验、GM 试验、支原体均阴性，未找到明确感染灶；先后应用莫西沙星、哌拉西林治疗后监测热峰无下降，患者仍有咽痛、肌肉疼痛及无力，抗生素治疗效果欠佳；咽痛，但查体扁桃体无明显肿大，排除扁桃体炎；心脏超声未见异常，可排除感染性心内膜炎；5 月 11 日、13 日、21 日、22 日、26 日连续 5 次血培养均阴性，因此细菌、寄生虫感染引起发热尚无证据。患者入院查甲 / 乙流抗原、呼吸道病原 5 项、新冠病毒、EB 病毒均（-）；因此病毒感染引起发热也可基本排除。患者结核三项、结核抗体检测（ELISA）法、γ- 干扰素检测均为阴性，肺 CT 显示双肺散在感染灶，但不重，不能解释目前高热情况；结核亦无证据。

（2）肿瘤方面：患者肝肾功、甲状腺功能、肿瘤指标均正常；超声查脾大、轻度贫血，血红蛋白量 108g/L ↓，红细胞比积 32.5% ↓，凝血酶原时间 15.5s ↑，PT 活动度 54.0% ↓，国际标准化比率 1.39 ↑，纤维蛋白原定量 4.54g/L ↑，胸腹盆腔 CT 检查未见明显异常；全身浅表淋巴结未触及肿大；可基本排除肿瘤。因患者白细胞、中性粒细胞明显增高，完善白细胞分类全套结果提示：成熟红细胞大小不均，可见畸形红细胞，包括盔型、泪滴样、碎片等，畸变率小于 5‰，碎片小于 3‰；有核细胞多，粒系比例高且核左移；血小板形态未见明显异常。亦可基本排除血液系统肿瘤。

（3）结缔组织疾病方面：患者除补体 3 偏低外，血管炎、狼疮组套、类风湿因子、抗核抗体等均为（-），可基本排除结缔组织疾病。引起发热原因的三大类疾病都被排除了，那么患者是因为什么原因发热呢？此时我们发现患者因贫血，血清铁 2.7μmol/L ↓，我们为患者完善的贫血三项检查中，患者血清铁蛋白为 1218.7μg/L 明显升高。患者皮疹请皮肤科会诊考虑荨麻疹，给予倍他米松注射液抗过敏治疗时皮疹缓解，体温下降。

总结患者的疾病特点发现：该病例存在持续高热 > 1 周、皮疹、以白细胞和中性粒细胞增高为主、血白细胞计数 $\geq 15 \times 10^9/L$、咽痛、肌痛、脾大、铁蛋白明显升高、类风湿因子及抗核抗体阴性等特点，此时一个疾病浮出水面——成人斯蒂尔病（adult onset Still's disease，AOSD）。

3. 讨论

成人斯蒂尔病（adult onset Still's disease，AOSD）是一种少见的、病因不明的全身性自身炎症性疾病，以发热、皮疹、关节炎或关节痛、咽痛、肝脾及淋巴结肿大、外周血白细胞总数及中性粒细胞比例增高等为主要表现。AOSD全球发病率约为（0.16 ～ 0.4）/10 万，20 ～ 40 岁发病率最高，约占 70%，女性发病率稍高于男性。AOSD 是临床上发热待查疾病的主要病种之一，其临床特征非特异性，容易造成误诊和漏诊。发热是 AOSD 最突出的症状，也最早出现，典型的热型呈弛张热，体温常达 39℃以上。皮疹是另一个主要表现，多见于躯干及四肢，也可见于面部，呈橘红色斑疹或斑丘疹，通常与发热伴行，呈一过性。AOSD 通常有关节痛和（或）关节炎，早期呈少关节炎，也可发展为多关节炎。肌痛症状也很常见。此外，患者的外周血白细胞会显著增高，主要为中性粒细胞增高，约 50% 的患者血小板计数升高；几乎 100% 的患者红细胞沉降率增快；多数患者类风湿因子（RF）和抗核抗体（ANA）为阴性。血清铁蛋白（SF）升高和糖化铁蛋白比值下降对诊断 AOSD 有重要意义。本病 SF 水平增高，且其水平与病情活动呈正相关。因此 SF 不仅有助于本病诊断，而且对判断病情是否活动及评价治疗效果有一定意义。糖化铁蛋白比值下降是本病的另一个实验室特征，比 SF 更具特异性。AOSD 无特异性诊断标准，临床诊断标准有 Yamaguchi 标准、Cush 标准及 Fautrel 标准等，目前应用最广泛的诊断标准是 Yamaguchi 标准，其敏感性为 96.3%，特异性为 98.2%。该标准需排除感染、恶性肿瘤和其他结缔组织疾病。目前新提出的基于糖基化铁蛋白的 Fautrel 诊断标准敏感度为 87.0%，特异性为 97.8%，但由于临床并未普遍开展糖基化铁蛋白的检测，这在一定程度上限制了 Fautrel 标准的推广应用。本例患者高热 > 1周、皮疹、WBC 及 NE% 明显升高，咽痛、脾大、RF 和 ANA（－），铁蛋白升高明显，满足 Yamaguchi 主要及次要标准 7 条，考虑成人斯蒂尔病诊断基本成立。

由于 AOSD 罕见，并缺乏对照研究及疾病缓解与治疗目标标准，故尚无相关治疗指南。AOSD 的主要治疗目标是实现早期和长期的缓解。2023 年 7 月意大利专家组也提出了 AOSD 的治疗路径：首先，对于疑似患者通常给予非甾体抗炎药，主要是在系统性症状轻微或疾病呈自限性的情况下，约 20% 的患者有效；随后，给予激素和（或）传统合成改善病情的抗风湿药（csDMARDs），但仍有高达三分之一的患者无法缓解，表现为难治性疾病；最后，对于难治性患者可给予生物制剂，例如 IL-1 抑制剂、IL-6 抑制剂甚至 TNF 抑制剂。越来越多的研究提示，针对 IL-1、IL-6、TNF-α 及潜在的 IL-18 细胞因子的抑制剂可有效控制炎症反应，改善 AOSD 症状。

该病例在诊断基本明确后，建议患者转至他院进行专科治疗，再次会诊后确诊成人斯蒂尔病，除外禁忌后开始给予口服激素，辅以护胃、补钙等治疗，后监测热峰及发热持续时间均下降，发热次数较前减少，炎症指标呈下降趋势，口服激素治疗 2 周后患者未再出现发热，复查 ESR、Fib、甘油三酯、铁蛋白均在正常范围，复查白细胞、CRP、红细胞沉降率均为正常，患者带药出院，口服甲泼尼龙 44mg，1 次 / 日，嘱患者出院后注意休息、避免劳累、剧烈运动，建议休息 1 个月；定期风湿免疫科门诊复查就诊调整激素剂量。2023 年 10 月电话回访，患者症状已痊愈，各项指标复查均正常，已经正常上班，激素逐渐减至 8mg，1 次 / 日。

4. 小结

AOSD 发病机制不明，临床表现具有较大异质性，轻者可治愈，重者可出现器官损伤，甚至危及生命。其诊断均为排除性诊断，因此极易误诊。本病例最初因考虑"心肌炎"收入心内科，因患者存在 FUO，我们从发热入手，逐个原因剖析，根据病例特点，最终确立诊断，整个诊治过程中，诊断是难点，由于 AOSD 临床表现多样，无特异性诊断方法，因此明确诊断是本病例关键问题。本病目前尚无根治方法，但如能及早诊断、合理治疗，可以控制发作、防止复发。

5. 专家点评

FUO 是指发热持续 3 周以上，体温在 38.5℃ 以上，经详细询问病史、体格检查和常规实验室检查仍不能明确诊断者。最常见的原因是感染性疾病、恶性肿瘤性疾病、结缔组织和炎性血管性疾病。成人斯蒂尔病是一类病因未明的全身炎症性疾病，主要影响青年人，典型表现为间歇性发热、关节痛、一过性皮疹，病情严重者可出现巨噬细胞激活综合征等严重并发症。目前 AOSD 的病因尚不完全清楚，但普遍认为其发病机制可能与感染、遗传、免疫功能异常等有关。由于缺乏特异性的临床症状和实验室标志物，临床诊断 AOSD 仍有挑战。本病例从疾病临床表现、体格检查和初步实验室检查中的某一有意义的特征点，寻找切入病因正题，抽丝剥茧，开展相关检查并最终确立诊断，制订治疗方案，值得我们借鉴。

参考文献

[1] 朱小霞 , 李芹 , 王悦 , 等 . 成人斯蒂尔病诊疗规范 [J]. 中华内科杂志 , 2022, 61(4):370-376.

[2] 易晓晴 , 罗帅寒天 , 张桂英 , 等 . 成人 Still 病诊疗进展 [J]. 中华皮肤科杂志 , 2021, 54(2):165-169.

[3] ROBERTO GIACOMELLI, ROBERTO CAPORALI, FRANCESCO CICCIA, et al. Expert consensus on the treatment of patients with adult-onset still's disease with the goal of achieving an early and long-term remission[J]. Autoimmun Rev, 2023, 22(12):103400.

[4] GIACOMELLI R, CAPORALI R, CICCIA F, et al. Expert consensus on the treatment of patients with adult-onset still's disease with the goal of achieving an early and long-term remission[J]. Autoimmun Rev, 2023, 22(12):103400.

[5] LIU Y, IKAWA T, TADA Y, et al. Two Severe Cases of Adult-onset Still's Disease with Persistent Pruritic Eruptions[J]. Acta Derm Venereol, 2018, 98(5):524-525.

病例 18

一波三折的青年男性肺栓塞

解放军总医院第七医学中心　石苗茜

1. 病例简介

患者，男性，35岁，间断胸部憋闷伴心悸1个月，加重1周于2020年06月17日入院。患者于2020年05月起无明显诱因反复出现胸部憋闷症状，伴心悸，1周前运动时突发头晕，但否认意识丧失病史。否认既往冠心病、糖尿病、高血压等慢性病病史。吸烟史10余年。门诊查：NT-ProBNP：3438.4pg/ml，尿酸468μmol/L，余未见明显异常。查心电图（图18-1）提示窦性心律，Ⅱ、Ⅲ、aVF导联T波低平、双向。V1～V3导联T波倒置（1年前患者心电图提示为窦性心律，大致正常心电图，未见本次心电图对应导联T波改变，如图18-2所示）。

纸速：25mm/s 灵敏度：10mm/mV BL：ON AC：ON MF：60Hz

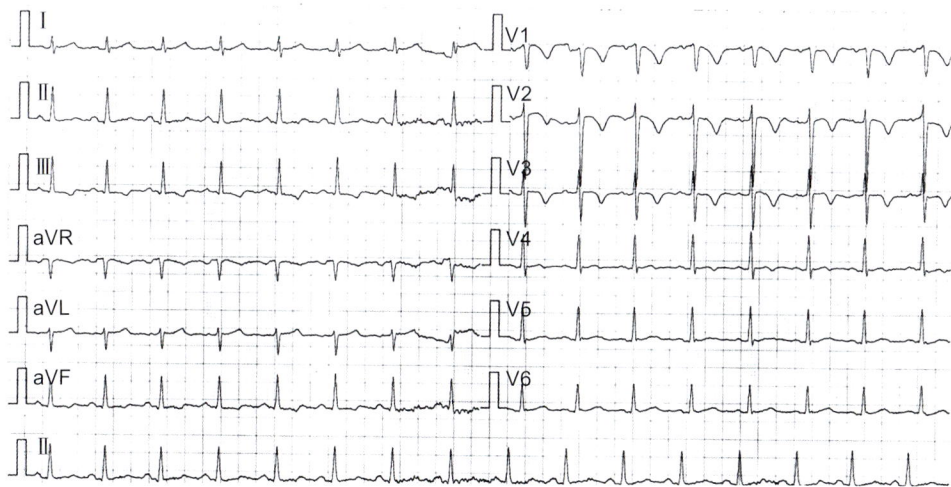

图18-1　本次门诊心电图

窦性心律，Ⅱ、Ⅲ、aVF导联T波低平、双向。V1～V3导联T波倒置

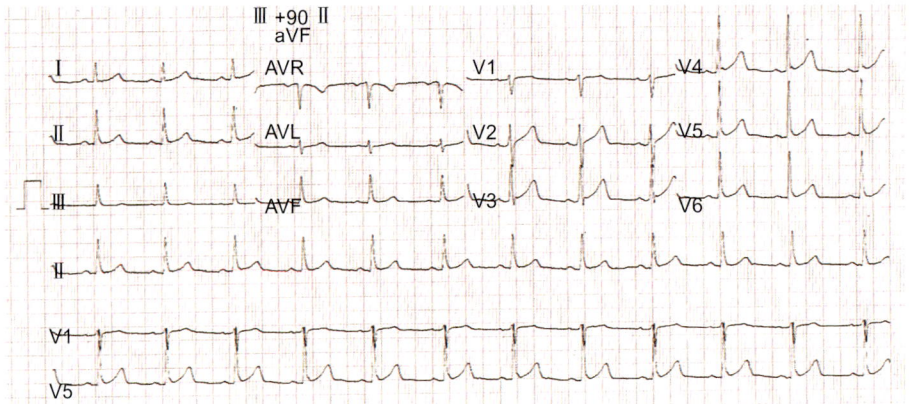

图 18-2　1 年前心电图

大致正常心电图

2. 诊治经过

门诊超声心电图提示： 心内结构未见明显异常，左心室收缩功能正常，LVEF：60%。胸部 CT 未见明显异常。入院初步诊断并不明确，考虑为心功能不全？心肌炎？冠心病？

入院后查体： HR 112 次 /min，BP 102/70mmHg，右侧心界扩大，心律齐，指氧 93%，肺部未闻及明显干湿性啰音，双下肢无水肿。复查血清指标：NT-ProBNP 5595.6pg/ml，cTn I 0.22ng/ml；动脉血气：PO_2 66mmHg，SO_2 93%；出凝血：D- 二聚体 1.16μg/ml，余未见异常。入院后复查心电图（图 18-3）：窦性心动过速，S I Q Ⅲ T Ⅲ，V1 ～ V3 导联 T 波倒置。V4 ～ V6 导联 T 波低平。此时多考虑患者为肺栓塞。

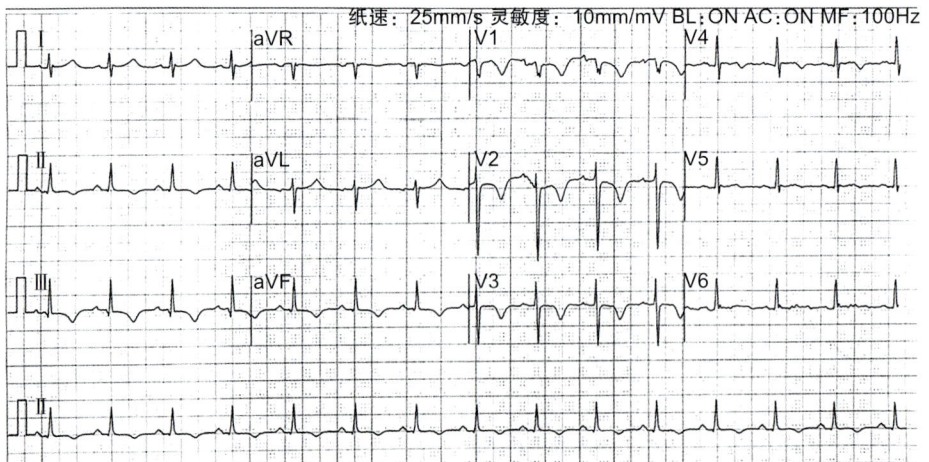

图 18-3　入院后心电图

窦性心动过速，S I Q Ⅲ T Ⅲ，V1 ～ V3 导联 T 波倒置。V4 ～ V6 导联 T 波低平

再次行心脏超声检查： 右心扩大伴三尖瓣轻度关闭不全；肺动脉高压（三尖瓣跨瓣压 39mmHg）；右房内高回声血栓？左心室收缩功能正常（图 18-4）。查双下肢深静脉超声未见血栓影。

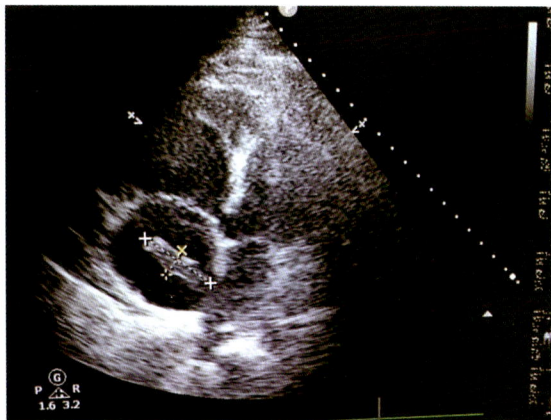

图 18-4 心脏超声
提示右心房内高回声影（黏液瘤？）、肺动脉高压

根据上述结果，多考虑患者为肺动脉栓塞。随后根据危险分层来确定患者的治疗和管理方案。PESI 危险分层：分层 Ⅰ：无危险因素，低危患者。分层 Ⅱ：存在一些危险因素，较低危患者。分层 Ⅲ：存在多个危险因素，中危患者。分层 Ⅳ：存在多个危险因素，并有血流动力学不稳定的表现，高危患者。分层 Ⅴ：需要急救复苏的极高危患者。危险因素包括：65 岁以上；慢性疾病包括心脏病、肺病、肿瘤等；血压低于 90mmHg；心率大于 110 次 /min；血氧饱和度：低于 90%；血红蛋白低于 10g/dl；肺动脉梗死表现，包括休克、心搏骤停等。根据上述危险分层，患者属于中危。治疗上立即给予：报病重，持续心电监护，吸氧（2L/min）；依诺肝素皮下注射 1.2ml，1 次 /12h；华法林 3mg，口服 1 次 / 日。治疗 2 日后，患者复查动脉血气 PO_2：79mmHg，SO_2：95%，患者憋闷等临床症状较前明显好转。

为了明确患者肺动脉栓塞的原因，给予补充进行下列检查：抗心磷脂抗体阴性，肿瘤标志物正常，风湿免疫相关指标正常，甲状腺功能、血常规正常，复查出凝血：D- 二聚体 1.08μg/ml，APTT 47.8s。肺动脉 CTA 提示双侧肺动脉栓塞（图 18-5）。

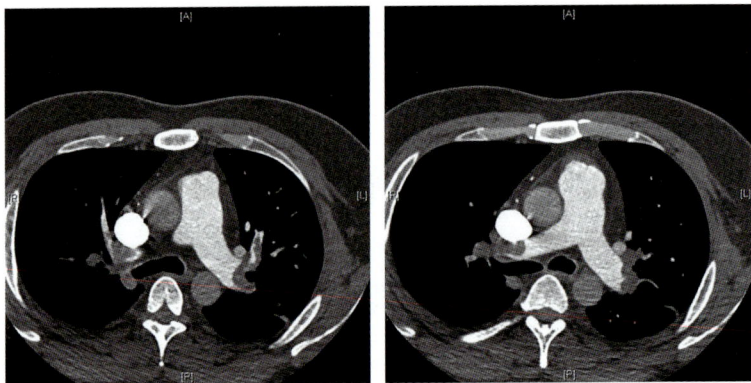

图 18-5　肺动脉 CTA
提示肺动脉栓塞

复查患者心脏彩超提示：双房内异常回声，心房血栓、卵圆孔嵌顿可能；右心扩大伴有三尖瓣轻度关闭不全，肺动脉高压，左室收缩功能正常。复查患者双下肢深静脉仍未见血栓形成，双下肢动脉中膜增厚伴斑块形成。

随后给予心脏外科治疗：全麻支持下，手术清除肺动脉血栓（左肺动脉开口处血栓、右肺上中下肺动脉开口均有血栓形成，图 18-6）及右心房血栓（右心房长条状新鲜血栓骑跨于卵圆孔上，图 18-6）后 ICU 病房收治。

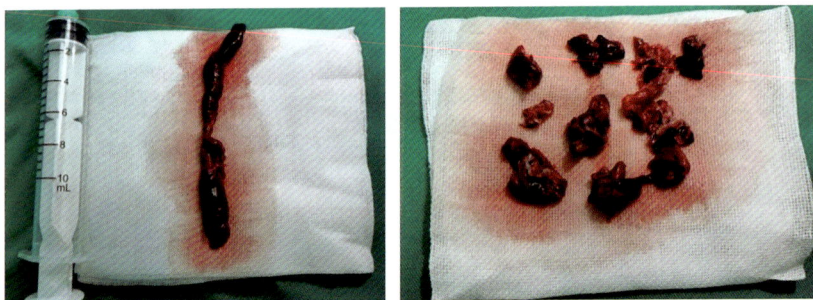

图 18-6　肺动脉及右心房血栓外科取出

心房血栓病理提示为混合型，以红色血栓为主。肺动脉内血栓为混合型，红色血栓为主。

术后给予 ECMO、气管插管呼吸机辅助呼吸。ICU 重症监护，3 天后撤除 ECMO，1 周后拔除气管插管。术后复查肺动脉 CTA 未见明确血栓再形成。

3. 诊治思路

患者为 35 岁男性，既往无器质性心脏病史，主诉间断胸部憋闷伴心悸 1 个月，加重 1 周入院。入院查心电图示非特异性 T 波改变。患者存在低氧血症，尽管初步胸部CT及下肢静脉超声未见异常,但心脏超声提示右心系统压力显著增高,且发现心房内血栓形成。这一现象高度提示肺动脉栓塞可能。遂行肺动脉CTA检查,最终确诊为肺动脉栓塞。经规范抗凝治疗后,患者肺动脉栓塞情况有所改善,鉴于其血栓负荷重且右心受累明显,评估其高凝状态持续存在、血栓复发风险高,故随后行外科手术(肺动脉切开取栓术)取栓。患者肺动脉栓塞的病因目前尚不明确,经完善排查:抗心磷脂抗体阴性,肿瘤标志物谱正常,风湿免疫相关指标无异常,甲状腺功能、血常规等均未见明显异常。

4. 讨论

患者为年轻男性,发生肺动脉栓塞和心房血栓,原因目前仍不清楚。需要深入分析各种可能性。

首先是深静脉血栓形成,静脉血栓形成(venous thromboembolism,VTE)是由于血液中的凝血过程异常导致血栓在静脉内形成的情况。以下是一些可能导致静脉血栓形成的常见原因。

①静脉血流受阻:血液在静脉中的正常流动受到阻碍时,静脉血栓形成的风险增加。这可能是由于长时间的静脉曲张、静脉瓣膜功能障碍、静脉血管损伤、静脉狭窄或外伤等。②凝血因子异常:凝血过程中凝血因子的异常也可能导致静脉血栓形成。例如,遗传性凝血因子缺陷(如因子 V Leiden 突变、因子 II、VII、X或抗凝血蛋白 C、S 缺乏等)或获得性凝血因子异常(如肝功能不全、DIC等)。③免疫疾病:某些免疫疾病,如系统性红斑狼疮、抗心磷脂抗体综合征等,会增加静脉血栓形成的风险。④长时间静止不动:长时间坐姿或卧床不动会导致静脉血流减慢,增加血栓形成的风险。这在长途飞行、手术后恢复期、重病或残疾患者中较为常见。⑤药物:激素、抗癌药物等可能增加静脉血栓形成的风险。⑥其他因素:肥胖、吸烟、高龄、先天性心脏病、炎症性肠病等也可能增加静脉血栓形成的风险。需要注意的是,静脉血栓形成的发病机制是复杂的,可能由多个因素共同作用导致。对于个别患者,可能多个原因同时存在。重要的是,应及时识别和控制这些危险因素,以减少静脉血栓形成的风险。

该患者确诊为肺动脉栓塞(pulmonary embolism,PE),PE指血栓或其他栓子阻塞肺动脉或其分支引发的疾病。其常见病因包括:①深静脉血栓形成(deep vein thrombosis,DVT):这是最主要的原因,是由于下肢深静脉(如股静脉、腘静脉)的血栓脱落,随血流移行至肺动脉造成栓塞;②脂肪栓塞:多见于严重骨折、创伤或脂肪组织损伤后,脂肪或骨髓进入循环阻塞肺动脉;③空气栓塞:气体进入循环(如手术操作、中心静脉置管并发症)所致;④血栓形成倾向增加:涵盖遗传性或获得性凝血功能异常(抗磷脂综合征等)、恶性肿瘤、激素治疗、高凝状态等；⑤其他罕见原因（如感染性栓塞）。

然而，经过系统排查，本例患者：无明确 DVT 证据（下肢静脉超声阴性），无创伤、手术史（排除脂肪、空气栓塞），抗心磷脂抗体、肿瘤标志物、风湿免疫指标、甲状腺功能及血常规均未见明显异常（暂未发现明确易栓症基础疾病）。因此，其 PE 的确切病因目前尚不明确。为明确潜在病因，后续需对患者进行长期随访与深入检查，必要时需完善基因检测以排查遗传性易栓症。

5. 小结

青年男性肺动脉栓塞的原因可能涉及多个因素。常见的原因包括：深静脉血栓形成、遗传性或获得性凝血异常、长时间坐卧不动（如长途旅行）、外伤、手术等。此外，吸烟、过度肥胖、长期使用激素替代疗法等也可能增加患肺动脉栓塞的风险。对于青年男性，尤其需要注意以下事项：避免长时间久坐不动，尽量保持适当的身体活动和运动；如有凝血异常家族史或其他相关病史，应咨询医生进行评估；避免吸烟、限制肥胖，保持健康的生活方式；如果需要使用激素替代疗法，应及时尽快咨询医生并注意可能的风险。如出现胸痛、呼吸困难、咯血等肺动脉栓塞症状，应立即就医寻求专业治疗。及时识别潜在的危险因素，并采取适当的预防措施，对于青年男性预防肺动脉栓塞至关重要。

6. 专家点评

该病例为青年男性肺动脉栓塞，临床较为罕见，但有很多方面值得我们借鉴。①患者心电图表现不典型，很难直接联想到肺动脉栓塞。但是临床医生通过分析患者的临床表现、心脏彩超结果，能够迅速考虑到肺部疾病并迅速进行相关排查，诊断上较为迅速，治疗上更为积极合理。②患者相关检查、检验并没有明显提示深静脉血栓的形成，肺动脉及右心房血栓形成的原因暂不明确，且主管医生多方面检查检验（包括风湿免疫学检查）都未发现血栓形成的原因，目前患者血栓虽已经取出，但不排除将来血栓再次形成的可能性，仍需要长期随访观察。③该病例提示我们对于青年患者，除了要注意其冠心病、高血压等心血管疾病年轻化的同时，还需要注意其他易被忽视的心血管疾病，需要使用不同的检查手段发现线索，迅速作出诊断。

参考文献

[1] PALM V, RENGIER F, RAJIAH P, et al. Acute Pulmonary Embolism: Imaging Techniques, Findings, Endovascular Treatment and Differential Diagnoses[J]. Rofo-Fortschr Rontg, 2020, 192(1):38-49.

[2] REHAN S, KUTSCHERA P, PAUL E, et al. High-pitched tin-filtered CT pulmonary angi-

ography in radiation dose reduction for pulmonary embolism investigations in young fe-males[J]. Emerg Radiol, 2023, 30(4):425-433.

[3]　DEGERSTEDT S G, WINANT A J, LEE E Y. Pediatric Pulmonary Embolism: Imaging Guidelines and Recommendations[J]. Radiol Clin N Am, 2022, 60(1):69-82.

[4]　ARRU C D, DIGUMARTHY S R, HANSEN J V, et al. Qualitative and quantitative DECT pulmonary angiography in COVID-19 pneumonia and pulmonary embolism[J]. Clin Radiol, 2021, 76(5):391-392.

[5]　KONSTAM M A, KIERNAN M S, BERNSTEIN D, et al. Evaluation and Management of Right-Sided Heart Failure: A Scientific Statement From the American Heart Association[J]. Circulation, 2018, 137(20):e578-e622.

[6]　KLEIN N P, LEWIS N, GODDARD K, et al. Surveillance for Adverse Events After COVID-19 mRNA Vaccination[J]. Jama-J Am Med Assoc, 2021, 326(14):1390-1399.

病例 19

Shockwave 冲击波治疗重度钙化慢性完全闭塞性病变

解放军总医院第七医学中心　田新利　李俊峡

1. 病例简介

患者，女性，82 岁，胸闷、心悸 6 个月收入院。患者于 2022 年 5 月无明显诱因间断出现胸闷、心悸，未诊治，9 月 14 日因双眼白内障于眼科就诊，心电图示（图 19-1）：AF、RBBB，HR56bpm，心梗？收入心内科。既往有高血压病、高脂血症 20 余年，脑膜瘤术后 17 年，腰椎间盘突出术后 9 年，听力减退、白内障 6 年，无吸烟饮酒史，无家族史。初步诊断：①冠心病，不稳定型心绞痛，陈旧下壁心肌梗死；②心律失常，持续房颤，右束支传导阻滞；③高血压病 3 级（很高危组）；④高脂血症；⑤脑膜瘤术后；⑥腰椎间盘突出术后；⑦白内障。入院后完善术前检查，肝肾功能正常，左心室射血分数 66%，有冠状动脉造影适应证，无禁忌证，于 9 月 26 日行冠状动脉造影检查，结果示：左右冠脉走行区可见钙化影，LAD 中段 50% 局限狭窄，LCX 无明显狭窄，RCA 全程不规则，自中段 100% 闭塞，可见间隔支 -RCA 的 2 级侧支循环。根据冠脉造影结果，患者诊断明确，病变血管为右冠状动脉，为慢性完全性闭塞合并中重度、弥漫性钙化病变（图 19-2）。

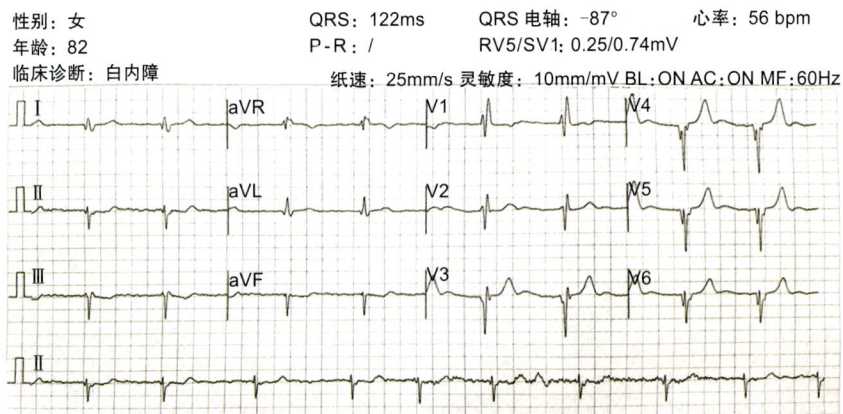

性别：女　　　　　　　　　　QRS：122ms　　　　QRS 电轴：-87°　　　　　心率：56 bpm
年龄：82　　　　　　　　　　P-R：/　　　　　　　RV5/SV1: 0.25/0.74mV
临床诊断：白内障　　　　　　　　　　　　　纸速：25mm/s 灵敏度：10mm/mV BL:ON AC:ON MF:60Hz

图 19-1　心电图

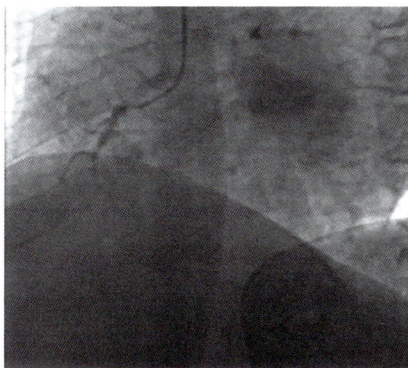

图 19-2　RCA 造影结果

2. 诊治经过

该患者根据冠脉造影和 IVUS 检查结果，病变为右冠状动脉慢性完全闭塞合并中重度、弥漫钙化，J-CTO 评分为 2 分，介入治疗策略包括 CTO 开通策略和钙化斑块病变的准备两方面。CTO 开通策略为首选前向开通策略，第 1 次介入选用 6F SAL1.0 指引导管，微导管支持下，Fielder-XTA 通过闭塞病变到达 RCA 远段，在 Guidezilla 支持下反复尝试送 1.5mm×15mm 球囊仍不能通过中段病变，结束手术。

1 个月后采用经皮冠状动脉血管内冲击波能量钙化碎裂术行第 2 次介入，选用更强支撑指引导管 6F AL0.75 指引导管，微导管支持下，送入旋磨导丝及 1.5mmbur，以 160 000Round/min 由近及远进行多次旋磨，旋磨后送 1.5mm×15mm 球囊通过中段病变时仍不顺畅，行 IVUS 检查，IVUS 不能通过中段最狭窄处，于最狭窄处起始，由远及近行 IVUS 检查，结果显示为Ⅳ级环形钙化，决定行 IVL。Guidezilla 支持下，送入 2.5mm×12mm Shockwave C2 导管通过病变最重处，由远及近于长病变处实施 8 个周期 80 个脉冲的冲击波治疗，每股病变给予 20 个脉冲的治疗，治疗后行 IVUS 检查，IVUS 顺利通过中段最狭窄处，IVUS 显示钙化环经旋磨后被进一步打开，之后由远及近顺利植入 2.5mm×36mm、3.0mm×33mm 和 3.5mm×24mm 支架（图 19-3）。即刻操作成功，患者无围术期并发症发生，30 天随访无 MACE（包括心源性死亡、心肌梗死或靶血管重建）发生，术后半年顺利进行了双眼白内障手术，随访 1 年，患者病情稳定。

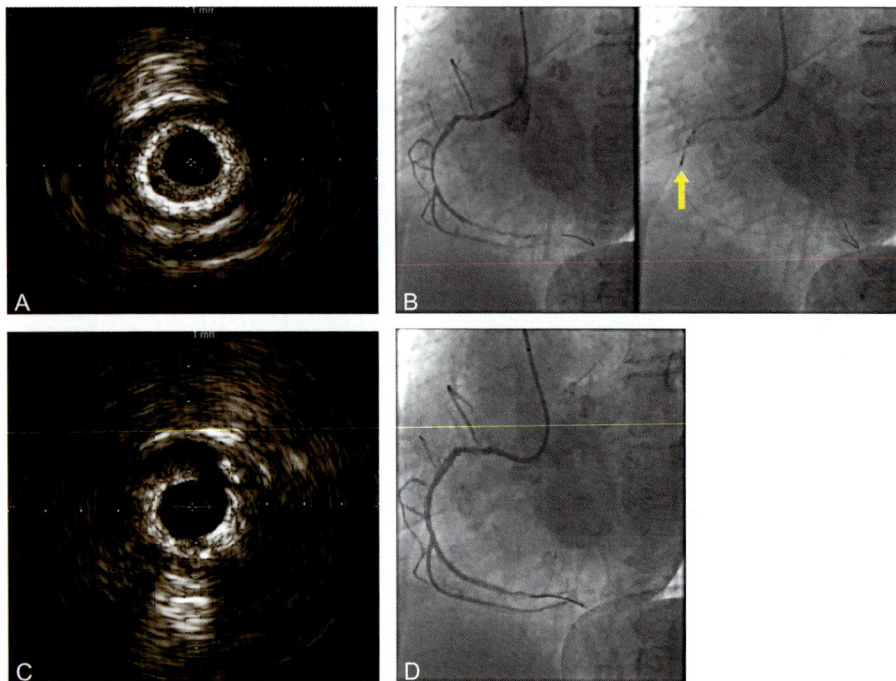

图19-3   介入治疗相关影像

A. 旋磨后血管内超声影像；B. 旋磨后冠状动脉造影结果，红色箭头示冠状动脉病变位置；C. 旋磨 +
Shockwave C2 导管冲击波治疗后血管内超声检查，可见更多钙化环被打开，产生裂纹；D. 旋磨 +Shock-
wave C2 导管冲击波治疗后冠状动脉造影，可见管腔扩大

3. 讨论

重度钙化常见于冠状动脉慢性完全闭塞（CTO）病变，与 PCI 手术难度增加及术后长期预后不良有关。冠状动脉钙化尤其是严重钙化病变往往伴随血管成角、扭曲，且对血管张剂的反应较差，使介入相关器械通过的难度增加，导致介入器械不能到位、支架脱落、导丝断裂、支架纵向压缩等情况的发生风险增高；钙化病变属于高扩张阻力病变，球囊成形术下球囊难以充分扩张，通常需要较高的压力扩张钙化病变，导致血管夹层、穿孔、破裂、无复流的风险明显增高，甚至可发生球囊破裂；在未充分扩张的钙化病变段内植入支架，易出现支架膨胀不全、贴壁不良、支架不规则变形等，增加了支架内血栓、支架再狭窄的发生风险。

处理钙化病变，首先对钙化病变进行评价。目前冠状动脉钙化的主要影像学评估手段包括冠状动脉 CT、冠状动脉造影、血管内超声和光学相干断层成像，术中根据病情及导管室条件，可以选择一种或多种方式相结合来评估钙化情况以达到最佳评估效果。冠状动脉造影是诊断钙化病变最常用的手段，特异度高达 89%，尤其是对严重钙化病变诊断的特异度可达 98%，但敏感度仅 48%。依据冠状动脉造影结果，可将钙化病变的严重程度分为：①无钙化；②轻度钙化；③中度钙化；④重度钙化。IVUS 诊断钙化病变的敏感度 90%，特异度 100%。根据 IVUS 图像中的钙化弧度可将钙化分为 I ～ IV 级，该分级可有效指导临床介入治疗的策略，除了钙化范围，IVUS 还可准确测量钙化病变的长度。此外，冠状动脉钙化的临床分类较多，可根据范围分为局限钙化、弥漫钙化，根据部位分为内膜钙化、外膜钙化、斑块基底部钙化以及全层钙化，根据是否成角分为轻度成角（＜ 30°）、中度成角（45°～ 60°）、中重度成角（60°～ 90°）、严重成角（＞ 90°），根据钙化与病变的关系分为病变前钙化、病变处钙化、病变后钙化，根据钙化是否累及分叉分为单纯钙化病变、分叉钙化病变等，介入医师应注意冠状动脉钙化的临床分类，以对其进行综合性评估。

对于冠状动脉钙化病变的治疗，目前常用的处理方法包括非顺应性球囊、切割球囊、棘突球囊、斑块旋磨术以及准分子激光等，但均存在一定的局限性。高压球囊和改良型球囊（如棘突和切割球囊）一般适用于轻、中度钙化病变，对深层、重度钙化血管的扩张效果欠佳，易留有明显的残余狭窄，从而影响支架的输送和扩张。斑块旋磨/旋切术可处理血管内膜的浅层钙化，技术操作难度大，学习曲线长，术后并发症发生率较高，主要并发症包括慢血流或无复流、冠脉夹层或穿孔、旋磨头嵌顿等。准分子激光主要适用于轻中度钙化病变，对严重钙化病变的治疗有效率较低。

该患者第 1 次介入采用 6F AL0.75 指引导管及 Guidezilla 延长导管，Fielder-XTA 导丝前向开通闭塞段，但反复尝试均不能令 1.5mm × 15mm 球囊通过最狭窄处，上述情况提示采用常规方法不能完成操作，需要使用能够处理深层重度钙化技术。针对该病例钙化病变的特点，第 2 次介入前，我们准备了常规器械，如高压球囊、切割球囊、小直径球囊等，还准备了旋磨仪和 Shockwave IVL 血管内冲击波能量系统，术中通过旋磨和冲击波治疗，修饰钙化斑块，使球囊及支架顺利通过，完成手术。

4. 小结

对于严重、弥漫、成角及深层的钙化病变，IVL 可通过球囊导管将脉冲波输送至钙化部位，将钙化的斑块"震松"产生裂纹，改善血管的顺应性，同时对血管壁的正常结构无损伤，避免了血管内膜的损伤，提高介入成功率并减少并发症。随着血管内冲击波 IVL 循证证据的增多，其临床应用越来越广泛，使钙化病变得到更好的治疗，正如《冠状动脉钙化病变诊治中国专家共识（2021 版）》中指出的，IVL 有望成为"冠状动脉钙化病变的终结者"。

5. 专家点评

　　IVL 作为一种处理严重钙化病变的新技术，不仅对浅表钙化有作用，而且是目前唯一对深层钙化有治疗作用的技术，且较其他技术更为安全、有效和简便，循证医学证据充分并得到国内外指南及专家共识的推荐。Disrupt CAD Ⅰ - Ⅳ是血管内冲击波 Shockwave IVL 在欧洲、美国、亚太等多个国家或地区开展的前瞻性、单臂、多中心系列研究，其中 Disrupt CAD Ⅲ 是迄今为止采用 IVL 治疗冠状动脉钙化病变规模最大且具有良好安全性、有效性及统计学效力的研究。该研究纳入了 47 家中心 384 例 100% 重度钙化病变患者，主要疗效终点是手术成功，定义为支架植入后残余狭窄小于 50%，同时无院内 MACE 发生，安全性终点为 30 天 MACE 事件（包括心源性死亡、心肌梗死或靶血管重建），两项终点均与预先指定指标进行比较，其中有 100 例采用 OCT 亚组研究来评估 IVL 治疗钙化的作用机制和评估效果。Disrupt CAD Ⅲ 研究结果表明，Shockwave IVL 具有优越的血管准备和治疗效果，安全性好，研究达到了主要安全性和有效性终点，符合研究成功的标准。在 OCT 亚组分析中，由核心实验室判定钙化最严重的病变部位，支架展开率达 102%，该结果证实了试验用器械的可靠性。2021 年美国心脏病学会（ACC）、美国心脏协会（AHA）、心血管造影和介入协会（SCAI）发布的冠状动脉血运重建指南中 IVL 处理钙化病变的推荐等级为 B。2022 年《国际心脏病学杂志》发表了欧洲心血管激光学会专家共识，在重度钙化处理的临床路径中，推荐将 IVL 作为其重要处理措施之一，为冠状动脉钙化病变的治疗提供了一种全新的选择。

参考文献

[1] TZAFRIRI A R, GARCIA-POLITE F, ZANI B, et al. Calcified plaque modification alters local drug delivery in the treatment of peripheral atherosclerosis[J]. J Control Release, 2017, 264: 203-210.

[2] KOBAYASHI Y, OKURA H, KUME T, et al. Impact of target lesion coronary calcification on stent expansion[J]. J Circ J, 2014, 78(9): 2209-2214.

[3] GÉNÉREUX P, MADHAVAN M V, MINTZ G S, et al. Ischemic outcomes after coronary intervention of calcified vessels in acute coronary syndromes. Pooled analysis from the HORIZONS-AMI (Harmonizing Outcomes With Revascularization and Stents in Acute Myocardial Infarction) and ACUITY (Acute Catheterization and Urgent Intervention Triage Strategy) trials[J]. J Am Coll Cardiol, 2014, 63(18): 1845-1854.

[4] 王伟民，霍勇，葛均波，等 . 冠状动脉钙化病变诊治中国专家共 识 (2021 版)[J]. 中国介入心脏病学杂志 , 2021, 29(5): 251-259.

[5] ABDEL-WAHAB M, RICHARDT G, JOACHIM BÜTTNER H, et al. Highspeed rotational atherectomy before paclitaxel-eluting stent implantation in complex calcified coronary

lesions: the randomized ROTAXUS (Rotational Atherectomy Prior to Taxus Stent Treatment for Complex Native Coronary Artery Disease) trial[J]. JACC Cardiovasc Interv, 2013, 6(1): 10-19.

[6]　LIANG B, G U N. Evaluation of the safety and efficacy of coronary intravascular lithotripsy for treatment of severely calcified coronary stenoses: Evidence from the serial disrupt CAD trials[J]. Front Cardiovasc Med, 2021, 8: 724481.

[7]　KEREIAKES D J, DI MARIO C, RILEY R F, et al. Intravascular lithotripsy for treatment of calcified coronary lesions: patient-level pooled analysis of the disrupt CAD studies[J]. JACC Cardiovasc Interv, 2021, 14(12): 1337-1348. 8 KEREIAKES D J, VIRMANI R, HOKAMA J Y, et al. Principles of intravascular lithotripsy for calcific plaque modification[J]. J Am Coll Cardiol Interv, 2021, 14(12): 1275-1292.

[8]　Writing Committee Members；LAWTON J S, TAMIS-HOLLAND J E, et al. 2021 ACC/AHA/SCAI Guideline for Coronary Artery Revascularization: A Report of the American College of Cardiology/American Heart Association Joint Committee on Clinical Practice Guidelines[J]. J Am Coll Cardiol, 2022, 79(2): e21-e129.

[9]　GOLINO L, CAIAZZO G, CALABRÒ P, et al. Excimer laser technology in percutaneous coronary interventions: Cardiovascular laser society's position paper[J]. Int J Cardiol, 2022, 350: 19-26.

高嗜酸性粒细胞增多综合征累及心脏

解放军总医院第三医学中心　张　晋

1. 病例简介

患者，女性，47 岁，主因"胸闷 1 月余，加重伴喘憋 1 周"于 2021 年 4 月 10 日入院。既往史：类风湿性关节炎病史数十年，支气管哮喘多年，不规律口服来氟米特、雷公藤多苷片。1 个月前患急性脑梗死。1 个月前外院冠脉造影正常。否认其他系统病史，否认食物、药物过敏史。无疫水、疫区接触史，无寄生虫接触史。入院查体：体温 36.2℃，呼吸 25 次 /min，血压 102/84mmHg。端坐位，喘憋状，神清语利，颈静脉无怒张，浅表淋巴结未触及肿大。双肺呼吸音粗，未闻及干湿性啰音，心率 99 次 / 次，律齐，各瓣膜听诊区未闻及病理性杂音。腹软、无压痛、反跳痛及肌紧张，肝脾肋下未及，双下肢轻度指凹性水肿。辅助检查：血白细胞计数 16.77×10^9/L、嗜酸性粒细胞 8.14×10^9/L［参考值（$0.05 \sim 0.50$）$\times 10^9$/L］、血红蛋白 96g/L、血小板计数 92×10^9/L；电解质及肾功能、血糖正常；谷丙转氨酶及胆红素正常，白蛋白 32g/L、乳酸脱氢酶 699U/L；LDL-C 3.25mmol/L；肌钙蛋白 I 3.14ng/ml（参考值 < 0.16ng/ml）；NT-ProBNP12100pg/ml；D- 二聚体 601ng/ml（参考值 < 500μg/L）；hs-CRP 33.3mg/L；类风湿因子 776IU/ml；免疫球蛋白、抗核抗体谱 15 项阴性。动脉血气分析 pH 7.33，PCO_2 25.8mmHg、PO_2 110mmHg、Lac 2.6mmol/L、BE -7.3mmol/L。心电图：窦性心律，肢体导联低电压，V1 ～ V3 呈 QS 型，V4 呈 rS 型，V4 ～ V6 导联 ST 段压低、T 波倒置，Q-T 间期延长（图 20-1）。心脏超声：二尖瓣钙化并少量反流，三尖瓣中量反流，主动脉瓣少量反流，心包腔积液（后心包 1.0cm），左心尖部局限性增厚（最厚处 1.7cm），右心尖局限性增厚（最厚处 1.3cm），LVEF 52%（图 20-2）。血管超声：双下肢深静脉高凝状态，左下肢肌间静脉血栓形成。

进一步心衰查因：骨髓细胞膜分化抗原 / 细胞胞浆抗原检测：可见 0.97% 正常原始幼稚髓细胞，嗜酸性粒细胞比例 14.37%，其余各系细胞未见明显异常。染色体核型分析为正常女性核型；染色体荧光原位杂交分析（FISH MPN/CMPD 4 种探针）阴性；43 种融合基因筛查阴性。结合血液、骨髓检查结果和心脏超声特点，诊断高嗜酸细胞增多综合征，Löffler 心内膜炎。

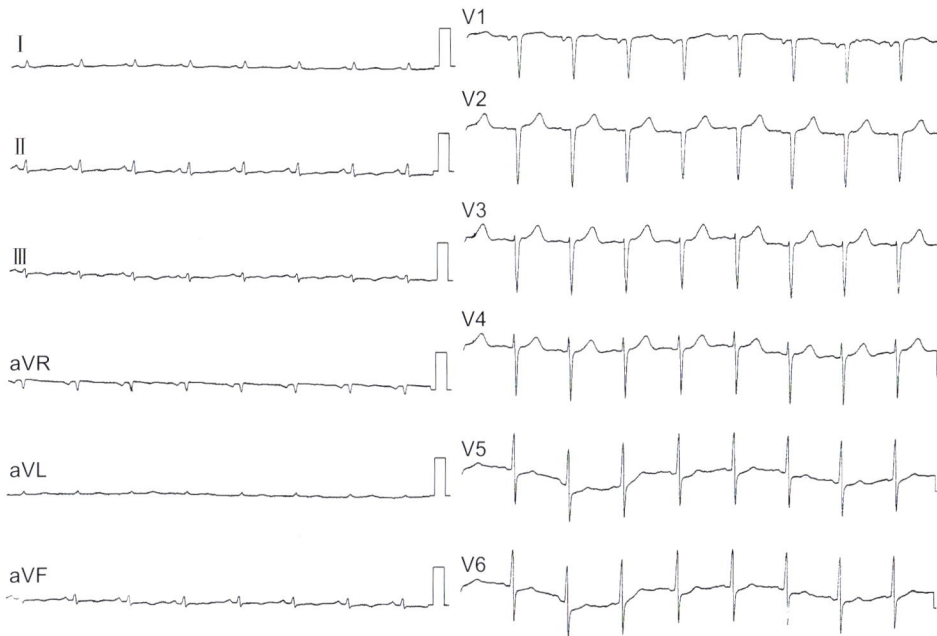

图 20-1　入院心电图

窦性心律，肢体导联低电压，V1 ～ V3 呈 QS 型，V4 呈 rS 型，V4 ～ V6 导联 ST 段压低、T 波倒置，Q-T 间期延长

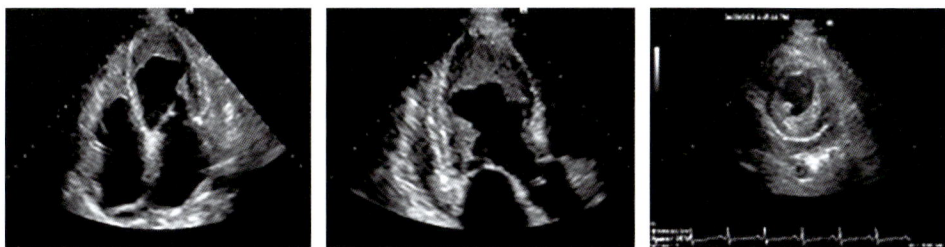

图 20-2　入院心脏超声

从左至右分别为心尖四腔心、心尖长轴、左室短轴切面，可见左室及右室心尖部局限性增厚

2. 诊治经过

应用甲泼尼龙琥珀酸钠、重组人脑利尿钠肽、祥利尿剂、去甲肾上腺素等治疗效果不佳，患者喘憋无好转，血压下降至 80/52mmHg，遂入院当晚行主动脉内球囊反搏辅助，憋气及休克状态改善，血压维持在（100 ～ 110）/（60 ～ 70）mmHg，但呼吸频率仍较快。次日复查 NT-ProBNP 下降至 8770pg/ml；但动脉血气示乳酸显著升高、严重代酸并呼碱：pH 7.42，PCO_2 12mmHg，

PO_2 90mmHg，HCO_3^- 7.8mmol/L，BE − 16.7mmol/L，Lac 8.3mmol/L；谷丙转氨酶 709U/L、谷草转氨酶 1500U/L、超敏 C- 反应蛋白 52.9mg/L、D- 二聚体 2933ng/ml，均呈显著上升趋势。病情分析：①经 IABP 治疗后患者体循环稳定，而类风湿因子、超敏 -C 反应蛋白、各种酶学指标、乳酸升高明显，提示炎性反应重，可能与细胞炎性损伤坏死相关；②不除外由中枢神经系统病变导致呼吸异常。予药物镇静、气管插管机械通气，以抑制过快的自主呼吸，碳酸氢钠纠正酸中毒，继续糖皮质激素、抗心衰（螺内酯、诺欣妥、酒石酸美托洛尔、袢利尿剂等）、抗凝等治疗。1 周后病情明显好转，各项化验指标趋于正常，撤除 IABP，9 天后拔除气管插管，于 2021 年 4 月 29 日出院，院外规律服用维持量强的松、利伐沙班、诺欣妥、恩格列净、富马酸比索洛尔、螺内酯。

1 年后随访：日常活动轻度受限。主要检验指标变化情况见表 20-1。心脏超声：双房扩大（左房前后径 45mm，右房 48mm），左室、右室心尖局限性增厚，二、三尖瓣重度反流，EF 72%（图 20-3）。心脏磁共振平扫及延迟扫描：双房扩大，左房横径 45mm，长径 83mm，右房横径 53mm，长径 65mm；电影图像左室心肌运动受限，双房扩展；EF 50%；左室心尖区呈"鸟嘴样"增厚，以心内膜增厚为主，右室前壁心肌增厚；心尖心内膜下、右室前壁心内膜下及部分乳头肌弥漫线样延迟强化（图 20-4）。

表 20-1　随访期间主要检验指标

	住院最高值	出院时	6 个月	12 个月
血白细胞计数（×10^9/L）	17	8.58	12.6	10.6
嗜酸细胞计数（×10^9/L）	8.41	0.15	0.12	0.06
NT-proBNP（pg/ml）	16 000	6860	1422	3830
D- 二聚体	3.33	0.5	0.2	0.5

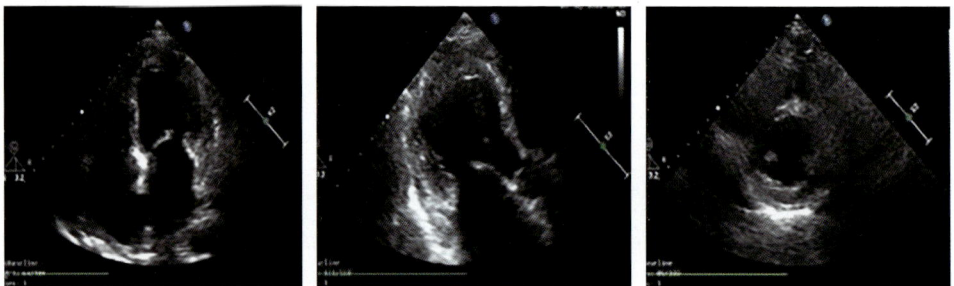

图 20-3　1 年后心脏超声
从左至右分别为心尖四腔心、心尖长轴、左室短轴切面，左室及右室心尖部增厚有所减轻

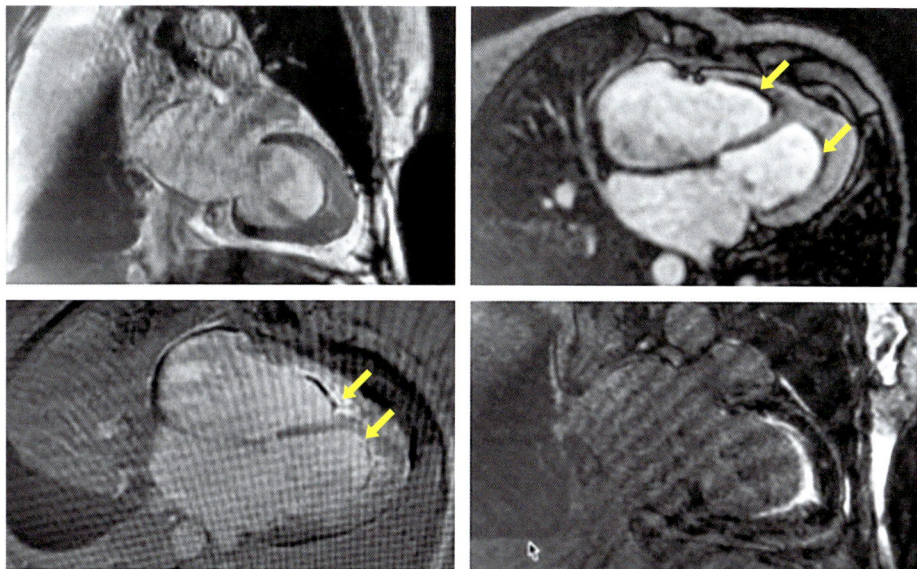

图 20-4　1 年后心脏磁共振

上左：电影序列、胸骨旁长轴，左室心腔小，心尖闭塞，左房明显扩大；上右：心肌灌注显像，心尖四腔心层面，左右心室内膜下灌注缺损（箭头），提示附壁血栓形成；下左：延迟强化序列，心尖四腔心层面，心尖部心内膜纤维化，表现为高信号（箭头）；下右：延迟强化序列，胸骨旁长轴层面，左室心尖部内膜广泛纤维化，呈鸟嘴样高信号（箭头）

3. 讨论

当外周血嗜酸性粒细胞绝对计数 > $0.5 \times 10^9/L$ 时，诊断为嗜酸性粒细胞增多症（eosinophilia）。高嗜酸性粒细胞增多症（hypereosinophilia，HE）则是指间隔 1 个月以上、外周血两次检查嗜酸性粒细胞绝对计数 > $1.5 \times 10^9/L$ 和（或）骨髓有核细胞计数酸性粒细胞比例 ≥ 20% 和（或）病理证实组织嗜酸性粒细胞广泛浸润和（或）发现嗜酸性粒细胞颗粒蛋白显著沉积（在有或者没有较明显的组织嗜酸性粒细胞浸润的情况下）。HE 是一类异质性疾病，按病因分为遗传性、原发性、继发性和特发性四类。该患者骨髓染色体核型分析、染色体荧光原位杂交分析、43 种融合基因筛查均阴性，不支持遗传性或原发性 HE，既往有类风湿性关节炎和哮喘病史，需考虑继发性或特发性可能。

高嗜酸性粒细胞增多症常伴有多脏器功能受损，称为高嗜酸性粒细胞增多综合征。受累器官组织包括肺、心脏、消化道、神经系统、皮肤等，可能与嗜酸性粒细胞脱颗粒现象有关，并作用于细胞肌浆膜和线粒体呼吸链中的酶成分。此外，嗜酸性粒细胞增多具有高凝倾向，易形成血栓，伴或不伴栓塞。嗜酸性粒细胞可浸润心脏三层结构、传导系统及冠状动脉血管，引起心内膜炎及冠状动脉痉挛、闭塞等。嗜酸性粒细胞增多性心内膜炎又称为 Löffler 心内膜炎，最早于 20 世纪 30 年代由 Löffler 报道，其病理过程可分为坏死期、血栓形成期和纤维化期。坏死期表现为嗜酸性粒细胞及淋巴炎性细胞的浸润，常累及不超过心肌内层的 2/3；血栓形成期炎症反应会逐渐减弱，心内膜逐渐增厚；纤维化期炎症细胞消失，心内膜面纤维组织增生，并可累及心尖部、腱索及乳头肌，导致心尖部的闭塞、心腔的变形及舒张功能受限，最终出现继发性心房扩大、房室瓣关闭不全，是患者死亡的主要原因之一。Löffler 心内膜炎的确诊主要依靠心内膜活检，超声心动图检查可在一定程度上作为影像辅助诊断的手段之一。心脏磁共振扫描分辨率的提高以及对比剂延迟扫描对于心肌纤维化的良好显示，使其对于 Löffler 心内膜炎的无创诊断成为可能，且在血栓检出的灵敏性方面要明显优于超声检查。

高嗜酸性粒细胞增多综合征治疗的目的是降低嗜酸性粒细胞计数，减少嗜酸性粒细胞介导的器官功能受损。治疗包括早期开始的标准心力衰竭管理，类固醇皮质激素用于严重的或致命性器官受累时的紧急处理和病程中维持治疗。靶向药物如伊马替尼用于治疗原发性 HE。有文献报道沙库巴曲缬沙坦能够抑制或逆转 HE 患者的心室重构。本例患者超声及心脏磁共振结果均支持 Löffler 心内膜炎的诊断，且并发心衰、心源性休克，标准心衰药物治疗及激素冲击效果不佳，经 IABP 辅助，患者血流动力学趋于稳定，心功能好转。尽管 IABP 治疗 Löffler 心内膜炎合并心衰、心源性休克尚未有报道，本例患者的救治具有一定临床借鉴意义。

4. 专家点评

Löffler 心内膜炎在高嗜酸性粒细胞增多症患者中约占 40% ～ 60%，由于心内膜活检的有创性，开展受限，一般通过超声心动图及心脏磁共振成像来诊断，且心脏磁共振成像对疾病的分期具有较高的敏感性和特异性，该例患者心脏超声和磁共振影像非常典型，包括心尖部的闭塞、心尖部心内膜纤维化、附壁血栓、心腔舒张功能受限，继发性心房扩大、房室瓣关闭不全等。此疾病发展到心源性休克时，死亡率极高，本例患者在常规治疗基础上，在心衰急性失代偿期应用 IABP 维持了血流动力学稳定，使患者有机会进一步康复，其治疗过程可供临床参考。另外，在 Löffler 心内膜炎纤维化期时使用内科药物治疗的同时尚可考虑联合外科手段治疗。

参考文献

[1]　中华医学会血液学分会白血病淋巴瘤学组 . 嗜酸粒细胞增多症诊断与治疗中国专家共识 (2017 年版)[J]. 中华血液学杂志 , 2017, 38(7): 561-565.

[2]　OGBOGU P U, ROSING D R, HORNE M K. Cardiovascular manifestations of hypereosinophilic syndromes[J]. Immunol Allergy Clin North Am, 2007,27(3):457-475.

[3]　MANKAD R, BONNICHSEN C, MANKAD S. Hypereosinophilic syndrome: cardiac diagnosis and management[J]. Heart, 2016, 102(2): 100-106.

[4]　张蕊 , 胡越成 , 关欣 , 等 . Löeffler 心内膜炎一例 [J]. 中华心血管病杂志 , 2021, 49(8): 816-818.

免疫检查点抑制剂相关性心肌炎疑难病例分析

解放军总医院第六医学中心　薛　剑

1. 病例简介

患者，女性，51 岁，于 2014 年 9 月中旬因"咳嗽、咳黄色黏痰"就诊于当地医院，完善检查后诊断"胸腺恶性肿瘤，胸膜及双肺转移"，10 月予紫杉醇联合奈达铂化疗 1 周期，紫杉醇联合顺铂化疗 2 周期，疗效 PD。2015 年 1 月 10 日至 2 月 26 日行培美曲塞二钠联合顺铂方案化疗 4 周期，最佳疗效 SD。2015 年 4 月 27 日患者因"诊断胸腺恶性肿瘤 7 个月"至我院首次就诊。入院后行右肺肿物射频消融术 + 右肺肿物活检术，术后病理示：B3 型胸腺瘤。遂 2015 年 05 月 28 日始行恩度联合洛铂及替吉奥胶囊 6 周期，最好疗效 PR，PFS 1 年 6 个月；替吉奥胶囊联合贝伐珠单抗 4 周期，疗效 SD，PFS 10 个月；入组 KN035-CN-001 临床研究，KN035 研究药物 6 个月，疗效 PD；甲磺酸奥希替尼片 6 个月，疗效 SD，因不良反应不能耐受停药；盐酸安罗替尼胶囊 6mg，1 次 / 日治疗 5 个月，疗效 SD（偏差），后盐酸安罗替尼胶囊 12mg，1 次 / 日 + 替吉奥胶囊 40mg，2 次 / 日方案治疗 1 周期，疗效 SD（偏差）；右后外侧开胸探查、肺转移瘤摘除术，2019 年 9 月疾病进展，行西妥昔单抗 4 周期，因出现明显过敏反应，停止用药，因出现腰背部及右季肋区疼痛加重，行骨转移瘤局部放射治疗；2019 年 11 月初明确疾病进展，11 月 13 日始行纳武利尤单抗治疗 3 周期，疗效 SD。2019 年 12 月 26 日出现活动中出现胸痛胸闷，多汗，休息 10min 左右缓解，胸闷胸痛症状发作符合心绞痛发作特点，完善检查及检验后心电图较前有 ST-T 动态改变，且心肌肌钙蛋白升高，首先考虑急性冠脉综合征可能，急性前侧壁心肌梗死可能，进一步完善检查并多学科会诊后诊断胸闷胸痛原因免疫性相关性心肌炎，给予呋塞米利尿、富马酸比索洛尔改善心室重构等治疗后，患者胸闷胸痛等症状逐渐缓解，肌钙蛋白逐渐降至正常。

既往史：2009 年诊断高血压病，口服珍菊降压丸血压控制可；2010 年诊断慢性支气管炎，间断抗感染治疗；2010 年右手拇指外伤骨裂，已愈合；2016 年 8 月诊断双眼白内障；2019 年 2 月底诊断甲状腺功能减退，口服优甲乐治疗；2019 年 11 月底诊断左乳腺癌，12 月 17 日新辅助治疗：阿那曲唑（1mg，1 次 /

日）＋曲妥珠单抗（440mg 1 次 /28 天）治疗。

体格检查： 一般情况尚可，ECOG 评分：1 分，消瘦，疼痛评分：3 分，神清，精神可，颈软、无抵抗，指鼻、双手轮替试验、闭目难立征阴性。双侧瞳孔等大等圆，对光反射灵敏，外耳廓及鼻部未见明显畸形，听力及嗅觉可，咽未见红肿，未见扁桃体肿大。皮肤巩膜无黄染，皮肤结膜无苍白，甲状腺触诊软，左乳内上象限可触及一大小约 2cm×2cm 肿物，边界不清，活动差，于胸壁无融合固定，右胸壁可见两处手术瘢痕，已愈合；双颈部可扪及数枚肿大淋巴结，较大者位于左颈部直径约为 5cm，质硬，活动差，压痛（－）。胸廓未见畸形，心律齐，心脏各听诊区未闻及病理性杂音。双肺叩诊呈清音，右下肺呼吸音低，其余肺叶呼吸音略粗，双肺可闻及散在哮鸣音。未及明显压痛及反跳痛，肝脾肋下未及，肠鸣音 2～3 次 /min，双下肢不肿，四肢肌力Ⅴ级，右肩活动范围受限，右臂抬举受限，四肢浅感觉稍下降，深感觉正常，双侧巴氏征阴性。

辅助检查：

（1）胸部平扫（2019 年 11 月 7 日，我院）：胸腺瘤患者，主动脉周围及前纵隔软组织肿块，两肺、胸膜、多组淋巴结及心包多发转移；右侧胸腔积液；右肺炎症改变局部略增大。

（2）肿瘤指标（2019 年 3 月 11 日，我院）：CYFRA21-1 9.71ng/ml。

诊断分期及分子病理特征：

①B3 型胸腺瘤，多发淋巴结转移，双肺转移，心包及胸膜转移，多发骨转移，肝脏转移；②左乳浸润性癌。

分子病理特征：B3 型胸腺瘤 CK5/6（＋），P63（＋），P40（＋），CD5（－），CD117（－），CK19（＋），GATA-3（－），GCDFP-15（－）。

基因检测：（2019 年 9 月 27 日外周血 NGS）均为野生型；TMB 11.77Muts/Mb 分级 Low；PD-L1（肿瘤细胞）＞80%。

2. 诊治经过

抗肿瘤治疗过程：

（1）治疗过程（2019 年 11 月 7 日复查后进展，余同现病史）：患者 PD-L1 表达（肿瘤细胞）＞80%，2019 年 11 月初明确疾病进展，2019 年 11 月 13 日始行纳武利尤单抗（200mg 2W/f）治疗第 1 周期，耐受可。遂于 2019 年 11 月 28 日、2019 年 12 月 13 日分别行纳武利尤单抗（200mg 2W/f）单药治疗 2 周期。2019 年 12 月 26 日活动中出现胸痛胸闷，为心前区压榨性疼痛，疼痛范围约巴掌大小，未向后背部及左肩部放射，伴憋气，活动耐量下降明显，步行约 100m 或爬 1 层楼即可出现胸闷胸痛。分别于 2019 年 11 月 26 日、2019 年 12 月 10

日对患者行疗效评价，疗效评价 SD（图 21-1）。

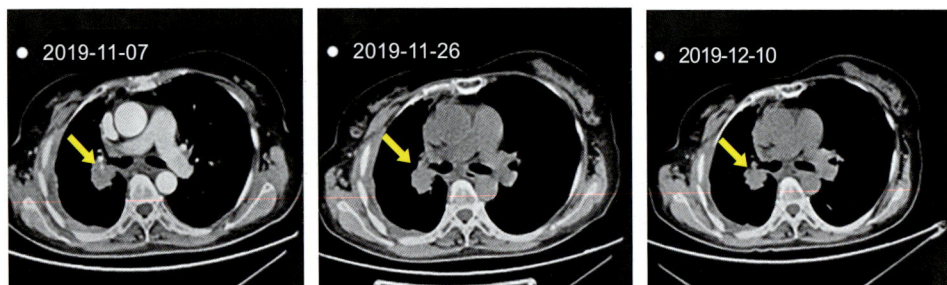

图 21-1　胸部 CT

不良反应：免疫相关性心肌炎。

（2）相关体征变化：左颈部转移淋巴结较前缩小，直径约 3cm（图 21-2），其余肿瘤相关体征同前。

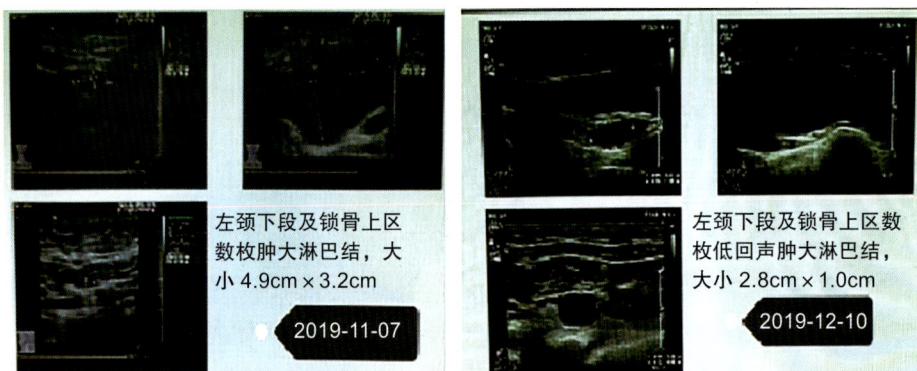

左颈下段及锁骨上区数枚肿大淋巴结，大小 4.9cm×3.2cm
2019-11-07

左颈下段及锁骨上区数枚低回声肿大淋巴结，大小 2.8cm×1.0cm
2019-12-10

图 21-2　颈部淋巴结超声

（3）相关辅助检查（肿瘤评估）：见表 21-1。

表 21-1　辅助检查

可测量病灶	检查手段	层面	大小	检查日期
右肺门病灶	CT	Lm26	27mm	2020-11-07
右肺门病灶	CT	Lm25	27mm	2020-11-26
右肺门病灶	CT	Lm26	25mm	2020-12-10
非靶病灶	检查手段	层面	大小	检查日期
主动脉周围	CT	-	25mm	2020-11-07
纵隔内淋巴结	CT	-	25mm	2020-11-26
右侧胸膜转移灶	CT	-	25mm	2020-12-10

查体：神志清，精神差，左肺呼吸音清，左肺可闻及少量干性啰音，右肺呼吸音低，双下肺可闻及湿性啰音，心率约 80 次 /min，律齐，各瓣膜听诊区未闻及病理性杂音，双下肢轻度凹陷性水肿。查血超敏 C 反应蛋白 13mg/L，D- 二聚体 317ng/ml，肌钙蛋白 0.171ng/ml，肌红蛋白 173.8ng/ml，NT-ProBNP497pg/ml。心电图示窦性心律，V2 ～ V4 导联 ST 段压低 0.05 ～ 0.2mV，T 波深倒，V4 ～ V6 导联 ST 段抬高 0.1 ～ 0.2mV。超声心动图示射血分数 67%，主动脉瓣钙化。患者老年女性，胸闷胸痛症状发作符合心绞痛发作特点，心电图较前有缺血动态改变，且心肌肌钙蛋白升高，首先考虑急性冠脉综合征可能，急性前侧壁心肌梗死可能，向患者家属建议急诊行冠脉造影明确冠脉病变，家属拒绝，要求药物保守治疗。遂给予阿司匹林联合氯吡格雷双联抗血小板聚集、磺达肝葵钠抗凝、阿托伐他汀钙调脂稳斑、硝酸酯类扩冠、改善心脏供血及心脏支持治疗。患者胸闷胸痛症状略有缓解，仍自觉不适，动态复查心肌肌钙蛋白维持波动于 0.171 ～ 0.211ng/ml。多次复查心电图较前未见急性心肌梗死后动态演变。患者肌钙蛋白呈持续小范围升高状态，心电图不符合急性心肌梗死动态演变过程，且给予强化抗栓、改善心脏供血等治疗后患者仍诉胸闷胸痛等不适，此次不支持急性冠脉综合征、急性高侧壁心肌梗死诊断。考虑胸闷胸痛为纳武利尤单抗相关免疫性心肌炎诊断。建议患者转至阜外医院继续心脏专科诊治。患者转至阜外医院复查超声心动图示左室射血分数 50%，未见室壁运动异常，行心脏负荷 ECT 检查示踏车试验阴性，运动心肌灌注显像未见心肌缺血征象。排除冠心病、急性冠脉综合征诊断。患者于 2020 年 3 月 18 日行心脏核磁检查示左室前壁、侧壁及心尖部受累，T1WI 低信号，T2WI 高信号及 T2STIR 高信号，心肌水肿可能；双房及左室偏大，左室受累心肌收缩及舒张功能均减低，心包不规则增厚。至此，患者胸闷胸痛原因考虑程序性死亡蛋白 -1（PD-1）所致免疫性心肌炎，多学科讨论后停用阿司匹林、氯吡格雷、单硝酸异山梨酯等冠心病药物，给予呋塞米利尿、富马酸比索洛尔改善心室重构等治疗后患者胸闷胸痛等症状逐渐缓解，肌钙蛋白逐渐降至正常。

3. 讨论

患者老年女性，既往胸腺瘤多种化疗药物，于住院期间出现活动时胸闷胸痛等不适，查血肌钙蛋白升高，心电图呈心肌缺血动态演变，首先考虑为冠心病、急性冠脉综合征。肿瘤患者本身体内可能存在慢性炎症，可诱发不稳定斑块破裂导致急性血栓形成，诱发不稳定心绞痛。但是本例患者家属拒绝行冠脉造影，未能于第一时间明确冠脉病变情况，从采用经验性的药物保守治疗后效果不佳，且动态监测心肌酶、肌钙蛋白及心电图动态演变过程均不支持急性冠脉综合征诊断。患者胸闷胸痛症状明显，提示心脏功能受损明显，但是肌钙蛋白升高不明显，提示患者心肌细胞坏死的范围并不多，相当一部分心肌细胞可能为水肿钝抑状态，结合患者此次入院行 PD-1 免疫治疗，考虑免疫性心肌炎可能。心肌炎最为常见的表现为心肌细胞膜通透性增加，心肌细胞水肿。水肿组织在磁共振 T2 加权成像中表现为高信号。患者其后行心脏核磁检查支持为免疫性心肌炎诊断。

PD-1 相关免疫性心肌炎发生率低，仅为 1.14%，目前尚无统一的诊断和治疗指南。免疫性心肌炎为一组心肌炎症性疾病，因此更多的是一个临床诊断而非组织学或病理学诊断，因而诊断需要结合临床表现、实验室及影像学检查综合分析。本例患者于住院期间免疫治疗后出现胸闷胸痛等不适，肌钙蛋白轻度升高，心电图较前动态改变，其后心脏核磁提示心肌细胞水肿，收缩及舒张功能减低，临床诊断为 PD-1 相关免疫性心肌炎。治疗上来说，免疫性心肌发病急骤，病情进展快，早期死亡率高，文献报道的死亡率高达 46.6%，因此实施"以生命支持为依托的综合救治方案"。该患者除一般治疗包括严格卧床休息、营养支持治疗，还进行了稳定血流动力学、营养心肌、利尿减轻心脏负荷、保护胃黏膜等药物支持治疗，辅助患者度过急性期。而患者一旦度过危险期，长期预后可能较好。

恶性肿瘤的免疫治疗已经成为肿瘤研究和治疗领域的热点，给晚期肿瘤患者带来了新的希望，肿瘤免疫治疗领域研究热点主要集中在免疫检查点抑制剂（ICIs），即免疫检查点分 ICIs 彻底改变了临床免疫疗法，随着越来越多的患者得到应用，包括心血管系统在内的多系统受损副作用即免疫相关不良事件（immune-related adverse events，irAEs）相继浮出水面。PD-1 其相关信号通路的激活可以抑制 T 淋巴细胞活化，从而阻断炎症反应，肿瘤细胞通过激活免疫检查点分子相关信号通路实现免疫逃逸，而免疫检查点抑制剂能够唤醒 T 淋巴细胞，增强机体对肿瘤细胞的清除。和传统化疗及靶向治疗主要不同在于通过克服患者体内免疫抑制，重新激活自身免疫细胞杀伤肿瘤，是一种全新的抗肿瘤治疗理念及方法。PD-1 相关的心脏毒性表现形式多种，如心肌病变（心肌炎为主）、心力衰竭、心包积液、心律失常、急性冠脉综合征和瓣膜病变等，发生率低，但致死性高，心肌炎的致死率高达 39.7% ~ 50%，常数天或 1 ~ 2 周内迅速加重，甚至出现心源性休克或心脏搏停。PD-1 相关的心脏毒性表现多样，可能为胸痛、呼吸急促，甚至有部分患者可能为无症状，因此在临床早期常常容易被忽视。PD-1 相关心脏毒性目前无统一的治疗方案，主要以预防为主，识别高危患者。本例患者病程长，既往应用多种化疗药物，心脏功能可能受影响，联合应用 PD-1 后出现了心脏毒性事件。

4. 小结

在该例免疫相关心肌炎的诊治过程中，动态复查心电图及肌钙蛋白，对病情快速准确地进行了重新评估和判断，及时进行心脏支持治疗。在患者病情缓解后，完善心脏心肌灌注、心脏核磁辅助明确诊断，临床决策得当，患者心功能恢复可。

早期识别心脏毒性高危患者是免疫治疗早期评估的关键。该患者病程长，已接受多种化疗药物治疗，心脏代偿功能差，因此在 PD-1 治疗早期预防性使用一些心脏保护药物，密切监测心脏标志物等，可能有助于早期发现心脏受累情况。

5. 专家点评

纵观病例的整个诊断治疗过程，免疫性心肌炎在发病早期症状和体征没有特异性，临床上很容易被忽视，本例患者在发病初期一度考虑为"急性冠脉综合征"，给予相应的治疗后并未有所好转。因此，临床医生一定要有警惕性，虽然从文献报道的结果来看，免疫性心肌炎的发病率并不高，但一旦发生，预后往往不好。应用 PD-1 等免疫治疗的肿瘤患者出现了心脏相关的不良反应后，一定要第一时间考虑并排除诊断。

免疫性心肌炎治疗上没有好的药物，临床治疗的重点应该放在早期识别高危患者。对于既往有高血压、糖尿病、吸烟、心血管家族遗传史的患者，如果之前接受了化疗或者其他可能引起心脏功能受损的药物时，一定要密切监测肌钙蛋白、BNP、心电图、心脏超声等检验检查，早期发现其心脏毒性事件的发生。

尽管相比放化疗等传统治疗手段，免疫治疗的副作用较小，患者依从性高，但在临床工作中仍需重视。免疫治疗相关心脏毒性发生率低，发作症状不典型，往往被误诊及漏诊，这需要临床肿瘤科和心内科医生的高度重视，在诊治过程中重视多学科联合诊治。

参考文献

[1]　WOLCHOK J D, CHIARION-SILENI V, GONZALEA R, et al. Overall Survival with Combined Nivolumab and Ipilimumab in Advanced Melanoma[J]. New England Journal of Medicine, 2017, 377(14):1345.

[2]　SPAIN L, WALLS G, JULVE M, et al. Neurotoxicity from immune-checkpoint inhibition in the treatment of melanoma: A single centre experience and review of the literature[J]. Annals of Oncology, 2016, 28(2).

[3]　MICHOT J M, BIGENWALD C, CHAMPIAT S, et al. Immune-related adverse events with immune checkpoint blockade: A comprehensive review[J]. European Journal of Cancer, 2016, 54:139-148.

[4]　NGHIEM P T, BHATIA S, LIPSON E J, et al. PD-1 Blockade with Pembrolizumab in Advanced Merkel-Cell Carcinoma[J]. New England Journal of Medicine, 2016:NEJ-Moa1603702.

[5]　RAHN D W, MALAWISTA S E. Lyme Disease: Recommendations for Diagnosis and Treatment[J]. Annals of internal medicine, 1991, 114(6):472-481.

病例 22

1 例急腹症引发的思考

解放军总医院第六医学中心　陈艳明

1. 病例简介

患者，女性，54 岁，主因"突发腹痛 1 天"入院。

治疗经过：2021 年 1 月 3 日 16:00 突然出现腹痛，阵发性加重，伴大汗、恶心、呕吐，里急后重，呕吐物为胃内容物。急诊心电图示：心房颤动；腹部增强 CT 示：肾梗死及脾梗死可能（图 22-1）。治疗予抗栓、抗炎及止痛治疗，腹痛较前缓解，为进一步诊疗收入我科。既往史：白塞病病史 30 年；风湿性心脏病、二尖瓣狭窄病史 20 余年，未接受抗凝治疗。入院时查体：体温：36.5℃，血压：123/77mmHg，脉搏：85 次 /min，呼吸：19 次 /min。意识清，痛苦面容，被动体位。双肺未闻及明显啰音，心率 95 次 /min，心律绝对不齐，第一心音强弱不等。腹平坦，左右季肋区压痛明显，双肾叩击痛，右侧较明显。生化：ALT：38.1U/L，AST：59.0U/L↑，LDH：656.2U/L↑，Pro-BNP：2667.0pg/ml↑；血常规：血红蛋白：132g/L，中性粒细胞相对值：0.875↑，白介素 -6：25.94pg/ml↑；凝血、D- 二聚体、心损三项、降钙素原、尿常规均无异常。入院诊断：①风湿性心脏瓣膜病，二尖瓣狭窄，左房增大，心房纤颤；②肾梗死；③脾梗死；④白塞病。

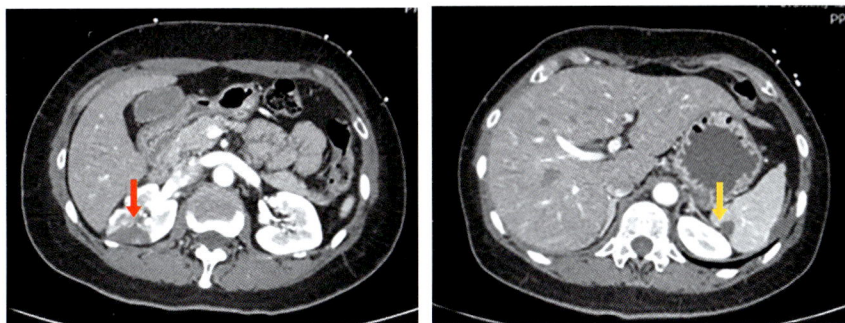

图 22-1　腹部增强 CT
提示右肾梗死（左图红箭头）及脾梗死（右图黄箭头）

患者诊断明确，入院诊治：①脾梗死、肾梗死诊疗；②寻找栓子来源；③抗栓治疗：华法林 + 低分子肝素；④评估风湿热及白塞病活动：红细胞沉降率、

CRP、抗 ASO、抗自身抗体 11 项；⑤评估风湿性心脏瓣膜病：完善经胸心脏超声和经食管超声。

2. 诊治经过

（1）脾梗死的诊疗

脾梗死原因：脾动脉的分支没有交通的动脉，因此栓子堵塞脾动脉后易发生脾梗死；诊断：依赖于腹部增强 CT 及脾动脉造影。治疗：小面积脾梗死一般不需要特殊治疗，但应处理原发病；外科手术：脾梗死并发脾脓肿、脾梗死并发脾内大血肿。

（2）肾梗死的诊疗：肾梗死在临床实践中经常被误诊和漏诊及延迟诊断。确诊时间为 24h 至 6 天。肾梗死的漏诊和延误可导致不可逆的肾功能损害和死亡。

肾动脉栓塞最典型的临床表现为突发、持续、剧烈的腰腹部疼痛；常伴有恶心、呕吐、发热、高血压等症状。实验室检验：白细胞增多；镜下血尿（40%）；D- 二聚体，转氨酶和乳酸脱氢酶升高，尤其乳酸脱氢酶诊断肾梗死的敏感性高；孤立肾、双侧肾动脉栓塞、有肾功能不全病史的患者血肌酐常升高。腹部血管CTA 是一线诊断工具，显示主支、侧支楔形灌注缺损等；对碘造影剂过敏，不能应用腹部血管 CTA 时，MRA 可作为替代。肾动脉造影是诊断肾动脉栓塞的金标准。肾动脉栓塞的诊断见图 22-2。该患者有突发、剧烈的腰腹痛，合并房颤，LDH 升高，增强腹部 CT 提示右肾可见楔状低密度影，肾梗死诊断明确。

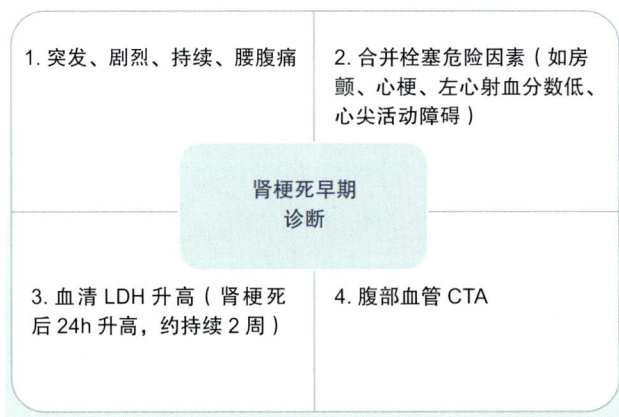

1. 突发、剧烈、持续、腰腹痛	2. 合并栓塞危险因素（如房颤、心梗、左心射血分数低、心尖活动障碍）
肾梗死早期诊断	
3. 血清 LDH 升高（肾梗死后 24h 升高，约持续 2 周）	4. 腹部血管 CTA

图 22-2 肾动脉栓塞的诊断

肾梗死治疗原则是快速恢复肾脏血供，方法包括抗凝治疗、导管介入和外科手术。抗凝治疗适用于单侧、小分支肾动脉栓塞；可选用肝素、低分子肝素、华法林、新型口服抗凝药物。导管介入包括碎栓、血栓抽吸、溶栓，主要用于双侧、主支肾动脉栓塞；导管内溶栓出血并发症低于静脉溶栓。外科手术，因高死亡率、高并发症，目前少用。结合该患者肾梗死面积，房颤及风湿性二尖瓣狭窄病史，给予低分子肝素＋华法林序贯治疗。

肾动脉栓塞预后 1/4 ～ 1/3 患者出现肾功能损伤。约 19% 肾动脉栓塞患者 20 个月随访时再次发生栓塞事件（表 22-1）。

表 22-1　肾动脉栓塞的预后

预后	病人占比（%）
急性肾功能损伤	20.1 ～ 35.5
新发 eGFR ＜ 60ml/（min·1.73m²）[①]	10.9 ～ 28.9
血液透析或腹膜后透析	2.1 ～ 5.0
住院死亡率	4.6 ～ 6.0
反复梗死[②]	19.0

注：48h 内血肌酐水平增加 ≥ 0.3mg/dl 或 7 天内血肌酐增加 ≥ 1.5 倍基础水平。
① 3 个月随访。
② 20 个月随访。

住院期间复查该患者肌酐，无明显升高，但再次发生栓塞事件的风险高，需要寻找栓子来源。肾动脉栓子以心源性为主。常见于以下疾病：房颤；心肌病（缺血性、扩张型、应激性、肥厚型、围产期、甲亢性等）；瓣膜病（主动脉瓣、二尖瓣、人工瓣膜等）；反常性栓塞（房缺、肺动静脉瘘等）。心源性栓子的筛查流程，可参考图 22-3。

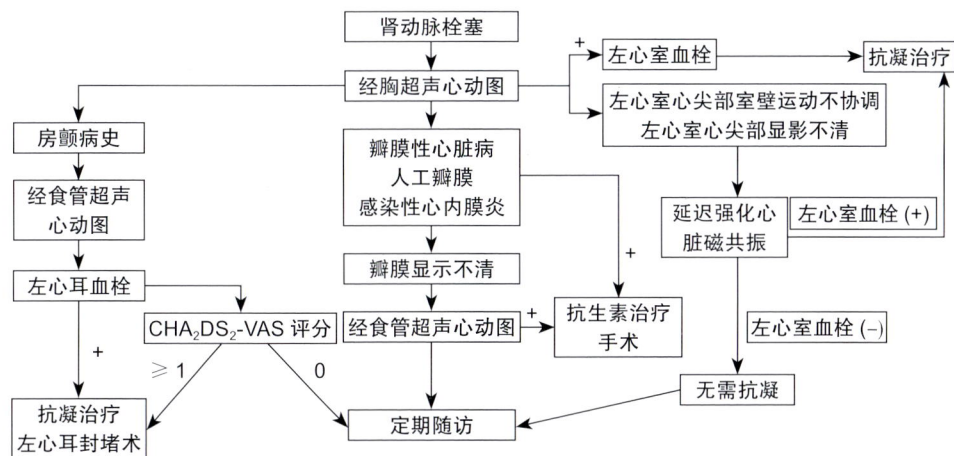

图 22-3　心源性栓子筛查流程

该患者入院后评估风湿热及白塞病活动：红细胞沉降率、CRP、抗 ASO、抗自身抗体 11 项均为正常。经胸心脏超声和经食管超声评估：左房扩大（前后 54，上下 65，左右 48）；二尖瓣轻中度狭窄（二尖瓣瓣叶增厚，有效瓣口面积二维法 1.4cm^2、PHT 法 1.2cm^2，平均跨瓣压 7.6mmHg，余瓣膜正常）；估测肺动脉收缩压 41mmHg（轻度升高）。

该患者入院后给予抗凝治疗，病情稳定，转心外科行瓣膜手术。

3. 讨论

该中年女性患者栓塞事件发生半年前，曾因肩背部疼痛行心脏超声检查提示二尖瓣中度狭窄，左房内径（46mm×64mm×79mm）；心电图检查提示为窦性心律。对于类似的轻 - 中度风湿性二尖瓣狭窄患者，如何预防栓塞事件发生？无房颤证据，是否应该抗凝治疗？通过这个病例我们看到，风湿性二尖瓣狭窄的患者，心脏超声提示左房增大，即使普通心电图为窦律，也应该行长程动态心电图，尽早发现房颤（尤其无症状房颤），以便及时进行抗凝治疗，避免系统性栓塞事件发生。因此对风湿性二尖瓣狭窄的患者尽早筛查房颤，及时抗栓治疗很重要。

瓣膜性房颤指合并中至重度二尖瓣狭窄或心脏机械瓣膜置换术后的房颤患者。维生素 K 拮抗剂（如华法林）仍是目前唯一可用于瓣膜性房颤的口服抗凝剂。即中至重度二尖瓣狭窄不可选用新型口服抗凝药物。非瓣膜性房颤是指无中度至重度二尖瓣狭窄或机械性心脏瓣膜的房颤，包括二尖瓣反流、三尖瓣反流、主动脉瓣狭窄或反流等。这类患者是否需要抗凝，根据 CHA2DS2-VASC 评分，必要时可选用新型口服抗凝药物。

发生栓塞事件，筛查栓子来源很重要。需要关注左房血栓、左心耳血栓、左心室血栓和瓣膜赘生物等外，还需考虑有无风湿活动。风湿热活动导致的心内膜炎，也是血栓原因之一。需查抗链球菌溶血素"O"试验、红细胞沉降率等。

心源性血栓常用的评估手段有经胸心脏超声心动图、经食管心脏超声心动图和心脏 MRI。经胸心脏超声心动图方便，经济，最常用。但经胸心脏超声心动图受声窗、检查者水平等影响，发现心脏血栓的敏感度较差。若经胸心脏超声心动图未发现血栓征象，但临床仍高度怀疑心源性，可考虑进一步行经食管心脏超声心动图（能够发现左心耳来源）和延迟强化心脏磁共振（能够清楚显示心尖血栓）。

心脏磁共振（CMR）是一种无创性可视化影像学检查技术，具有增强的时间和空间分辨率以及高血液组织对比度，可以较精确地评估心脏和心血管异常，包括心房和心室结构和功能、心肌成分、微观结构、心脏灌注和血流动力学、心肌代谢及冠状动脉微血管功能等，对隐匿性心源性栓塞潜在病因如心脏血栓、左心房增大、左心房纤维化、左心耳形态及罕见心肌病等的识别，具有独特作用。因此心脏磁共振可以发现更多的隐匿性心源性栓塞。以左心室血栓为例，比较经胸、经食管超声心动图，心脏 MRI 的敏感性和特异性（图 22-4）。

方法	灵敏度	特异度
经胸超声心动图（TTE）	21% ~ 35%	90%
造影心脏超声（Contrast-TTE）	60%	90%
经食管超声心动图（TEE）	35%	90%
电影 - 心脏磁共振（Cine-CMRI）	60%	90%
延迟强化 - 心脏磁共振（DE-CMRI）	88%	99%

图 22-4　左心室血栓常用筛查手段的对比

　　合并栓塞危险因素（如房颤、心肌梗死、低 LVEF、心尖活动障碍）的患者，若突发剧烈、持续腰腹痛，需考虑肾梗死可能。腹部血管 CTA 是主要确诊手段。需要特别注意的是肾梗死时 D- 二聚体、尿常规可正常。

参考文献

[1] NAGASAWA T, MATSUDA K, TAKEUCHI Y, et al. A case series of acute renal infarction at a single center in Japan[J]. Clin Exp Nephrol, 2016, 20 (3):411-415.

[2] KUMAR R K, ANTUNES M J, BEATON A, et al. Contemporary Diagnosis and Management of Rheumatic Heart Disease: Implications for Closing the Gap: A Scientific Statement From the American Heart Association[J]. Circulation, 2020, 142(20): e337-e357.

[3] JOGLAR J A, CHUNG M K, ARMBRUSTER A L, et al. 2023 ACC/AHA/ACCP/HRS Guideline for the Diagnosis and Management of Atrial Fibrillation: A Report of the American College of Cardiology/American Heart Association Joint Committee on Clinical Practice Guidelines[J]. Circulation, 2024, 149(1): e1-e156.

[4] LEVINE G N, MCEVOY J W, FANG J C, et al. Management of Patients at Risk for and With Left Ventricular Thrombus: A Scientific Statement From the American Heart Association[J]. Circulation, 2022, 146(15): e205-e223.

青年人一过性高度房室传导阻滞并晕厥的治疗

解放军总医院第一医学中心　单兆亮

1. 病例简介

患者，男性，21 岁，大学生，因反复晕厥 4 个月，于 2011 年 1 月 8 日入院。查体：一般情况好，体温、血压正常。常规 ECG 无特殊（图 23-1），UCG 和心脏 MRI 检查正常。查 72h 遥测动态心电图。2011 年 1 月 28 日，15:45 行走时突然摔倒，数分钟后，自行恢复。遥测心电图发现一过性高度房室传导阻滞（AVB），心室停搏 9.8s（图 23-2）。诊断：晕厥；高度房室传导阻滞（AVB）并心室停搏。

病例特点：

（1）青年男性，无器质性心脏病，无相关家族史。

（2）临床显著特点是晕厥时出现一过性高度 AVB，心室停搏。

（3）日常平静心电图正常，体力活动时心率能达到 130 次 /min，且房室传导正常。

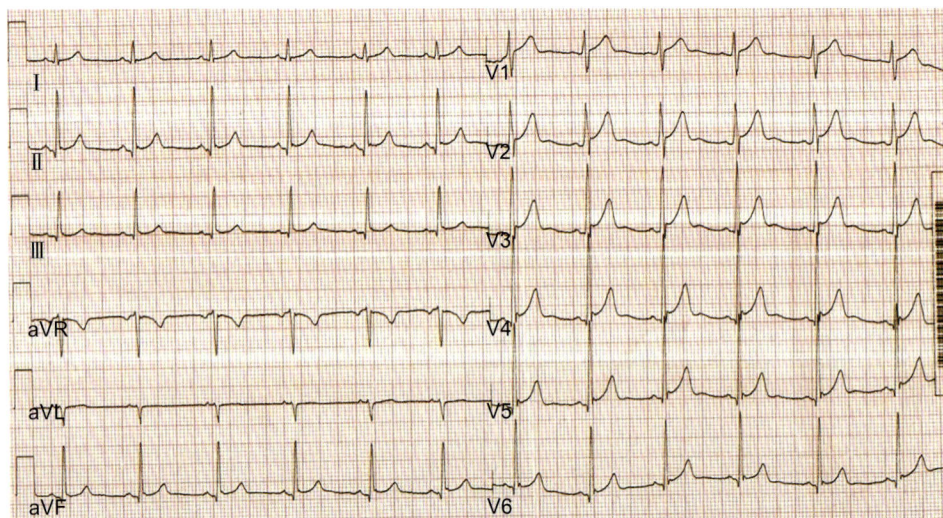

图 23-1　普通 ECG
无特殊

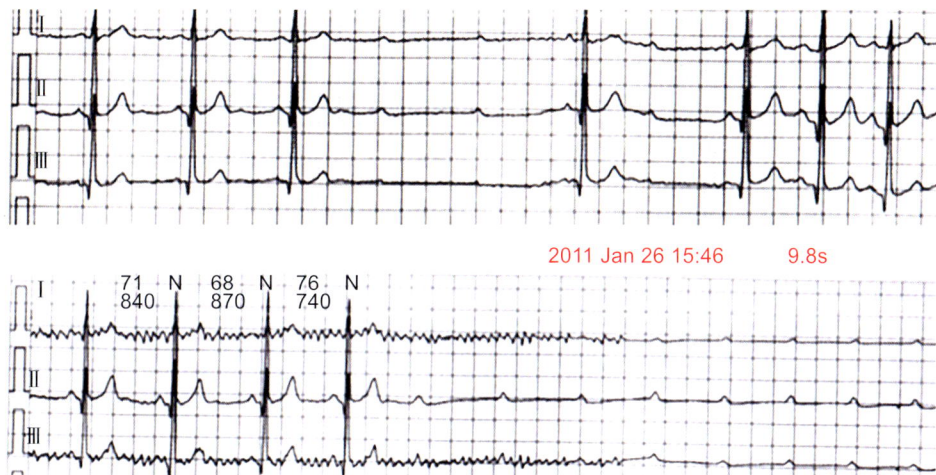

图 23-2　遥测心电图

2011 年 1 月 28 日，15:45 出现一过性高度 AVB，心室停搏 9.8s。发生晕厥

2. 诊治经过

该患者为青年人，无器质性心脏病，无相应家族史。发生晕厥时心电图显示一过性高度 AVB，心室停搏。根据病情特点，考虑该患者的 AVB 是功能性的，为迷走神经张力一过性增高引起。

该患者晕厥的原因很明确。治疗的目的也很明确，即解决一过性高度 AVB。对于此类患者，无有效的治疗药物。有创治疗方面，一是可以考虑心脏永久起搏器治疗。但是目前指南强调起搏只适用于年龄超过 40 岁的患者，同时，起搏治疗为非根治手段，一生需要多次更换起搏器，患者不易接受。

另外一种有希望的治疗手段是消融改良抑制心脏房室传导的神经节，减少迷走神经的支配。有研究显示，窦房结或房室结附近有富含迷走神经传出纤维的神经结团，包含在心外膜脂肪垫内。其中，主要调控房室结功能的神经结团（ganglionated plex，GP）C，位于下腔静脉和左右心房之间的脂肪垫内，即冠状窦口附近的心外膜（图 23-3）。对此部位进行消融治疗，可以显著降低局部迷走神经张力，因而对迷走介导的功能性高度 AVB 和晕厥有治疗作用。

基于此，同患者及其家属沟通后，决定采取选择性消融去迷走神经治疗，消融目标是神经结团 C。对该患者在局麻下进行三维电解剖标测（CARTO）指导下的冷盐水消融治疗，消融设置 25W、43℃、每点 30s。首先标记出希氏束和冠状窦口的位置进行解剖指导下消融，后在冠状窦口周围和近端消融，并逐渐向下腔静脉延伸（图 23-4A、B、C）。消融有效的标志为出现心动过缓和交界性心律（图 23-4D）。在规划的点位消融完成后重复测量窦房结和房室结的传

导指标，并与消融前比较。消融前后窦房结恢复时间（SNRT）分别为 1178ms
和 1223ms；房室间能保持 1 ∶ 1 下传的最快心率即文氏点（Wenckebach point）
分别为 150 次 /min 和 157 次 /min；房室结的有效不应期（ERP$_{AVN}$）由 310ms
缩短至 240ms。结果显示，治疗改善了基础状态下的房室传导。

术后 2 天，72h 动态心电图监测无 AVB 出现。至今随访 13 年无晕厥发作。
提示治疗有效。

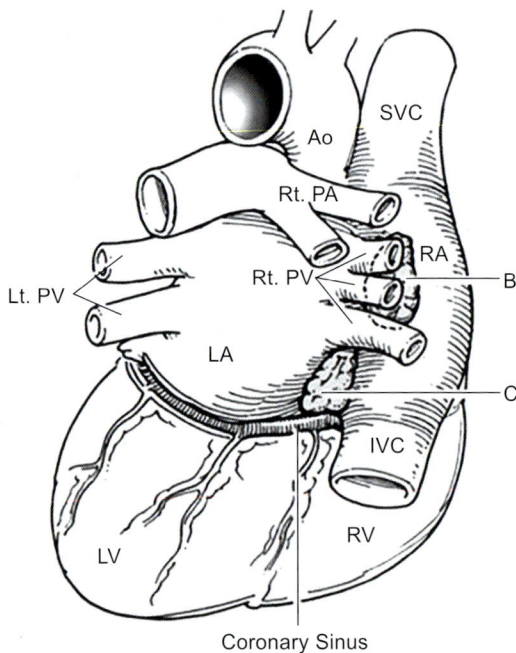

图 23-3　支配房室结的神经结团 C

引自 Europace, 2005, 7, 1:1-13

B—右上肺静脉和右心房间脂肪垫；C—右下肺静脉和下腔静脉及冠状静脉窦之间的脂肪垫；Ao—主动
脉；SVC—上腔静脉；Rt. PA—右侧肺动脉；Rt. PV—右侧肺静脉；LA—左心房；RA—右心房；LV—左
心室；RV—右心室；IVC—下腔静脉；Coronary Sinus—冠状静脉窦

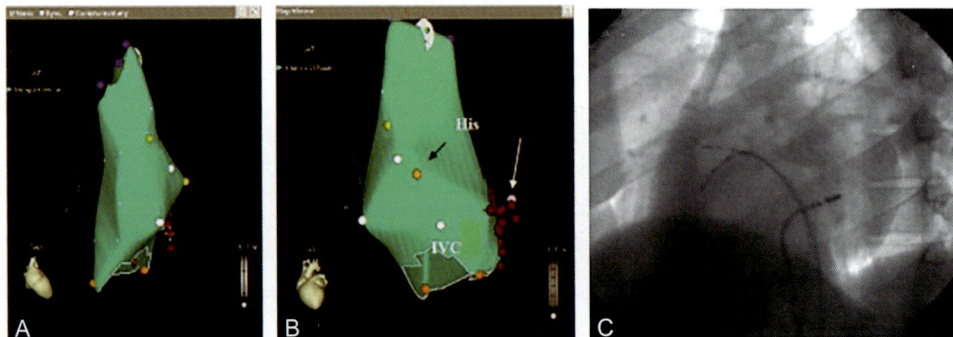

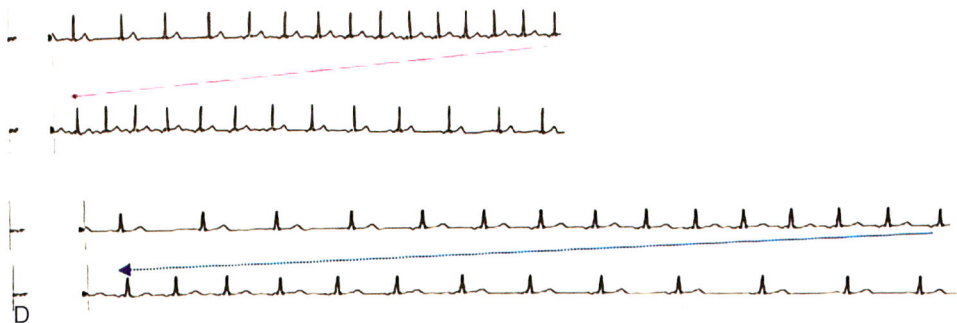

图 23-4 神经结团 C 的消融

A. 右前斜位（RAO）；B. 左前斜位（LAO）；C. 消融时的 X 线影像（LAO）；D. 体表心电图（aVF 导联）显示消融时的加速性交界性心律（心率加快、P 波倒置）。IVC：腔静脉；His：希氏束；红色点是消融位置；消融区白色点为出现明显交界性心律的消融位置

3. 讨论

该患者为青年男性，因反复晕厥住院，发现晕厥的原因是一过性高度 AVB，心室停搏。属于血管迷走性晕厥（VVS）中的心脏抑制型。VVS 是临床常见的晕厥。对于此类疾病，目前无研究显示药物治疗明确有效。欧美两个指南均推荐在有高度 AVB 的患者植入起搏器，在欧洲指南推荐级别是Ⅱ a，在美国指南推荐级别是Ⅱ b。而上述两个指南均要求患者年龄超过 40 岁。对于此类患者的起搏治疗模式，多个研究提示具有闭环刺激起搏（closed-loop stimulated pacing）功能的双腔起搏器优于传统起搏器。

选择性去心脏迷走神经治疗，针对支配心脏的迷走神经终断或减轻神经反射造成的心脏抑制反应。有多个研究显示，该方法有效防止了 VVS 引起的心脏停搏和晕厥。为罹患此类疾病的年轻人提供了很好的治疗选择。但需要注意的是，目前的多数研究是回顾性、非随机对照研究。所以，我们在该病例中介绍的方法是探索性的。还需要更多更深入规范的研究才能得到指南推荐，广泛应用。

4. 专家点评

这是个很有临床意义的病例，很有探索性。首先根据临床特点确定为一过性迷走神经张力增高引起的迷走反射性晕厥（VVS），属于心脏抑制型，其关键在于"一过性"改变。在治疗方面，虽然有长间歇，但给年轻人植入心脏永久起搏器并不合适。长期植入可能会有多种并发症发生，特别是电极相关的并发症。并且会有与心室起搏相关的心力衰竭和房颤等，严重影响患者的生活质量。对于选择性心脏去迷走神经消融治疗，是近年才开展的新治疗策略，对于年轻人是很好的选择。比如，本病例随访 10 余年效果良好。但要注意的是适应证的选择要严格。另外，对于该治疗方法，目前还无 RCT 研究，也无指南推荐，要慎重实施。

参考文献

[1] BRIGNOLE M, MOYA A, DE LANGE F J, et al. 2018 ESC Guidelines for the diagnosis and management of syncope[J]. Eur Heart J, 2018, 39(21):1883-1948.

[2] SHEN W K, SHELDON R S, BENDITT D G, et al. 2017 ACC/AHA/HRS guideline for the evaluation and management of patients with syncope: executive summary: a report of the American College of Cardiology/American Heart Association Task Force on Clinical Practice Guidelines and the Heart Rhythm Society[J]. J Am Coll Cardiol, 2017, 70:620-631.

[3] JOSE C. PACHON M, ENRIQUE I. PACHON M, JUAN C. PACHON M, et al. "Cardioneuroablation"——new treatment for neurocardiogenic syncope, functional AV block and sinus dysfunction using catheter RF-ablation[J]. Europace, 2005, 7:1-13.

[4] OCCHETTA E, BORTNIK M, VASSANELLI C, et al. The DDDR closed loop stimulation for the prevention of vasovagal syncope: results from the INVASY prospective feasibility registry[J]. Europace, 2003, 5:153-162.

[5] OCCHETTA E, BORTNIK M, AUDOGLIO R, et al. Inotropy controlled pacing in vasovagal syncope (INVASY), a multicentre randomize, single blind, controlled study[J]. Europace, 2004, 6:538-547.

[6] KANJWAL K, KARABIN B, KANJWAL Y, et al. Preliminary observations on the use of closed-loop cardiac pacing in patients with refractory neurocardiogenic syncope[J]. J Interv Card Electrophysiol, 2010, 27:69-73.

[7] PACHON MJC, PACHON MEI, CUNHA PACHON MZ, et al. Santillana PTG. Catheter ablation of severe neurally mediated reflex (neurocardiogenic or vasovagal) syncope: cardioneuroablation longterm results[J]. Europace, 2011, 13:1231-1242.

[8] YAO Y, SHI R, WONG T, et al. Endocardial autonomic denervation of the left atrium to treat vasovagal syncope: an early experience in humans[J]. Circ Arrhythm Electrophysiol, 2012, 5:279-286.

[9] SUN W, ZHENG L, QIAO Y, et al. Catheter ablation as a treatment for vasovagal syncope: long-term outcome of endocardial autonomic modification of the left atrium[J]. J Am Heart Assoc, 2016, 5(7):e003471.

[10] 方东平, 任澎, 郭成军, 等. 心脏结周消融治疗缓慢心律失常 [J]. 中华心律失常学杂志, 2007, 11: 448.

Titin 基因突变导致扩张型心肌病及外周肌病 1 例

解放军总医院第六医学中心　郭新红

1. 病例简介

患者，男性，50 岁。主因"阵发性胸痛、胸闷 3 年，加重伴心悸 1 个月"入院；患者于 2018 年 4 月劳累后出现心前区钝痛，每次持续 10～20min，经休息可缓解，伴胸闷、大汗，于当地医院行冠脉造影检查提示前降支狭窄 30%，未予治疗，但上述症状仍反复发作。2021 年 2 月患者无明显诱因出现喘憋，步行 20m 即可发作，经休息可缓解，夜间可平卧，于民航总医院就诊，考虑"冠状动脉硬化 心功能不全"，予螺内酯、氢氯噻嗪、辛伐他汀、曲美他嗪等药物治疗后，上述症状稍缓解。4 月 4 日患者无明显诱因出现心悸，伴胸闷、喘憋，夜间不能平卧，再次前往民航总医院就诊，心电图提示室性心动过速，肌酸激酶（CK）1111U/L，肌酸激酶同工酶（CK-MB）28.0μg/L，乳酸脱氢酶（LDH）281U/L，谷丙转氨酶（ALT）63U/L，谷草转氨酶（AST）76U/L。门诊以"阵发性室速、心功能不全"收入院。近 3 年来出现全身消瘦，四肢无力，转氨酶升高。既往体健。吸烟 20 余年，40 支 / 日，偶尔饮酒少量。母亲高血压。家族中无传染病及遗传病史。

查体：体温：36.3℃，脉搏：86 次 /min，呼吸：18 次 /min，血压：120/80mmHg。双肺呼吸音清，未闻及干湿性啰音。心前区无隆起，心尖波动正常。心律不齐，各瓣膜区听诊未闻及杂音。腹软，无压痛及反跳痛。四肢消瘦，双下肢无水肿。

初步诊断：①心律失常 阵发性室性心动过速 室性早搏；②心功能不全 心功能Ⅳ级（NYHA 分级）；③冠心病 急性冠脉综合征?

入院后诊治经过：急查 ALT 89.6U/L，AST 55.5U/L，γ-GT 130.6U/L，NT-ProBnp 1956.0pg/ml，Mb 520.3ng/ml，CK 820.6U/L，CK-MB 25.03ng/ml，TnT 0.073ng/ml。给予利尿、醛固酮抑制剂、抑制心室重构等抗心衰及抗凝、控制心室率、维生素营养神经等对症治疗，胸闷、憋气症状缓解，乏力症状无明显好转。心电图示：窦性心律，室上性早搏，室早，左前分支阻滞前间壁心肌梗死。动态心电图提示：短阵室性心动过速，室性早搏（14.2%）。心脏超声示左室扩大，左室整体功能减低（图 24-1）；冠脉造影结果显示 LAD 近段狭窄 30%，

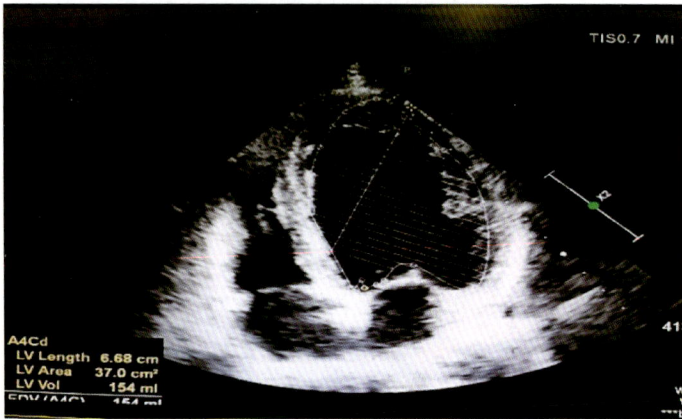

图 24-1　心脏超声

RCA 中段狭窄 40%（图 24-2），排除缺血性心肌病导致心功能不全可能；心肌磁共振平扫加心肌灌注示左室增大，左室运动功能减低，未见延迟强化（图 24-3）。心肌核素检查示左室心腔扩大，心尖及下后壁灌注减低（图 24-4）。进一步查找患者心功能不全的原因，考虑患者诉近 3 年来出现全身肌肉消瘦，四肢无力，转氨酶升高，考虑自身免疫性疾病引起的全身肌肉损害？特发性肌炎？代谢性肌病？进一步完善自身抗体检查、淋巴细胞亚群、特发性肌炎相关抗体检查。自身抗体检查示抗 Ro-52 抗体阳性；淋巴细胞亚群检查示多项淋巴细胞亚群阳性；特发性肌炎相关抗体检查示抗 Ku 抗体 IgG 强阳性，抗 SRP 抗体 IgG 阳性，抗 Ro-52 抗体 IgG 强阳性；肌电图提示肌源性损害；肌活检结果不能排除代谢性肌病，建议结合血尿代谢及基因检测结果；基因检测示 TTN 基因存在杂合变异（图 24-5），该基因与迟发性胫骨肌萎缩、近端肌病伴早期呼吸衰竭、扩张型心肌病 1G 型、常染色体隐性肌带型及营养不良 10 型、Salih 肌病、家族性肥厚型

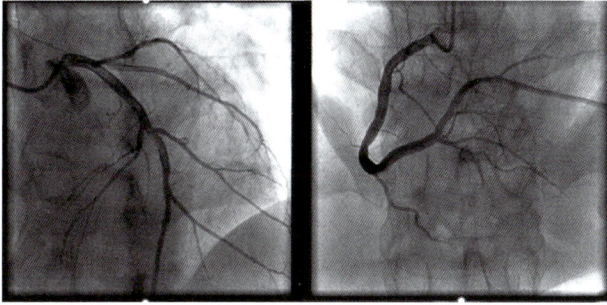

图 24-2　冠脉造影结果

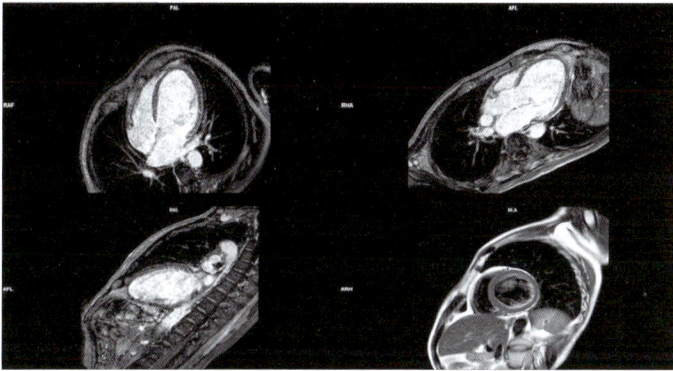

图 24-3　心肌磁共振平扫加心肌灌注

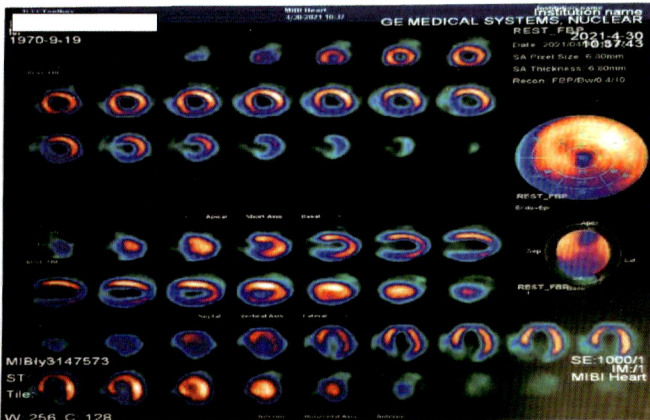

临床诊断：心律失常　阵发性室速　心功能不全

检查所见：

　　静息状态下，静脉注射示踪剂后行心肌灌注显像。图象经计算机重建处理后从心脏短轴、矢状长轴及水平长轴三个断面观察：左室心肌显影清晰，左心腔大、形态失常，心肌各壁放射性分布欠均匀，心尖及下后壁可见放射性分布减低影，余各壁未见明显异常稀疏缺损区。

检查结论：

静息心肌显像：左心室心腔大；心尖及下后壁可见灌注减低，请结合临床。

图 24-4　心肌核素断层显像

基因检测报告

主诉：上楼梯费力，肌酶增高 3 年、下肢乏力 1 年
现病史：冠心病、高血压、高血脂 3 年、心功能不全 3 个月
已有检测结果：肌电图示：肌源性损害
家族史：无
临床印象：代谢性肌病
重点关注基因：

检测结论

检测到可能与临床表型相关的变异，暂无明确结论。

基因检测结果

SNV 检测结果：该样本在迟发性胫骨肌萎缩症、近端肌病伴早期呼吸功能衰竭、扩张性心肌病 1G 型、常染色体隐性肢带型肌营养不良 10 型、Salih 肌病、家族性肥厚型心肌病 9 型相关基因 TTN 存在一处杂合变异。

CNV 检测结果：该样本在外显子水平未发现明确和疾病相关的拷贝数变异。

请结合临床表型进一步分析并进行遗传咨询。

基因	变异位点 （GRCh37/hg19）	合子型	正常人群携带率	转录版本基因亚区	家系验证	ACMG变异评级	疾病信息
TTN	c.74585_74586delAA chr2-179428569-179428570 p.K24862Sfs*3	杂合 63/57 0.47	-	NM_133378.4 exon275	-	Likely pathogenic	1. 迟发性胫骨肌萎缩症 (AD) 2. 近端肌病伴早期呼吸功能衰竭 (AD) 3. 扩张性心肌病 1G 型 (AD) 4. 常染色体隐性肢带型肌营养不良 10 型 (AR) 5. Salih 肌病 (AR) 6. 家族性肥厚型心肌病 9 型 (AD)

参考文献	无

栏目注释
1. 转录版本：参考 HGMD 数据库报道的转录本，若 HGMD 未报道则参考 Ensembl 推荐的最优转录本
2. 正常人群携带率：参考 gnomAD 数据库测序样本中关于此 SNP 的频率信息
3. ACMG 变异评级：Pathogenic: 致病变异 /Likely Pathogenic: 疑似致病变异 /VUS: 临床意义未明变异 /Likely benign: 疑似良性变异 /Benign: 良性变异；数据解读规则参考美国医学遗传学和基因组学学院 (American Colege of Medical Genetics and Genomics,ACMG) 相关指南；变异命名参照 HGVS 建议的规则给出 (http://www.hgvs.org/mutnomen)

详细检测结果解读

TTN 基因与迟发性胫骨肌萎缩症、近端肌病伴早期呼吸功能衰竭、扩张性心肌病 1G 型、常染色体隐性肢带型肌营养不良 10 型、Salih 肌病、家族性肥厚型心肌病 9 型相关，报道为常染色体隐性或显性遗传 (AR/AD)，理论上纯合，复合杂合变异及单杂合变异都可能致病，与变异位点类型相关。

该样本在此处杂合变异：c.74585_74586delAA(p.K24862Sfs*3)，HGMDpro 数据库报道情况：变异位点 c.74585_74586delAA 未见报道。

根据 ACMG 指南，该变异可评级为疑似致病变异 (PVS1+PM2_Supporting;PVS1: 存在 LOF 为致病机制的基因发生移码变异，预计导致 NMD 发生；PM2_Supporting: 正常人群变异数据库未见报道)。请结合临床进一步分析。

迟发性胫骨肌萎缩、近端肌病伴早期呼吸衰竭、扩张型心肌病 1G 型、常染色体隐性肢带型及营养不良 10 型、Salih 肌病、家族性肥厚型心肌病 9 型相关基因 TTN 存在杂合变异

附录

附录 1 目标区捕获高通量测序参数

编号	样本编号	姓名	目标区域覆盖度	目标区域平均深度	目标区域20X 覆盖度
1	QX2101635301		99.90%	87.110	98.70%

附录 2 受检位点 Sanger 测序图片

(NGQX2101214901-1)chr2:179428569 存在 c.74585_74586delAA 的杂合变异（反义链）

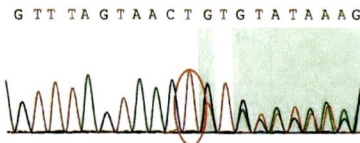

G T T　T A G T A A C T G T G T A T A A A G

图 24-5　基因检测报告

心肌病 9 型相关，与该患者临床表型基本相符。患者最后诊断：①扩张型心肌病心功能Ⅳ级（NYHA 分级）；②心律失常，持续性心房颤动，阵发性室性心动过速；③冠状动脉粥样硬化；④代谢性肌病；⑤ TTN 基因杂合变异。给予富马酸比索洛尔、盐酸伊伐布雷定、托拉塞米、沙库巴曲缬沙坦钠片、螺内酯、达比加群酯、碳酸氢钠、曲美他嗪片、门冬氨酸钾镁片、维生素 B2 片等药物抗心衰、控制心室率、抗心律失常、抗凝、碱化尿液等对症治疗。12 月 22 日患者突发心悸、恶心、呕吐，急查心电图提示室速，急查血气分析提示二氧化碳潴留、呼吸性酸中毒、高钾血症，给予 5% 葡萄糖＋胰岛素静滴、静脉利尿剂排钾、碳酸氢钠口服碱化尿液纠正酸中毒等治疗，二氧化碳潴留考虑肌病累及呼吸肌所致，嘱患者练习深呼气，之后监测血气二氧化碳分压波动在 45 ～ 57mmHg，建议 ICD，患者及家属暂不同意，病情平稳后出院。

2. 诊治经过

本例患者为中年男性，因胸闷、胸痛、心悸入院。入院检查发现心肌酶，BNP 升高，院外心电图示阵发性室速，入院心电图示窦性心律，左前分支阻滞，前间壁心肌梗死；心脏超声示左室扩大，未见阶段性室壁运动异常，根据患者症状、体征及检查结果可以明确患者出现心肌损害及恶性心律失常和心功能不全。虽然患者入院 CK 及 CK-MB 升高不成比例，但出现这种结果的疾病仍不能完全除外急性心肌梗死，因此，我们首先完善了冠脉造影检查，结果未见冠脉重度狭窄和闭塞病变，结合急性心肌梗死患者有 1% ～ 12% 冠脉造影是正常或轻度狭窄病变造成的，以及 MINOCA 的可能，因此，这个检查结果并不能完全排除患者之前可能发生过心肌梗死的可能。鉴于此我们安排了心肌核素和心肌磁共振平扫加心肌灌注，结果显示未见明显心肌缺血坏死，基本排除了缺血性心脏病，心肌梗死。考虑患者诉近 3 年来出现全身消瘦，四肢无力，转氨酶升高，曾行肌电图检查提示异常结果不除外全身肌肉损害、特发性肌炎、代谢性肌病。肌电图提示肌源性损害；肌活检结果不能排除代谢性肌病，建议结合血尿代谢及基因检测结果；基因检测示 TTN 存在杂合变异，该基因与迟发性胫骨肌萎缩、近端肌病伴早期呼吸衰竭、扩张型心肌病 1G 型、常染色体隐性肌带型及营养不良 10 型、Salih 肌病、家族性肥厚型心肌病 9 型相关。该患者行股骨 MRI 示双侧大腿周围肌群内异常信号，考虑肌病可能。骨盆 MRI 示双侧股肌及股骨上段周围肌群散在异常信号，考虑肌病可能。结合患者病史、体征及检查结果最终明确诊断：①扩张型心肌病心功能Ⅳ级（NYHA 分级）；②心律失常，持续性心房颤动，阵发性室性心动过速；③冠状动脉粥样硬化；④代谢性肌病；⑤ TTN 基因杂合变异。给予抗心衰、抗心律失常等对症治疗，患者好转出院。

3. 讨论

扩张型心肌病（DCM）是一种以左心室扩张和收缩功能障碍为特征的心脏病。一些 DCM 患者可能存活数年而没有任何症状。另一方面，有症状的 DCM 患者最常见的临床表现是心力衰竭、心律失常和血栓栓塞性疾病。DCM 可由获得性心肌损伤（如缺血性损伤、心肌炎、饮酒、毒素、妊娠或代谢疾病）和遗传性原因（30%～48% 的病例）引起。基因测序技术揭示了编码 titin（TTN）的基因突变与多种骨骼肌病和心肌病有关。这些肌病中最突出的是扩张型心肌病。TTN 突变在家族性 DCM 中约占 25%，散发性 DCM 病例中约占 18%。有研究报道在成人 DCM 中 18%～25% 的患者与 TTNtv 相关，此外 2%～3% 的健康人群携带 TTNtv。该患者根据病史、查体，辅助检查，排除其他导致心肌病诱因，结合基因检测结果，基本符合 TTN 突变所致散发性 DCM。但到目前为止 TTNtv 导致 DCM 的机制尚不明确，有待进一步研究。目前研究显示肌联蛋白可通过多种机制调节其弹性及被动张力，当前认为包括 TTN 截断发生的位置、肌联蛋白亚型转录、翻译后修饰（氧化、磷酸化等）、单倍体剂量不足、环境因素影响等与 DCM 的发生、发展密切相关。此外也有研究认为 TTNtv 可直接产生异常的肌联蛋白，并通过一种"毒肽"机制对肌节和心肌细胞造成直接损害。治疗上，TTNtv 所致 DCM 患者对标准 DCM 治疗有反应，长期预后与无 TTNtv 的患者相似。报道根据 TTNtv+ 人类和动物模型的代谢变化，使用二甲双胍或"rapalogues"（雷帕霉素类似物）调节 mTOR 通路可作为 TTNtv 诱导的 DCM 的潜在治疗方法；观察显示 mTORCI 抑制剂西罗莫司能够挽救含有 TTNtv 突变的大鼠心脏中减弱的自噬；目前研究正专注于外显子跳跃方法来治愈 TTNtv 相关的 DCM。美国食品药品监督管理局（United States Food and Drug Administration，FDA）已经批准一种外显子跳跃治疗策略用于治疗杜氏肌营养不良症，希望类似的外显子跳跃方法可行，并且对 TTNtv 患者也有益。总之，外显子跳跃有可能治愈 TTNtv 诱导的 DCM，但首先需要进行大量研究，特别是关注可能发生的脱靶效应。该患者治疗过程中我们观察到，患者对心功能不全药物治疗有一定效果。针对室速的治疗，理论上应予 ICD 植入，但一方面患者拒绝 ICD 植入，另一方面，患者因肌肉病变已累及呼吸肌，出现二氧化碳潴留，预后不良，因此，遵从患者意愿未植入 ICD。

4. 小结

本例患者为中年男性，因胸闷、胸痛、心悸入院。根据病史、查体，辅助检查，排除其他导致心肌病诱因，结合基因检测结果，最终诊断：①扩张型心肌病，心功能Ⅳ级（NYHA 分级）；②心律失常，持续性心房颤动阵发性室性心动过速；③冠状动脉粥样硬化；④代谢性肌病；⑤ TTN 基因杂合变异。DCM 可由获得性心肌损伤（如缺血性损伤、心肌炎、饮酒、毒素、妊娠或代谢疾病）和遗传性原因（30% ～ 48% 的病例）引起。临床上疾病治疗从现象背后找到病因对疾病治疗策略的选择和预后判断至关重要。该患者因 TTN 基因突变导致包括心肌、呼吸肌在内多处肌肉受累，预后差，目前除对症治疗外尚无有效根治手段，期待在不久的将来，外显子跳跃能够治愈 TTNtv 诱导的 DCM，使这部分患者得到根治。

5. 专家点评

DCM 是心力衰竭的主要原因，在 38% ～ 40% 的病例中具有遗传基础。因此在所有具有已知危险因素的心肌病病例中，基因分析的潜在效用正在增长。具有遗传易感性的患者可能在发生环境触发因素之前保持表型沉默。TTNtv 临床表型也特别容易受到环境因素的影响，这些因素可能促进疾病的发生。由于蛋白质生物学功能的改变，titin 截短变异（TTNtv）会导致多种疾病。TTNtv 解释了 DCM 所有遗传原因的 25%。剖析由不同突变衍生的病理表型具有挑战性。NGS 等新型测序技术的引入使研究人员能够识别新的 TTN 变异，并研究基因型与临床表型之间的关系。但到目前为止，TTNtv 导致 DCM 的机制尚不明确，有待进一步研究。治疗上，外显子跳跃有可能治愈 TTNtv 诱导的 DCM，但首先需要进行大量研究，特别是关注可能发生的脱靶效应。针对这个患者，目前主要是对症治疗。

参考文献

[1] REICHART D., MAGNUSSEN C., ZELLER T., et al. Dilated Cardiomyopathy: From Epidemiologic to Genetic Phenotypes: A Translational Review of Current Literature[J]. J. Intern. Med, 2019, 286: 362-372.

[2] JEFFERIES J L., TOWBIN J A. Dilated Cardiomyopathy[J]. Lancet, 2010, 375: 752-762.

[3] AZAD A, POLONI G, SONTAYANANON N, et al. The giant titin: how to evaluate its role in cardiomyopathies[J]. J Muscle Res Cell Motil, 2019, 40(2): 159-167.

[4] JANSWEIJER J A, NIEUWHOF K, RUSSO F, et al. Truncating titin mutations are associated with a mild and treatable form of dilated cardiomyopathy[J]. Eur J Heart Fail, 2017, 19: 512-521.

[5] FELKIN L E, WALSH R, WARE J S, et al. Recovery of Cardiac Function in Cardiomyopathy Caused by Titin Truncation[J]. JAMA Cardiol, 2016, 1: 234-235.

[6] WARE J S, COOK S A. Role of titin in cardiomyopathy: from DNA variants to patient

stratification[J]. Nat Rev Cardiol, 2018, 15: 241-252.

[7]　ADAMS M, FLEMING J R, RIEHLE E, et al. Scalable, Non-denaturing Purification of Phosphoproteins Using Ga(3+)-IMAC: N2A and M1M2 Titin Components as Study case[J]. Protein J, 2019, 38(2):181-189. doi:10.1007/s10930-019-09815-w

[8]　AARTSMA-RUS A, KRIEG A M. FDA Approves Eteplirsen for Duchenne Muscular Dystrophy: The Next Chapter in the Eteplirsen Saga[J]. Nucleic Acid Ther,2019, 27:1-3.

[9]　LOTA A S., HAZEBROEK M R., THEOTOKIS P., et al. Genetic Architecture of Acute Myocarditis and the Overlap With Inherited Cardiomyopathy[J]. Circulation, 2022, 146: 1123-1134.

[10] HERSHBERGER R E., HEDGES D J., MORALES A. Dilated Cardiomyopathy: The Complexity of a Diverse Genetic Architecture[J]. Nat. Rev. Cardiol, 2013, 10: 531-547.

[11] GIGLI M., BEGAY R L., MOREA G., et al. A Review of the Giant Protein Titin in Clinical Molecular Diagnostics of Cardiomyopathies[J]. Front Cardiovasc Med, 2016, 3: 21.

腹膜后占位合并肾动脉狭窄致青年高血压 1 例

解放军总医院第一医学中心　侯小玲

1. 病例简介

患者，女性，28 岁，主因发现血压升高 7 月余入院。患者于 2023 年 5 月无明显诱因出现头晕、头痛，为枕后明显，呈炸裂样痛，持续 5 ～ 6 天，服用强力定眩片后好转，恶心呕吐，非喷射样呕吐，无大汗，无胸闷、憋气，测血压约 180/110mmHg，服用贝尼地平 8mg 1 次 / 日，氢氯噻嗪 25mg 1 次 / 日，血压降至约 110/70mmHg，用药减半，自测约 110/80mmHg。2023 年 7 月 14 日就诊于北京协和医院，行腹部增强 CT 示：右侧腹膜后下腔静脉后方软组织结节，副神经节瘤。醛固酮 / 肾素活性（ARR）（服药前）：1.2，醛固酮 / 肾素活性（ARR）（服药后）：0.2。血醛固酮 0.435ng/ml，3- 甲氧基去甲肾上腺素 1.49nmol/ml（参考值＜ 0.9）。奥曲肽显像 SPECT/CT 融合显像：右侧腹膜后下腔静脉后方见一软组织密度结节，大小约 2.4cm×1.5cm，未见明显放射性摄取。余扫描野内未见异常放射性减低或浓聚区。PET/CT 检查（2023 年 8 月 22 日北京协和医院）：右侧腹膜后下腔静脉后方软组织影，代谢增高，考虑副神经节瘤可能，建议肾上腺髓质显像（图 25-1）。北京协和医院内分泌评估考虑腹膜后神经节瘤，继发性醛固酮增多症可能。服用降压药物，控制良好，血压维持 120/80mmHg。2023 年 9 月行腹部增强 CT 检查（图 25-2）提示右侧腹膜后肿瘤包绕肾动脉，右肾动脉重度狭窄。于 2023 年 9 月 20 日在全麻下行后腹腔镜右侧腹膜后肿瘤切除术，术后血压缓解，半月后再次出现血压升高，最高至 170/100mmHg，目前服用硝苯地平缓释片降压治疗，血压控制良好，现为求进一步诊治，门诊以"肾动脉狭窄、高血压"收入我科。体重无明显变化，大便正常，排尿正常。既往体健。无高血压家族史。体格检查：脉搏 84 次 /min，呼吸 18 次 /min，血压 133/99mmHg，身高 165cm，体重 61kg，BMI 22.4。心肺腹查体未见明显异常体征。双下肢无浮肿。化验及特殊检查：PET/CT 检查：①右侧腹膜后下腔静脉后方软组织影，代谢增高，考虑副节瘤可能，建议肾上腺髓质显像；②甲状腺两叶代谢增高，左叶为著，考虑炎性病变可能，建议结合甲功及超声，双侧颈深部炎性淋巴结；③前纵隔代谢增高片状影，胸腺退化不全可能性大；④右肾小囊肿可能，子宫内膜生理性摄取可能性大；⑤全身骨髓代谢稍高，为继发改变。

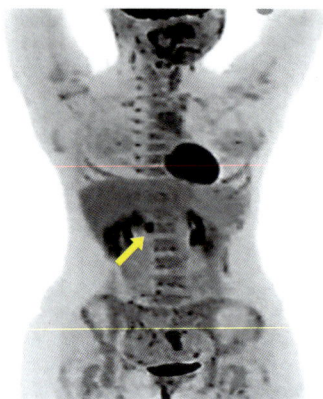

图 25-1 2023 年 8 月 22 日北京协和医院 PET-CT 影像

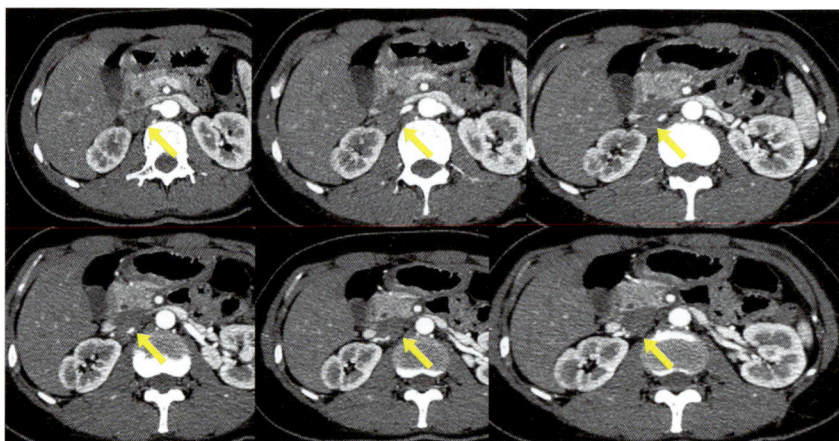

图 25-2 2023 年 9 月术前腹部增强 CT
示右侧腹膜后肿瘤包绕肾动脉，右肾动脉重度狭窄

入院心电图（2023 年 12 月 4 日）：窦性心律。

肾动脉 CTA（2023 年 11 月 28 日）：右肾动脉重度狭窄，右肾萎缩，灌注明显减低（图 25-3）。

内分泌相关检验（2023 年 11 月 23 日门诊）：直接肾素测定 236.0μIU/ml（卧位 2.8 ～ 39.9，立位 4.4 ～ 46.1），醛固酮 67.5ng/dl（卧位 3.0 ～ 23.6，立位 3.0 ～ 35.3），ARR 0.3；上午 8 时血清皮质醇 560.2nmol/L（133 ～ 537nmol/L），下午 4 时血清皮质醇 163nmol/L（68.2 ～ 327nmol/L）；上午 8 时血浆 ACTH 4.42pmol/L（1.6 ～ 13.9pmol/L），下午 4 时血浆 ACTH 1.51pmol/L（无）。诊断：①继发高血压，右肾动脉狭窄；②腹膜后占位术后（副神经节瘤可能性大）。

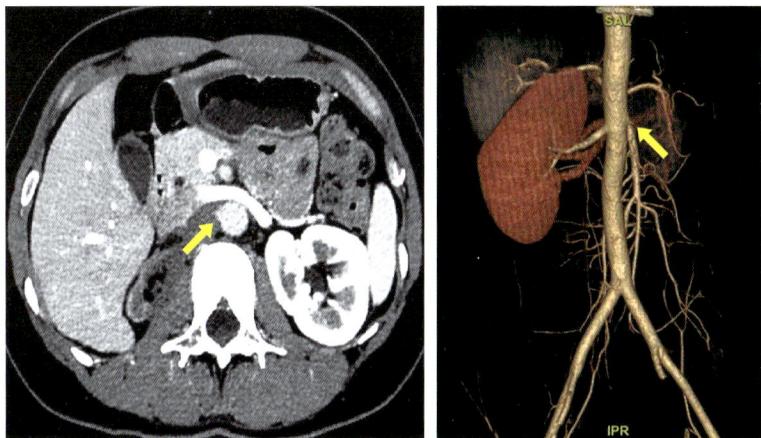

图 25-3　2023 年 11 月术后 2 个月腹部增强 CTA
右侧肾萎缩、右肾动脉闭塞

2. 诊治经过

该患者青年女性，既往体健，无高血压家族史。突然血压升高入院，首先考虑继发性高血压可能性大。在外院经过完善检查后诊断腹膜后占位（副神经节瘤可能性大），占位包绕右肾动脉，右侧肾动脉重度狭窄。此时考虑患者继发高血压的可能原因为副神经节瘤以及该肿瘤包绕右肾动脉造成的肾动脉狭窄，双重因素的共同作用结果。在治疗策略上选择外科手术切除肿瘤是优化方案。就诊于泌尿外科行腹膜后占位切除术，术后患者血压即刻恢复正常范围，提示手术治疗方案有效，肿瘤摘除、肾动脉狭窄（外压迫型）解除。

术后 2 周患者再次出现血压升高，可能的因素是什么？肿瘤复发还是肾动脉狭窄？抑或是新发的肾源性高血压或原发性高血压？按照一元化的诊断思路，应首先考虑在原发疾病的基础上发生了新的变化。而患者的就诊延误，使其错过了最佳的治疗时机。术后 2 个月复查时，腹部 CT 提示右肾严重萎缩，肾动脉 CTA 检查示右侧肾动脉开口处闭塞。肾脏功能检查提示尿素 2.62mmol/L 正常，血肌酐 86.2μmol/L 稍高，分析患者发生再次血压升高的原因：继发性肾动脉狭窄。而造成肾动脉狭窄的可能原因包括：大动脉炎、纤维肌性发育不良、动脉粥样硬化以及手术后局部组织渗出、炎症、粘连导致的外部压迫等因素。

针对此例患者，在治疗策略上，包括有效的药物治疗、介入治疗开通肾动脉以及必要时外科手术摘除萎缩的肾脏。患者目前口服硝苯地平控释片 30mg，1/日，甲磺酸多沙唑嗪缓释 4mg，1 次/日，血压控制在 120/70mmHg 左右；因患者肾脏明显萎缩，没有残存的肾脏功能，再次开通肾动脉的临床意义消失；泌尿外科建议该患者右肾逐渐萎缩丧失功能，血压趋于正常，可以动态监测肾素血管紧张素的水平，如果出现异常增高或血压难以控制，可以再次评估手术指征。因此，在调整降压药物后，患者出院。我们将对患者进行定期随访，观察血压变化情况、监测肾素血管紧张素水平，同时定期复查肾脏超声和肾功能各项指标。

3. 讨论

继发性高血压是青年高血压的主要原因之一。常见的继发性高血压原因包括：肾实质性高血压、肾血管性高血压、嗜铬细胞瘤、原发性醛固酮增多症、Cushimg 综合征、妊娠高血压、睡眠呼吸暂停综合征、药物引起的高血压等。

肾动脉狭窄是指单侧或双侧肾动脉主干或主要分支狭窄，临床上主要表现为肾血管性高血压和缺血性肾病。肾动脉狭窄是继发性高血压的常见原因之一，肾动脉狭窄的三大常见原因包括动脉粥样硬化、大动脉炎和肌纤维发育不良。动脉粥样硬化是引起肾动脉狭窄最常见的原因，但主要发生在中老年患者，该患者较为年轻，血脂代谢正常，无动脉粥样硬化斑块形成，因此，动脉粥样硬化不考虑。大动脉炎及纤维肌性发育不良是引起我国年轻人肾动脉狭窄的重要原因，但该患者红细胞沉降率、C反应蛋白正常，未发现其他部位血管狭窄或闭塞，无发热等表现，排除大动脉炎。纤维肌性发育不良主要病变在中小动脉，该患者肾动脉 CTA 提示狭窄部位在右肾动脉体部。本例患者的特别之处是两次出现肾动脉狭窄，两次的病因不同且均不是常见的 3 种因素，第一次是腹膜后肿瘤包绕压迫肾动脉，第二次是手术后局部组织渗出和炎症反应压迫肾动脉，因此在临床中极为罕见。

此外，本病例的另一个突出特点是患者同时患有副神经节瘤。该病是一种罕见的神经内分泌肿瘤，瘤体可释放大量儿茶酚胺，引起阵发性或持续性血压升高，以及全身多脏器功能紊乱。副神经节瘤的主要临床表现为儿茶酚胺分泌增多所致的高血压及心、脑、肾血管并发症和代谢性改变，由于肿瘤发生在不同部位及持续性或阵发性分泌释放不同比例的肾上腺素及去甲肾上腺素，并与不同亚型的肾上腺素能受体结合起作用，主要表现为高血压（90% ～ 100%）合并头痛（59% ～ 71%）、心悸（50% ～ 65%）、多汗（50% ～ 65%）三联征，甚至出现循环系统、消化系统、泌尿系统、神经系统、血液系统、内分泌系统、腹部肿物症状。

副神经节瘤和肾动脉狭窄均是引起继发性高血压的原因，但两者同时存在极为罕见。国内外均有少数病例报道，该患者的诊治过程提示我们在临床中遇到年轻高血压患者，诊治思路要广，诊治策略要考虑周全，避免出现在治疗过程中导致二次伤害，出现问题及时复诊。

参考文献

[1]　中国医疗保健国际交流促进会血管疾病高血压分会专家共识起草组 . 肾动脉狭窄的诊断和处理中国专家共识 [J]. 中国循环杂志 , 2017, 32(9): 10.

[2]　ARAB S F, ALHUMAID A A, ABU ALNASR M T, et al. Review of Renal Artery Stenosis and Hypertension: Diagnosis, Management, and Recent Randomized Control Trials, 2022, 33(1):147-159. doi: 10.4103/1319-2442.367807. PMID: 36647988

[3]　中华医学会内分泌学分会 . 嗜铬细胞瘤和副神经节瘤诊断治疗专家共识 (2020 版)[J]. 中华内分泌代谢杂志 , 2020, 36(09): 737-750.

[4]　马毓 , 孙福康 , 许建忠 , 等 . 副神经节瘤合并肾动脉狭窄 1 例 [J]. 中国临床案例成果数据库 , 2022, 04(01): E06355-E06355.

[5]　SARATHI V, BANDGAR T, LILA A R, et al.Coexistence of pheochromocytoma/praganglioma and renal artery stenosis[J]. Indian J Endocrinol Metab, 2012, 16(6):1009-1011. doi: 10.4103/2230-8210.103022. PMID: 23226653

不同寻常的心肌炎——新冠病毒感染后成人多系统炎症综合征 1 例

解放军总医院第一医学中心　李佳月

1. 病例简介

患者，男性，22 岁，因"发热、咳嗽 6 天"于 2023 年 6 月 21 日来我院就诊。患者于 2023 年 6 月 16 日无明显诱因出现发热，自测体温最高 39℃，伴轻微咳嗽、咳白痰，服用洛索洛芬钠片体温降至 38℃，4h 后体温再次升高至 39℃，间断口服洛索洛芬，体温维持在 37.8 ～ 39.2℃之间。6 月 17 日 19:00 就诊于我院急诊，测血压 147/78mmHg，体温 39.5℃，实验室检查提示：白细胞 12.45×10^9/L，中性粒细胞相对值 0.876，白介素 -6：295pg/ml，CRP 12.46mg/dl，降钙素原 3.27ng/ml，肝脏功能、肾脏功能、心肌酶、脑利尿钠肽前体均在正常范围，肺部 CT 提示双肺间隔旁肺气肿，急诊新型冠状病毒核酸检测、甲流乙流 RNA 检测均为阴性，急诊给予氧氟沙星静滴，18 日晨起患者双侧上肢、前胸及后背部出现红色斑丘疹（图 26-1），考虑为氧氟沙星过敏，停用氧氟沙星，给予头孢曲松 2g 每天一次静滴，皮疹持续 3 天自然消退。18 日晚患者出现恶心、呕吐、腹泻、稀水样便，便常规未见异常，快速轮状病毒检测为阴性，每天腹泻 4 ～ 5 次，给予蒙脱石散 3g 每天两次口服，腹泻逐渐控制。患者持续发热，体温最高 40.3℃，给予对症治疗。6 月 21 日患者自觉胸闷、气短，并出现血压下降，血压最低 75/40mmHg，给予补液，去甲肾上腺素静滴，血压维持在（90 ～ 100）/（60 ～ 70）mmHg；复查白细胞 15.87×10^9/L，中性粒细胞相对值 0.894，CRP 14.59mg/dl，白介素 -6 ＞ 5000pg/ml，降钙素原 24.56ng/ml，肌钙蛋白 T 0.282ng/ml，肌酸激酶 277.5U/L，肌酸激酶同工酶 18U/L，肌酐 132μmol/L，脑利尿钠肽前体 2633pg/ml；血气分析：pH 7.41，氧分压 128mmHg，二氧化碳分压 28mmHg，血氧饱和度 99%，剩余碱测定－ 5.8mmol/L，乳酸 3.9mmol/L。腹部 CT 及盆腔 CT 检查未见明显异常，急诊以"心肌炎"收入我科。既往 2023 年 5 月 25 日出现发热，体温最高 38.2℃，新型冠状病毒抗原检测为阳性（首次感染），无咳嗽、咳痰，发热持续 3 天后好转，6 月 2 日新冠抗原转阴，此后患者无不适症状。2023 年 2 月体检时发现血压高，最高血压 160/100mmHg，外院行肾动脉超声，肾脏及肾上腺超声检查未见异常，诊断为原发性高血压病，规律口服苯磺酸氨氯地平片 5mg 1 次 / 日，血压控制在（120 ～ 130）/（70 ～ 80）mmHg。否认食物、药物过敏史，无吸烟饮酒史。喜欢运动，长跑，爬山。父亲、外祖父、祖父、祖母均有高血压病史。

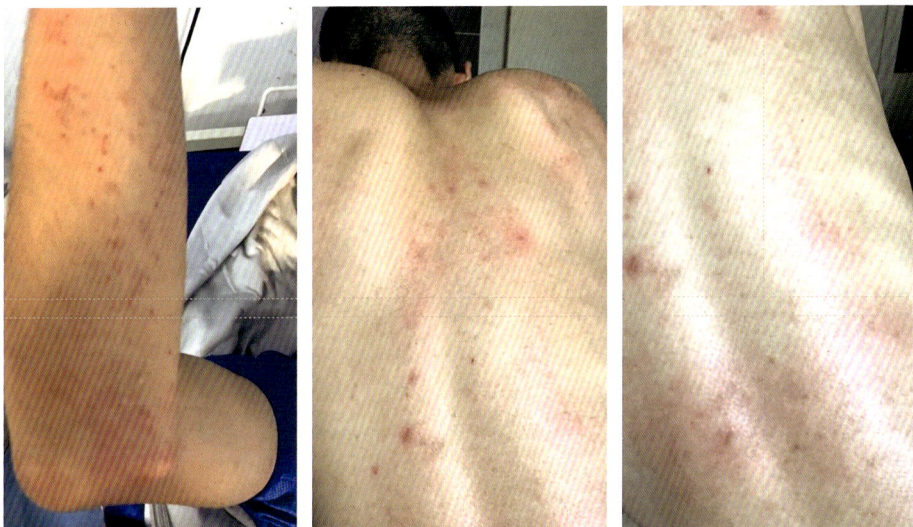

图 26-1　斑丘疹

入院查体： T：39.1℃，P：117 次 /min，R：18 次 /min，BP：117/53mmHg（去甲肾上腺素）。急性面容，自主体位，结膜充血，无颈静脉怒张。双肺呼吸音清，双肺未闻及干湿性啰音。心前区无隆起，心界不大，心率 117 次 /min，律齐，心脏各瓣膜听诊区未闻及明显杂音。腹部平软，肝脾肋下未触及。双下肢无水肿。入院后心电图（图 26-2）提示窦性心动过速，不完全右束支传导阻滞，左后分支传导阻滞。床旁胸片（图 26-3）显示心影增大，双侧肺门影增大，肺水肿不除外。超声心动图提示：左室舒张末内径 48mm，左室收缩末内径 41mm，室间隔 11mm，左室后壁 10mm，下腔静脉 19mm，左室整体收缩功能重度降低（EF:22%）。入院诊断：①暴发性心肌炎，心源性休克，高乳酸血症，多脏器功能不全，肾脏功能不全，肝功能不全；②细菌性脓毒血症？③高血压病 2 级（中危）；④双肺间隔旁肺气肿。

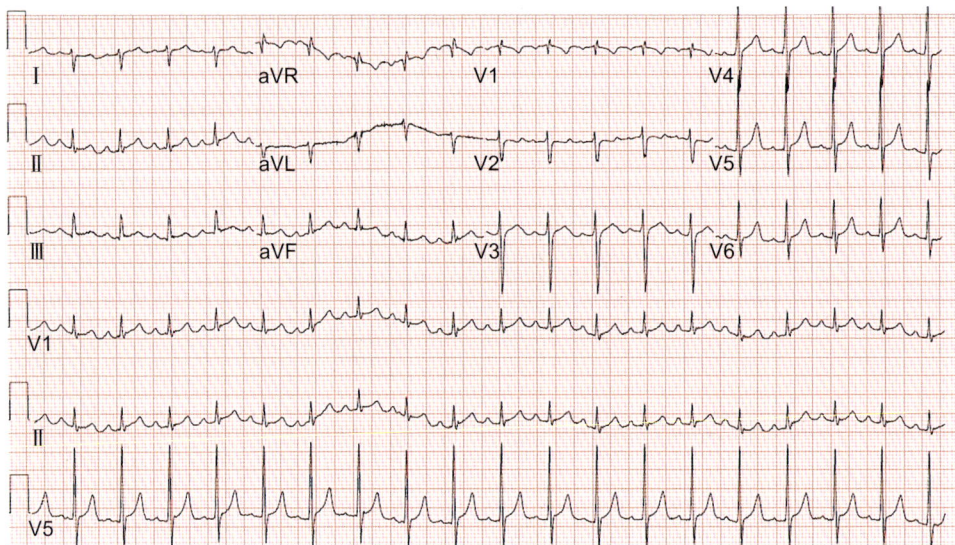

图26-2　心电图

窦性心动过速　左后分支传导阻滞

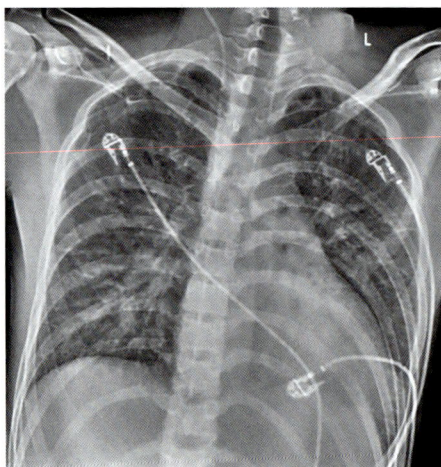

图26-3　胸片

心影扩大，双侧肺门影增大，左侧胸腔积液

2.诊治经过

入院给予主动脉内球囊反搏泵（intra aortic ballon pump，IABP）植入，继续去甲肾上腺素 0.1 ～ 0.3μg/（kg·min）维持血压，监测出入量及中心静脉压，酌情利尿，甲泼尼龙 200mg/ 日，静滴，1 次 / 日、丙种球蛋白 20g/ 日，静滴 1 次 / 日（图 26-4），并予以护肝、保护胃黏膜、营养支持及对症治疗。监测感染指标持续升高（最高数值：白细胞计数 50.15×10^9/L，中性粒细胞相对值 0.974，

C- 反应蛋白测定 18.253mg/dl，白介素 -6 ＞ 5000pg/ml；降钙素原：48.13ng/ml），考虑细菌性脓毒症可能性大，给予美罗培南及利奈唑胺抗炎治疗。入院后完善了病原学检查，包括新冠病毒核酸检测、弓形虫抗体、风疹病毒、单纯疱疹病毒、巨细胞病毒、EB 病毒、呼吸道合胞病毒、腺病毒、甲型流感病毒、乙型流感病毒、副流感病毒、Q 热立克次体军团菌、肺炎支原体相关检查均为阴性；尿、便培养阴性；高热时不同时间三次血培养阴性；送检两家不同机构（阿吉甘基因检测公司、微远基因检测公司）mNGS 检查均未发现致病菌。

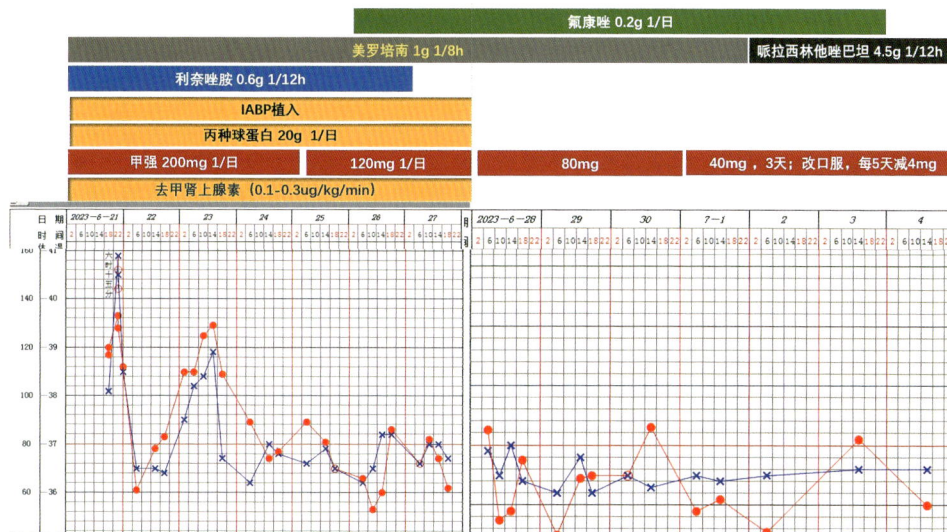

图 26-4 入院后药物治疗及体温、心率变化

患者心肌损害原因是什么？患者临床以高热起病，炎性指标明显升高，特别是降钙素原达到 48.13ng/ml，这些指标异常均指向细菌感染，但病原学阴性，两次 mNGS 未发现致病菌，另外肺部、腹部、盆腔 CT 未见明显异常，细菌感染无实验室及影像学检查依据。患者在 5 月 22 日诊断新型冠状病毒感染，新冠后免疫反应多发生在感染后 5 ～ 7 天，主要表现为肺部损害，但患者感染后 22 天再次出现发热症状，是不是和新冠后免疫反应有关？带着这个问题检索了文献，该患者符合成人多系统炎症综合征（MIS-A）的诊断。MIS-A 是一种对 SARS-CoV-2 感染的延迟免疫反应，认识到这一点很重要，我们治疗方案进行了调整，延长免疫调节剂应用时间，以避免炎症反弹，甲泼尼龙 200mg 应用 4 天后减为 120mg 后逐渐减量，丙种球蛋白应用 7 天后停药；抗生素逐渐降阶梯，6 月 29 日停用利奈唑胺，美平应用 10 天后降阶梯为哌拉西林他唑巴坦 4.5g，1 次 /12h。经上述治疗体温、心率逐渐恢复正常；血管活性药物逐渐减量后停药，

6月23日后患者血压升至150/90mmHg左右，给予沙库巴曲缬沙坦50mg，2次/日，血压控制在（120～130）/（70～80）mmHg，6月25日复查心脏超声射血分数48%，6月28日射血分数恢复至56%，同天拔除IABP，经以上治疗各项检查结果逐渐恢复正常（图26-5）。病程中患者持续结膜充血约10天，间断给予玻璃酸钠滴眼液点双眼。7月1日完善心脏磁共振成像提示心肌各节段未见延迟强化（图26-6）；7月3日冠状动脉CTA未见明显异常；7月11日患者康复出院，出院时口服甲泼尼龙32mg，嘱其7天减量4mg直至停药，门诊随诊，患者无不适。

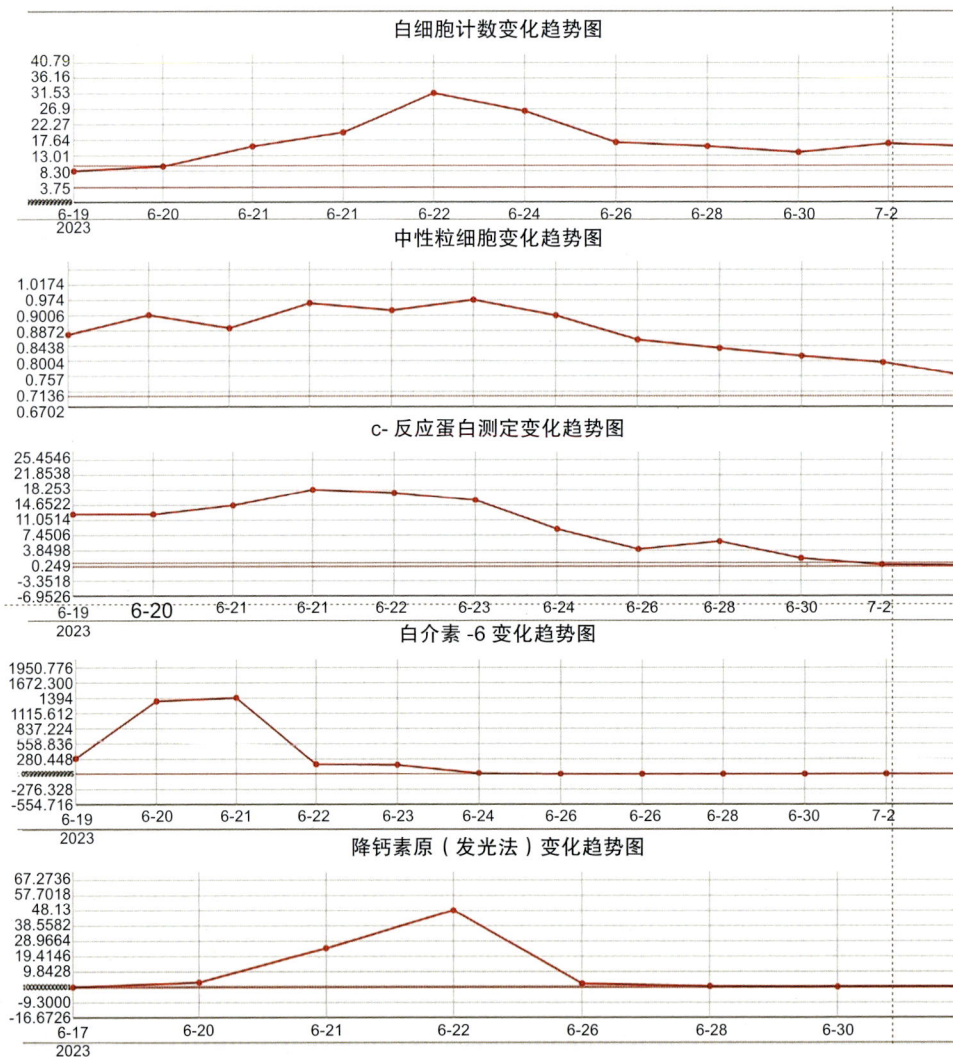

图26-5　炎性指标变化

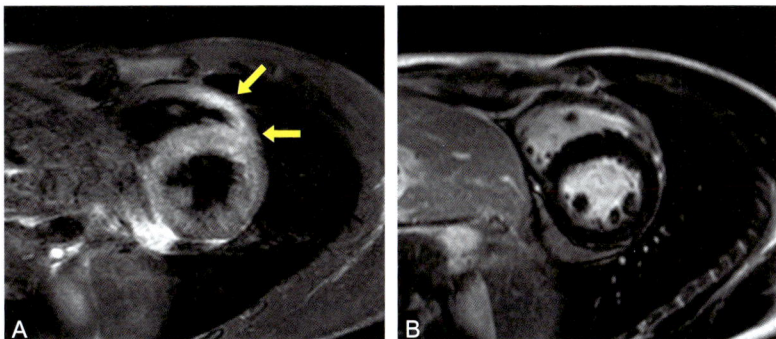

图 26-6　心脏核磁共振
A：T2 加权像提示前室间隔、右室前壁高信号
B：各节段未见延迟强化

3. 讨论

自 2020 年 4 月起，各地陆续有报道儿童在感染 COVID-19 后出现一系列临床症状，类似于川崎病和川崎病休克综合征。其中意大利贝加莫川崎病和类川崎病的发病率比 COVID-19 流行前高出 30 倍，这类疾病后来被命名为儿童多系统炎症综合征。自 2020 年 5 月，美国 CDC 一直在追踪 MIS-C 病例报告，截至 2023 年 2 月 27 日，共有 9370 例，其中 76 例死亡。2020 年 6 月，在描述了儿童多系统炎症综合征（MIS-C）后不久，首次报告描述了与新冠感染相关的成人多系统炎症综合征，称之为 MIS-A，MIS-A 是一种严重的多系统炎症性疾病。与 MIS-C 相比，MIS-A 发病率更低，更难与急性 COVID-19 鉴别。最初报道 MIS-A 病例的国家主要集中在欧美国家，以非洲裔和西班牙裔为主，之后白种人逐渐被报道。在亚洲地区，相关病例报道晚于欧美国家，病例数目也较少，其中印度有文献报道 9 例患者，韩国、阿曼、日本均有个案报道，我国鲜有病例报道。

美国疾病控制与预防中心（CDC）于 2020 年 10 月公布了一系列 MIS-A 患者的病例。如果包括以下内容，则定义为 MIS-A：①需要住院且年龄≥ 21 岁；②当前或先前 SARS-CoV-2 感染的实验室证据；③一个或多个肺外器官系统的严重功能障碍；④炎症标志物严重升高；⑤无严重呼吸道疾病，需要排除其他疾病，如细菌性脓毒症。我们的病例符合 CDC 对 MIS-A 的所有诊断标准。

2021 年 9 月 Patel 等总结了 221 例 MIS - A 病例的临床特点（其中包括 102 例来自美国疾病控制与预防中心 MIS 监测系统中年龄大于 18 岁的患者），是目前病例数最多的系统性综述。该研究显示 MIS-A 是一种严重的高炎症状态，在急性 COVID-19 发作后约 4 周出现，伴肺外多器官功能障碍。在 221 例 MIS-A 患者中，中位年龄为 21 岁，70% 为男性，36% 为非西班牙裔黑人，58% 无基础合并症。大多数 MIS-A 患者表现为发热（96%）、低血压（60%）、心功能不全（54%）、呼吸短促（52%）和（或）腹泻（52%），10 例 MIS-A 患者出现川崎病。累及器官系统的中位数为 5 个，中位住院时间为 8 天，90% 炎症标志物明显升高，57% 患者入住重症监护室，47% 需要呼吸支持，7% 死亡。Bastug 等统计的 51 例患者最多见的表现是心血管异常（82.4%），多数 MIS-A 患者心脏超声检查结果异常，包括心室功能障碍、射血分数下降、房室瓣反流、冠状动脉异常等 1 种或多种异常，有些患者出现冠状动脉扩张，甚至冠状动脉瘤。后续报道病例特点与这些病例类似。本例青年男性患者，新冠后 22 天发病，主要临床表现为持续高热，皮肤斑丘疹、腹泻、结膜充血。心血管主要表现为心脏收缩功能明显下降，低血压，低灌注，休克（乳酸升高，肝脏、肾脏功能受损），符合 MIS-A 的临床特点。

MIS-A 实验室检测提示严重感染和炎症反应。炎症标志物如血清铁蛋白、C 反应蛋白、白介素 -6（IL-6）、红细胞沉降率、降钙素原、D- 二聚体、纤维蛋白原等明显升高，伴随淋巴细胞减少及血小板减少等。此外，肌钙蛋白、脑利尿钠肽（brain natriuretic peptide，BNP）、N 末端 BNP 前体（NT-pro-BNP）水平升高提示心脏功能受损。病原学检测方面，MIS-A 主要发现于 SARS-CoV-2 广泛流行的区域，多数具有 COVID-19 相关证据或相关流行病史，绝大部分患者存在 SARS-CoV-2 感染的证据（RT-PCR 或者血清学检测呈阳性）。本例患者实验室检查提示炎症指标升高，特别是白介素 -6 和降钙素原明显升高，因患者有腹泻症状，不能除外胃肠道感染，给予患者抗生素治疗，但多次完善尿、便、血液培养均为阴性，2 次不同公司的 mNGS 检查均未检测到致病菌，胸部、腹部、盆腔 CT 未见明显感染灶，故排除细菌性脓毒症。通过文献复习及本病例均提示脓毒症仍然是最常见的鉴别诊断，血清降钙素原升高可能无助于鉴别细菌性脓毒症与 MIS-A。

目前文献报道的病例数较少，MIS-A 的诊断和治疗尚缺乏指南和共识。由于 MIS-A 与 MIS-C 相似，治疗方式主要参照川崎病和 MIS-C 治疗方案，建议将类固醇和 IVIG 作为 MIS-A 的一线治疗。部分严重 MIS-C 患者接受了生物制剂治疗，如英夫利昔单抗（肿瘤坏死因子 α 抑制剂）、托西珠单抗（IL-6 拮抗剂）和阿那白滞素（IL-1 受体拮抗剂），提示对类似疾病有效。在个别 MIS-A 患者中也尝试了类似的免疫调节疗法，数据比较少。Bastug 等回顾 MIS-A 病例显示，60.8%（31/51）的患者使用了糖皮质激素，37.3%（19/51）使用了 IVIG，13.7%（7/51）使用了托珠单抗。在严重病例中，19.6%（10/51）的患者需要机械通气呼吸支持，7.8%（4/51）的患者需要（IABP），5.9%（3/51）的患者需要体外膜肺氧合（extracorporeal membrane oxygenation，ECMO）。我们的患者因为心力衰竭、休克住进监护病房，接受血管活性药物和 IABP 辅助治疗，幸运的是，患者入病房后我们就给予类固醇和 IVIG，反应良好，症状明显改善，各项指标好转，很快康复出院。

MIS-A 是一种 SARS-CoV-2 感染后免疫应答延迟和炎症反应过度，对于那些有症状及实验室指标高度提示严重炎症反应的近期 SARS-CoV-2 感染患者需警惕 MIS-A。MIS-A 累及多系统多器官，病情常危重，需要紧急和有效的治疗。IVIG 和糖皮质激素治疗是改善临床预后的有效选择，依据患者临床表现及病情严重程度，可选择其他免疫调节剂等治疗。目前 MIS-A 已经得到了欧美国家的广泛关注，我国鲜有病例报道，本病例旨在提高临床医师对 MIS-A 的认识。

4. 小结

在 2019 年新型冠状病毒（COVID-19）大流行期间，欧洲和美国关于儿童新型多系统炎症综合征（multisystem inflammatory syndrome in children，MIS-C）的报告一直在增加。儿童的临床特征多种多样，但主要包括休克、心功能不全、腹痛和炎症标志物升高，包括 C 反应蛋白（CRP）、铁蛋白、D- 二聚体、白介素 -6 和降钙素原等。自 2020 年 6 月以来，多份病例报告描述了成人的类似综合征；Morris 等报告了自 2020 年 6 月至 9 月发现的 27 例成人患者的特点，并将其定义为成人多系统炎症综合征（multisystem inflammatory syndrome in adult，MIS-A）。MIS-A 是 COVID-19 感染的一种罕见且日益被认识到的疾病，国内鲜有病例报道。该文报道 1 例青年男性患者感染新冠后 22 天出现高热、皮疹、结膜充血、腹泻、重度心力衰竭，炎性指标明显升高，最后诊断为成人多系统炎症综合征，经积极救治后痊愈。

参考文献

[1] GODFRED-CATO S, BRYANT B, LEUNG J, et al. California MIS-C Response Team. COVID-19–associated multisystem inflammatory syndrome in children—United States, March-July 2020[J]. MMWR Morb Mortal Wkly Rep, 2020, 69:1074-1080.

[2] BELOT A, ANTONA D, RENOLLEAU S, et al. SARS-CoV-2-related paediatric inflammatory multisystem syndrome, an epidemiological study, France, 1 March to 17 May 2020[J]. Euro Surveill, 2020, 25:2001010.

[3] WHITTAKER E, BAMFORD A, KENNY J, et al. PIMS-TS Study Group and EUCLIDS and PERFORM Consortia. Clinical characteristics of 58 children with a pediatric inflammatory multisystem syndrome temporally associated with SARS-CoV-2[J]. JAMA, 2020, 324: 259-269.

[4] MORRIS S B, SCHWARTZ N G, PATEL P, et al. Case series of multisystem inflammatory syndrome in adults associated with SARS-CoV-2 infection—United Kingdom and United States, March-August 2020[J]. MMWR Morb Mortal Wkly Rep, 2020, 69(40):1450-1456.

[5] JIANG L, TANG K, LEVIN M, et al. COVID-19 and multisystem inflammatory syndrome

in children and adolescents[J]. Lancet Infect Dis, 2020, 20(11):e276-e288.

[6] AHMED M, ADVANI S, MOREIRA A, et al. Multisystem inflammatory syndrome in children: A systematic review[J]. E Clinical Medicine, 2020, 26: 100527.

[7] MOGHADAM P, BLUM L, AHOUACH B, et al. Multisystem inflammatory syndrome with particular cutaneous lesions related to COVID-19 in a young adult[J]. Am J Med, 2021, 134(1):e36-e37.

[8] DABAS R, VARADARAJ G, SANDHU S, et al. Kawasaki-like multisystem inflammatory syndrome associated with COVID-19 in an adult: a case report[J]. Br J Dermatol, 2021, 185(4):859-861.

[9] RAZMI T M, AFRA T P, MOHAMMED T P, et al. COVID-19-associated multisystem inflammatory syndrome in adults with Kawasaki disease-like cutaneous[J]. British Journal of Dermatology, 2021, 185(2):e35.

[10] CHUNG H, SEO H, PARK S, et al. The first case of multisystem inflammatory syndrome in adult after COVID-19 in Korea [J]. J Korean Med Sci, 2021, 36(25).

[11] AL-FALAHI Z, AL-HARTHI S, FARHAN H, et al. Late-onset COVID-19-related multi-system inflammatory syndrome in a middle-aged man[J]. Cureus, 2021, 13(6): e15855.

[12] YAMADA Y, FUJINAMI K, EGUCHI T, et al. Multisystem inflammatory syndrome in adults after mild SARS-CoV-2 infection, Japan[J]. Emerg Infect Dis, 2021, 27(6): 1740-1742.

[13] PATEL P, DECUIR J, ABRAMS J, et al. Clinical characteristics of multisystem inflammatory syndrome in adults: A systematic review[J]. JAMA Netw Open, 2021, 4: e2126456.

[14] BASTUG A, ASLANER H, AYBAR BILIR Y, et al. Multiple system inflammatory syndrome associated with SARS-CoV-2 infection in an adult and an adolescent[J]. Rheumatol Int, 2021, 41(5):993-1008.

[15] DIAKITE S, BOUSDIRA N, TACHON G, et al. Regression of coronary aneurysms with intravenous immunoglobulins and steroids for COVID-19 adult multisystem inflammatory syndrome[J]. JACC Case Rep, 2021, 3(4): 581-585.

[16] AMATO M K, HENNESSY C, SHAH K, et al. Multisystem inflammatory syndrome in an adult[J]. J Emerg Med, 2021, 61(1): e1-e3.

[17] MIECZKOWSKA K, ZHU T H, HOFFMAN L, et al. Two adult cases of multisystem inflammatory syndrome associated with SARS-CoV-2[J]. JAAD Case Rep, 2021, 10: 113-115.

[18] MALANGU B, QUINTERO J A, CAPITLE E M. Adult inflammatory multi-system syndrome mimicking Kawasaki disease in a patient with COVID-19[J]. Cureus, 2020, 12(11): e11750.

[19] HÉKIMIAN G, KERNEIS M, ZEITOUNI M, et al. Coronavirus disease 2019 acute myocarditis and multisystem inflammatory syndrome in adult intensive and cardiac care units[J]. Chest, 2021, 159(2):657-662.

[20] AHSAN T, RANI B. A Case of Multisystem inflammatory syndrome post-COVID-19 infection in an adult[J]. Cureus, 2020, 12(12):e11961.

[21] MIECZKOWSKA K, ZHU T H, HOFFMAN L, et al. Two adult cases of multisystem inflammatory syndrome associated with SARS-CoV-2[J]. JAAD Case Rep, 2021, 10: 113-115.

[22] BIKRAM DAS, DIVYA JOSHI, V K VINEETH, et al. Post-COVID multisystem inflammatory syndrome in adults: a study from a tertiary care hospital in south India[J]. Indian J Med Res, October & November, 2022: 669-673.

云随访指导 ICD 植入后 COVID-19 感染诱发电风暴救治 1 例

解放军总医院第六医学中心 李世兴

1. 病例简介

患者，女性，45 岁，因"阵发性心悸 3 个月，加重 1 周"于 2022 年 11 月 4 日入院。入院前 3 个月间断发作心悸，自觉心跳快且不规整，伴头晕、间断黑矇，无晕厥，持续约 30min 后自行缓解。入院前一周发作频繁，且持续时间逐渐延长。既往体健，否认高血压、糖尿病及其他心脏病史。无猝死家族史。查体：心率 140 次 /min，律不齐，各瓣膜听诊区未闻及病理性杂音。外周动脉搏动正常。入院心电图提示宽 QRS 心动过速（图 27-1），偶见窦性夺获，RR 间期不等，电轴左偏，胸前导联 QRS 主波向下。心脏超声（图 27-2）提示：各房室腔大小形态正常，升主动脉及主肺动脉内径不宽，房间隔及室间隔连续性好；左室心尖部稍圆钝，运动欠协调，左室肥厚度正常，左室整体收缩功能正常；右室心尖部变薄，运动尚可，厚度约 2.6mm，可疑 ARVC，建议核磁共振检查。心脏磁共振（图 27-3）检查提示右室心尖部变薄，运动减弱。基因检测提示 SCN5A 基因突变（图 27-4）。

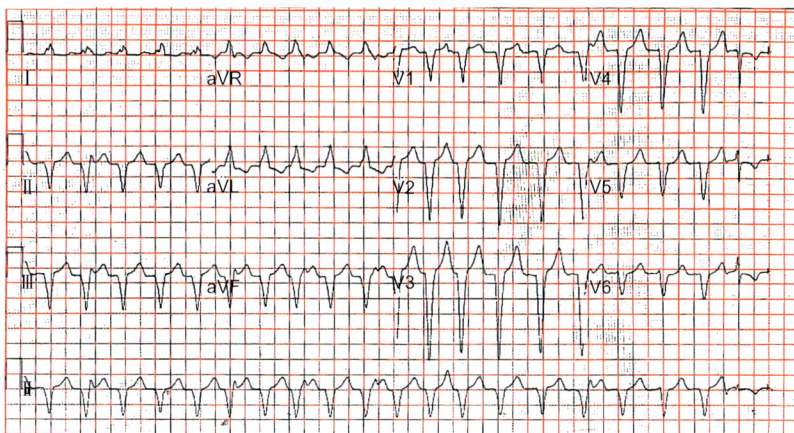

图 27-1 心动过速心电图

宽 QRS 心动过速，RR 间期不等，胸前导联均为 QS 型，最后一跳可见窦性夺获，考虑室性心动过速，根据体表 QRS 特征，定位为右室心尖部起源

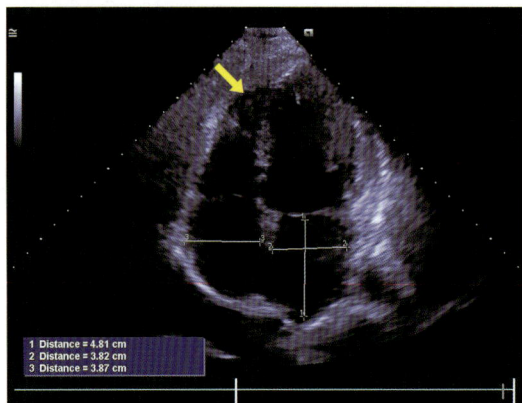

图 27-2 心脏超声四腔切面图

可见右室心尖部（白色箭头）圆钝、变薄，稍向外膨出，运动尚可，厚度约 2.6mm，可疑 ARVC

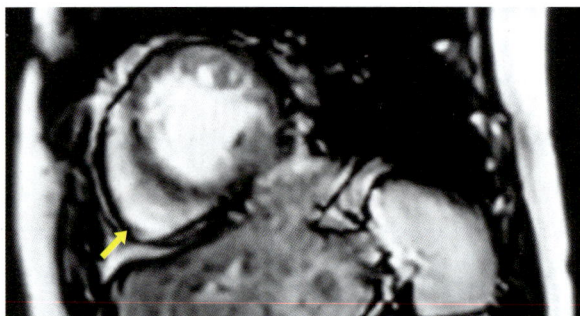

图 27-3 心脏 MRI 图

可见右室心尖部（白色箭头）处变薄、略向外突出，动图可见运动尚可，考虑 ARVC 可能

样品	检测基因	位置	变异情况	变异类型
本人	SCN5A	chr3:38640439	c. 1993G＞T	杂合

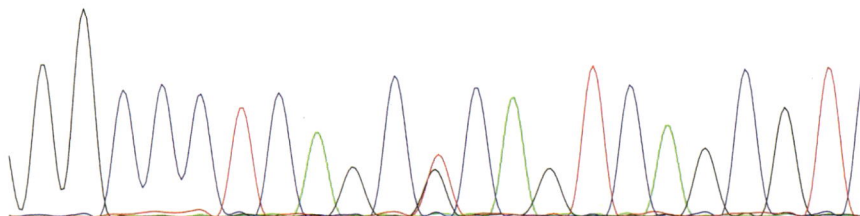

图 27-4 基因检测报告

可见 SCN5A 基因 c.1993G＞T 突变，可导致心室扩张并发室性心律失常，结合临床特征考虑基因突变致 ARVC 可能

2. 诊治经过

　　根据发作心电图特征考虑室速起源于右室心尖部，结合影像学特征诊断 ARVC。治疗上先终止室速、维持窦性心律，再行 ICD 植入预防猝死。给予静脉泵入艾司洛尔、口服胺碘酮抗心律失常治疗，同时给予镇静、扩张外周血管、利尿降低右心负荷以及补钾镁纠正离子紊乱等对症治疗后逐渐恢复窦性心律。于 2022 年 11 月 22 日植入 ICD 后出院。出院后继续服用胺碘酮、美托洛尔、门冬氨酸钾镁片。2022 年 12 月 19 日感染新冠，胸部 CT 提示左下肺少量炎症，发热 2d 后症状缓解，未系统治疗。2022 年 12 月 30 日间断心悸，2023 年 1 月 1 日和 2 日分别出现 2 次 ICD 放电。由于疫情原因不能来院随访，心脏植入式电子设备（CIED）远程随访上传云端数据提示频发室早、短阵室速、放电诊断准确（图 27-5）。电话指导患者积极抗感染治疗，加大美托洛尔剂量，适当服用镇静药物后症状好转。之后因家人病重出现情绪波动，再次反复出现心悸，并且 ICD 反复放电，出现 ICD 电风暴，远程建议当地医院住院治疗。当地医院为县级医院，未处理过交感电风暴，无治疗经验，通过反复电话沟通，明确病情和风险评估，远程指导静脉给予足量艾司洛尔、胺碘酮控制心律，静脉给予咪达唑仑镇静治疗后心室率逐渐下降至 140 次 /min 以下，ICD 未再放电，但室速未终止。于 2023 年 2 月 2 日行电生理检查及射频消融术，分别在心内膜及心外膜激动及基质标测，考虑局灶性室速，于右室壁前方隔缘肉柱区域消融成功（图 27-6）。随访 2 个月，无明显心悸等不适，远程随访数据显示偶有室速发作，持续时间 10s ～ 3min，频率最快 146 次 /min，无 ICD 治疗。

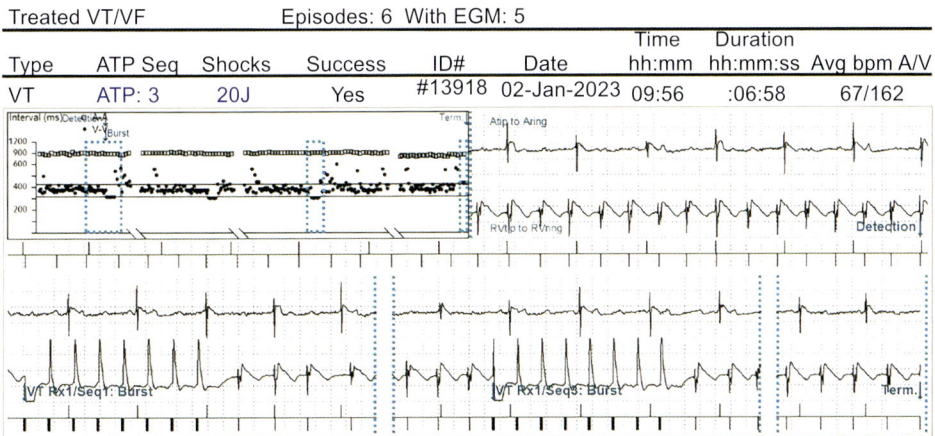

图 27-5　远程随访 ICD 事件

可见诊断准确，心动过速频率落入室速区，经过 3 次 ATP 治疗无效后给予 20J 放电，放电后心室率下降，但室速未终止，需强化药物治疗

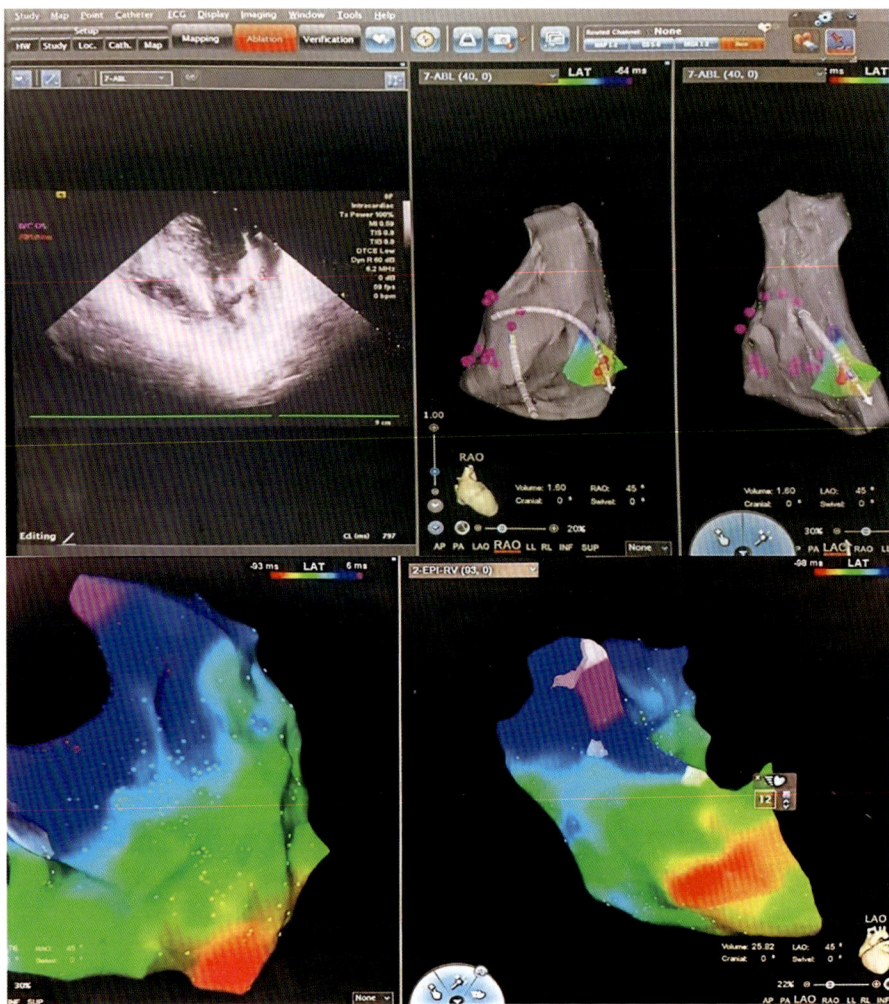

图 27-6　室速标测和消融图

上图中左图为 ICE 图、右图为消融靶点三维图，下图为 RAO30° 和 LAO45° 三维标测激动图，可见最早激动点位于右室壁前方隔缘肉柱区域，于此处消融成功

3. 讨论

（1）关于诊断和治疗：本例患者入院心电图表现为宽 QRS 心动过速，RR 间期不等，需与预激伴房颤相鉴别，因胸前导联主波一致向下，间断窦性夺获，考虑室速诊断，RR 间期不等，考虑为多年局灶自律性增高所致，不考虑折返性室速。心脏超声提示右室心尖部变薄，运动尚可，厚度约 2.6mm，可疑 ARVC，心肌核磁检查因心率控制不佳成像效果略差，亦可见右室心尖部变薄，运动减弱。结合室速心电图特征考虑起源右室心尖部，基因检测提示 SCN5A 基因突变，均提示 ARVC 可能性大。治疗上包括维持窦性心律和植入 ICD 预防猝死治

疗。既往文献推荐首选药物治疗控制心律，药物治疗效果不佳可考虑导管消融治疗。证实有效的药物为胺碘酮，可结合 β 受体阻滞剂，其他药物疗效有限。本例患者经口服足量胺碘酮后逐渐维持窦性心律，观察心律稳定后植入 ICD 治疗。术后规律服药心律控制较好，不幸的是感染了 COVID-19 奥密克戎变异株，虽呼吸道症状不明显，体温很快恢复正常，但诱发了机体的炎症反应和交感系统，导致室速频发并频繁放电。因疫情原因患者不能及时来医院就诊，通过云随访获得 CIED 数据，经分析后远程指导治疗方案，取得了良好效果。新冠感染的影响持续存在，室速心室率得到有效控制，但不能维持窦性心律，遂行导管消融治疗。经术中电生理检查、激动标测证实为右室壁前方隔缘肉柱区域起源室速，和心脏超声及核磁结果相对应，结合基因检测 SCN5A 基因突变，证实为右室心肌病。之后随访过程中还需密切监测有无室速发作，心肌病可能会进展，出现新的室速，需结合药物治疗减少室速发作。

（2）关于室速再发和新冠的关系：本例患者药物治疗已处于稳定状态，新冠感染后出现室速电风暴。已有文献报道新冠感染可诱发 ICD 电风暴，主要原因为新冠导致心肌损伤、免疫风暴、离子及内环境紊乱，进而出现恶性心律失常反复发作。针对此类患者，虽然新冠相关呼吸道症状及发热症状较轻，也需重视新冠对心血管系统的影响，及早进行筛查和风险评估，及时对症治疗可减少电风暴发生。

（3）关于 CIED 远程随访及指导治疗：COVID-19 疫情期间特别是处于偏远地区不能及时到医院随访的 ICD 植入术后患者远程云随访尤为重要，尤其在已发生事件需要确认治疗是否合适时。有文献报道疫情期间显著增加了 CIED 远程随访的应用。另外即使没有疫情限制，偏远地区交通不便利，云随访也可以及时发现并诊断心律失常事件，给予及时有效的远程治疗指导，使患者获益。本例患者即在远程随访和指导治疗中取得良好效果，避免电风暴导致的严重不良后果。

参考文献

[1] CORRADO D, WICHTER T, LINK M S, et al. Treatment of Arrhythmogenic Right Ventricular Cardiomyopathy/Dysplasia: An International Task Force Consensus Statement[J]. Circulation, 2015, 132(5):441-453. doi:10.1161/CIRCULATIONAHA.115.017944.

[2] SIMOVIC S, PROVIDENCIA R, BARRA S, et al. The use of remote monitoring of cardiac implantable devices during the COVID-19 pandemic: an EHRA physician survey[J]. Europace, 2022, 24(3):473-480. doi:10.1093/europace/euab215.

[3] AZEVEDO R B, BOTELHO B G, HOLLANDA JVG, et al. Covid-19 and the cardiovascular system: a comprehensive review[J]. J Hum Hypertens, 2021, 35(1):4-11. doi:10.1038/s41371-020-0387-4.

[4]　FISHMAN B, GOITEIN O, BERKOVITCH A, et al. First report of myocarditis in two patients with COVID-19 Omicron variant: case report[J]. Eur Heart J Case Rep, 2022, 6(10):ytac407. Published 2022 Oct 5. doi:10.1093/ehjcr/ytac407.

[5]　SALABEI J K, ASNAKE Z T, ISMAIL Z H, et al. COVID-19 and the cardiovascular system: an update[J]. Am J Med Sci, 2022, 364(2):139-147. doi:10.1016/j.amjms.2022.01.022.

[6]　MARCUS G M, GLIDDEN D V, POLONSKY B, et al. Efficacy of antiarrhythmic drugs in arrhythmogenic right ventricular cardiomyopathy: a report from the North American ARVC Registry[J]. J Am Coll Cardiol, 2009, 54(7):609-615. doi:10.1016/j.jacc.2009.04.052.

急诊序贯式 CT-TAVR 治疗极重度主动脉狭窄患者 1 例

解放军总医院第一医学中心 刘长福

1. 病例简介

主诉：活动后胸闷、气短 3 年，加重 15 天。

病史摘要：77 岁女性患者，于 3 年前冬天出现胸闷气短，夜间憋醒，活动耐力明显下降，既往发作意识障碍 1 次，持续 10min 后自行缓解。入院前 15 天无明显诱因症状加重，胸闷、气短发展至无法平卧，无胸痛、咳嗽咳痰、恶心呕吐等情况，由急救车送入我院急诊。查体：体温 36.5℃，脉搏 75 次 /min，呼吸 18 次 /min，血压 78/46mmHg。双肺呼吸音弱，可闻及双肺广泛湿啰音及哮鸣音。心浊音界扩大，听诊可闻及主动脉瓣听诊区 3/6 级的全收缩期喷射样杂音，二尖瓣听诊区收缩期吹风样杂音，舒张期可闻及奔马律。双下肢中度水肿。

入院检验：血红蛋白 89g/L，红细胞计数 2.62×10^{12}/L，红细胞比积 0.284，白细胞计数 7.21×10^9/L，血小板计数 121×10^9/L，肌钙蛋白 T 0.084ng/ml，肌酸激酶 67.5U/L，肌酸激酶同工酶 1.89ng/ml，NT-ProBNP 7996pg/ml，肌酐 125.1μmol/L。

入院检查：心电图（图 28-1）：窦性心律，心率 75 次 /min，左心室肥大伴复极异常。超声心动图（图 28-2）：主动脉瓣极重度狭窄伴关闭不全；二尖瓣重度关闭不全；左房扩大，左室肥厚，主肺动脉增宽；左室舒张功能中度降低；三尖瓣、肺动脉瓣轻度反流；肺动脉压中度升高。胸部 CT：双肺弥漫性间质改变，双侧胸腔积液、心包积液。

2. 诊治经过

患者入院血压 78/46mmHg，根据经胸超声心动图初步观察判断，患者右冠开口位置较低（11.0mm），右冠瓣瓣叶明显增厚，术中发生冠脉堵塞、猝死的风险极高；同时存在二尖瓣重度反流，容量控制不佳的情况下容易出现循环

当前时间：2021/08/30 22:39:11　　　当前心率：82 bpm

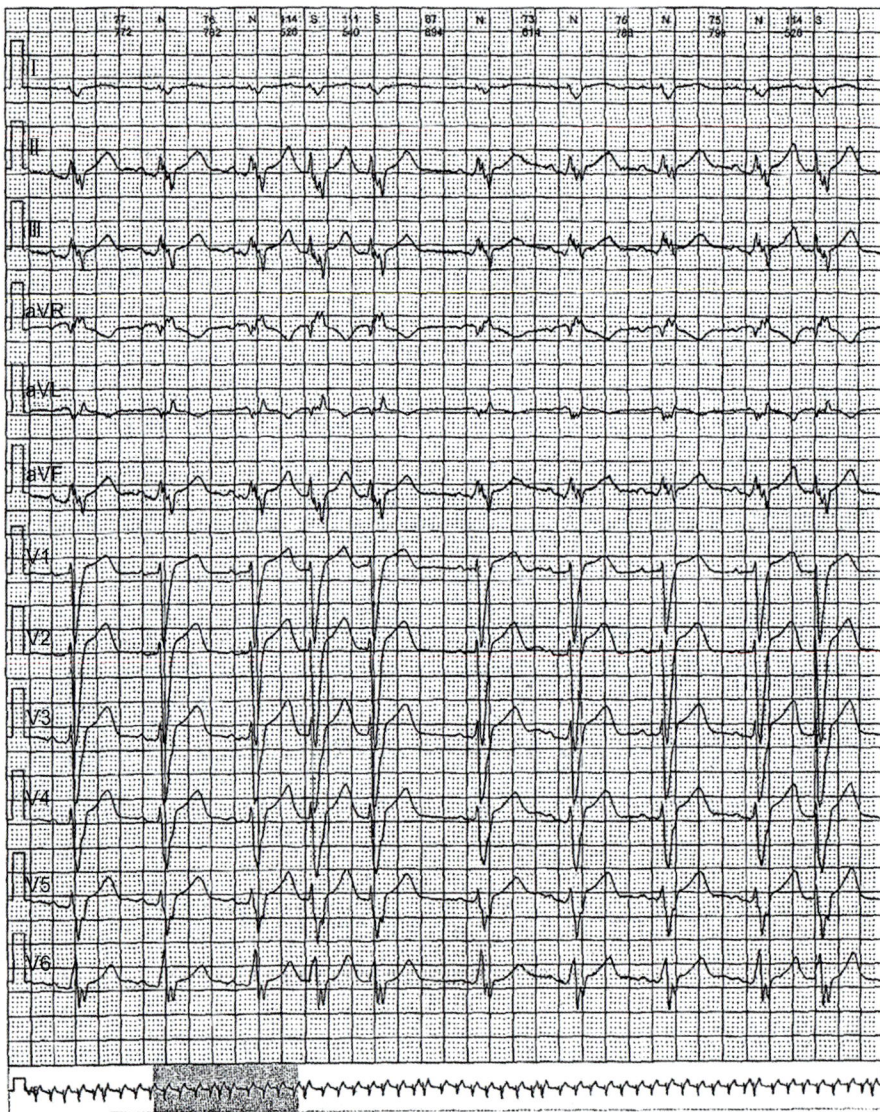

图 28-1　患者入院心电图检查

主要测值（mm）
左心室舒张末内径 48（37~53mm）左心室收缩末内径 34（23~36mm）
室间隔 15（8~11mm）左室后壁 14（8~11mm）左室舒张末容量 105（ml）左室收缩末容量 47（ml）
左室射血分数 55（50%~70%）缩短分数 29（>20%）
左房前后径 50（<40mm）上下径 67（31~55mm）左右径 49（25~38mm）
右房最大内径 36（<45mm）左室/右室 47/33 右室最大内径 34（33~43mm）
下腔静脉 16（14~21mm）右室游离壁 5（<6mm）
主动脉瓣环径 20（18~26mm）窦内径 30（26~40mm）窦上径 29（25~40mm）升主动脉 33（<40mm）
主肺动脉 28（15~25mm）右肺动脉 14（8~16mm）左肺动脉 13（8~16mm）
心包（极少量积液）
二尖瓣　E 峰　1.71m/s　A 峰　1.02mm/s
室间隔 s=0.060m/s e=0.066m/s a=0.081m/s
侧壁 s = 0.115m/s e=0.065m/s a=0.040m/s
主动脉瓣 AV Vmax = 5.7m/s △P = 130mmHg
LVOT Vmax=0.8m/s

超声所见：
　　左房扩大，余各房室腔大小形态正常，主肺动脉内径增宽，升主动脉内径不宽，房间隔及室间隔连续性好。左室肥厚，运动及收缩功能正常，左室整体收缩功能正常。主动脉瓣瓣缘明显增厚，以右冠瓣为著，瓣叶启闭受限，舒张期可见少量反流信号，前向血流速度明显加快，Vmax=5.7m/s，平均跨瓣压差 89mmHg，估测瓣口面积 0.4cm²，二尖瓣瓣叶增厚，对合不良，CDFI 可见后叶方向重度偏心反流，三尖瓣、肺动脉瓣轻度反流，TR Vmax=3.8m/s，△Pmax=57mmHg；PR Vmax=2.8m/s，△Pmax=32mmHg。估测肺动脉收缩压 62mmHg，平均压 37mmHg。舒张期心包腔内可见液性暗区，右房顶 3mm。

超声印象：
　　主动脉瓣极重度狭窄伴轻度关闭不全
　　二尖瓣重度关闭不全
　　左房扩大 左室肥厚 主肺动脉增宽
　　左室舒张功能中度降低
　　三尖瓣、肺动脉瓣轻度反流
　　肺动脉压中度升高
　　极少量心包积液

图 28-2　患者超声心动图检查

崩溃；根据上述解剖条件故团队拟在体外膜肺氧合（extracorporeal membrane oxygenation，ECMO）的支持下行急诊经导管主动脉瓣置换术（transcatheter aortic valve replacement，TAVR）手术。为了精准实施急诊 TAVR 手术，术前行 CTA 的血管评估意义重大，可以准确判断外周手术入路情况、冠脉开口高度及瓣叶钙化粘连情况，手术组决定立刻进行导管室术前 CT 检查，同步麻醉及 ECMO 团队在导管室做好准备。9:30 开始术前 CT 检查评估，10min 后直接进入导管室，10:00 完成 CT 图像获取与分析，测量瓣环面积，全面评估主动脉根部情况（图 28-3），准备合适大小人工瓣膜增加 CT 相关结果与手术策略相关内容，最终决定植入 Venus-A L23mm 瓣膜（启明医疗，中国杭州），于标准位（无冠窦深度 3 ~ 5mm）释放。11:40 瓣膜顺利释放，超声即时测量主动脉瓣前向流速减低至 2.4m/s，瓣口面积 2.5cm²。术后患者血压升至 103/67mmHg，症状明显缓解。术后第 2 天正常下地活动，症状明显缓解，3 天后出院。出院后规律 1 年复查，未再出现胸闷、气短等症状，出院后无心衰、脑卒中等情况。

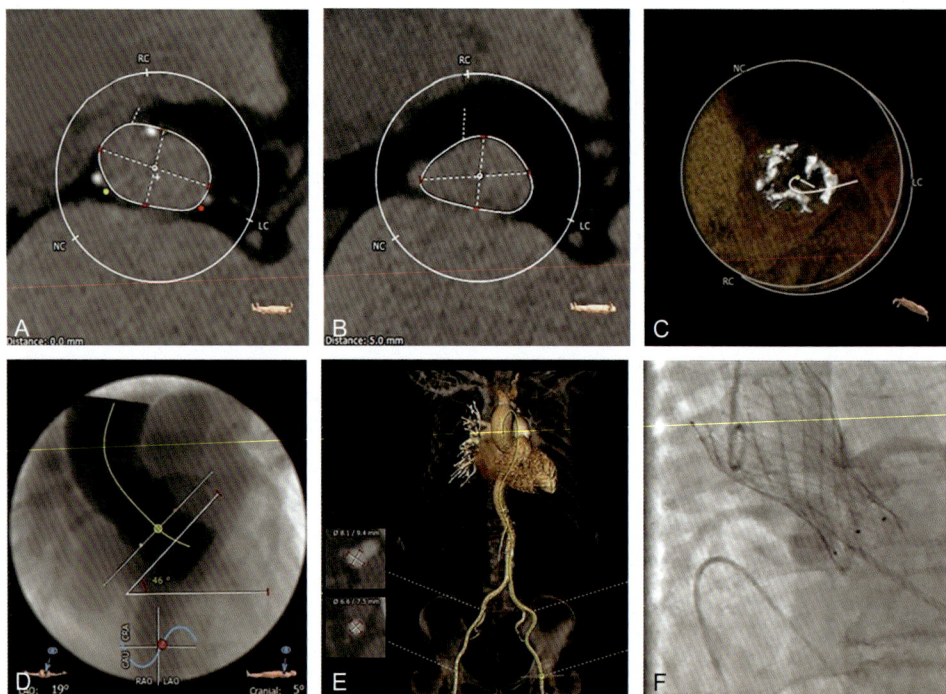

图 28-3 患者主动脉根部 CT 评估

3. 讨论

患者主因胸闷、气短入院，目前出现肺内布满湿啰音、呼吸急促、无法平卧和双下肢水肿，同时患者 NT-ProBNP 升高、血压下降，说明患者急性心力衰竭心源性休克，诊断明确。急诊给予充分的利尿、扩张外周血管药物对症治疗，以降低患者液体容量，减轻心脏前后负荷，但疗效甚微。急性心力衰竭的治疗强调稳定生命体征、缓解症状的同时，积极治疗导致心衰诱因。结合病史，患者无突发胸痛，心肌损伤标志物处于正常水平，超声心动图未提示明显节段性室壁运动障碍，暂不考虑急性心肌梗死；发病前无咳嗽咳痰症状，肺部 CT 未发现明显肺部感染征象，暂不考虑肺部感染加重心衰；超声心动图提示患者存在重度主动脉瓣狭窄、二尖瓣中至大量反流同时左心室明显扩张，因此，考虑患者因心脏瓣膜病导致心脏前负荷增加，心室长期高动力引起慢性心功能不全伴急性加重。

该患者同时存在主动脉瓣重度狭窄和二尖瓣重度反流，因此需明确患者瓣膜病的原发和继发情况。在重度主动脉瓣狭窄病理生理过程中，过高的心室压力可传导至二尖瓣直接导致反流的发生，而左心室扩张会加重二尖瓣反流的程度。因此，主动脉瓣是患者"罪犯瓣膜"，首先解决主动脉瓣狭窄问题，才最有可能改善患者病情。

　　主动脉瓣狭窄的唯一解决方法是主动脉瓣置换术，其中又可分为外科手术和 TAVR。该患者高龄、心功能极差、STS 评分高达 13.2，属于外科手术中极高危病例。对于此类患者，根据指南优先考虑内科进行 TAVR 手术以最大程度地降低风险。

　　TAVR 手术是通过股动脉（绝大多数）、颈动脉等外周血管建立通道到达主动脉瓣根部，应用特定的器械将人工生物瓣膜传送至主动脉根部，扩张后替代原生瓣膜行使功能。但人群外周血管和主动脉根部大小不同、形态各异，介入手术缺乏直视下观察测量，因此极度依赖影像学进行指导。主动脉根部 CTA 以迅速、无创、较好的空间分辨率成为了择期 TAVR 术前规划的首选方案。急诊 TAVR 因 CTA 处理时间的限制，主要应用经食管超声心动图。但由于超声的低分辨率、患者肺气的干扰，术者常常无法在有限的时间内得到准确的评价。该例患者在内科保守治疗下无法维持血压，已出现心源性休克的情况，需进行急诊 TAVR 手术。为安全有效完成急诊手术，团队在经过充分选择采用序贯式 CT-TAVR 的手术方式，即在 CT 室和杂交介入手术室间建立绿色通道，短时间内完成 CT 至介入上台的准备工作，同时，专业影像技术人员在患者转运、麻醉的同时快速进行 CT 重建读图，与术者有效沟通明确方案以降低急诊手术风险。自进入 CT 室至手术方案制定完成，时间控制在 30min 之内，极大精简了不必要的流程，最大程度地保障了患者的生命财产安全。本案例充分证明了此种手术方式的可行性和有效性。

4. 小结

　　主动脉瓣膜病是世界范围内仅次于高血压和冠心病的心血管疾病，其发病率随着年龄的升高而上升。75 岁以上的人群中，主动脉瓣狭窄患病率达 12.4%，其中重度主动脉瓣狭窄发病率为 3.4%。当主动脉瓣狭窄患者发展导致急性心力衰竭症状时，往往预示着患者预后极差，手术风险也极高，外科瓣膜手术死亡率可高达 21%。随着 TAVR 技术的发展与成熟，急诊 TAVR 逐渐成为挽救危重症主动脉瓣膜病患者的有效手段（图 28-4）。美国胸外科协会的登记数据显示，2012～2014 年中 TAVR 治疗的患者中 10% 为急诊 TAVR，其中 8% 的患者射血分数＜ 30%。然而，相较于择期 TAVR，急诊 TAVR 的手术成功率明显减低，死亡率明显升高。这一方面是由于急诊患者病情严重程度更高，更重要的是，在急诊状态下，紧急手术方法的预案不到位。因此，完善术前评估流程、给予有效血流动力学支持，建立快速精准有效的急诊模式是改善急诊 TAVR 疗效的重中之重。

　　主动脉根部 CTA 在择期 TAVR 手术的作用已经得到了广泛的认同。通过此病例的初步探索，其可以在 CT 混合导管室为急诊 TAVR 的患者进行，从而快速、安全地获取图像数据，可以迅速传输到后台进行分析，有利于专家团队快速实施手术计划和瓣膜植入，手术流程见图 28-4。

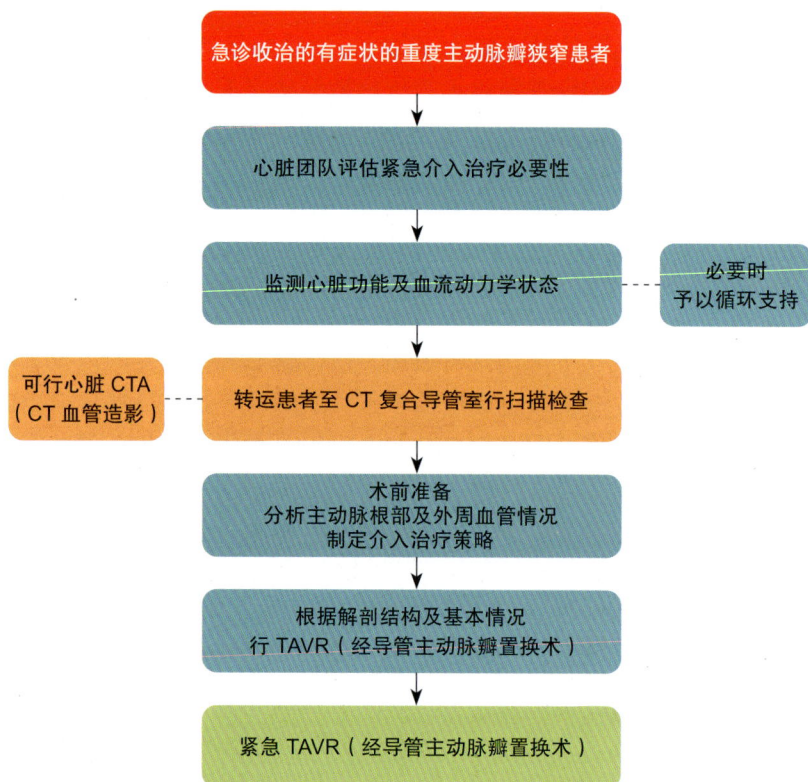

图 28-4 急诊序贯式 CT-TAVR 手术流程

5. 专家点评

目前，临床经验对急诊 TAVR 流程提出了以下建议：对于血流动力学不稳定或病情极其危重的患者，建议采用机械循环辅助，以避免不良事件发生。最佳方法是体外膜氧合，同时可以选择主动脉内球囊泵作为辅助。全身麻醉和股动脉途径是紧急 TAVR 的首选。在紧急情况下，应通过 TEE 来评估主动脉根部结构。然而，在临床实践中，仅仅依靠 TEE 来指导这种介入手术并辅助瓣膜类型的选择，仍然存在某些问题。首先，超声心动图指导下的介入手术可能导致瓣膜参数测量不精确，导致瓣膜选择尺寸不足，血流动力学效果改善不理想，尤其是椭圆形瓣膜。其次，超声心动图对评估主动脉瓣的复杂结构不够敏感，例如瓣叶或瓣环的钙化，这可能导致植入位置不准确，术后出现传导障碍和渗漏并发症。此外，用超声心动图评估冠状动脉口的高度一般是不够的，这可能导致冠状动脉口闭塞的风险增加。

经过术前的心脏 CTA 评估，可以根据瓣膜环的结构和瓣叶的钙化情况进行更准确的分析，同时可以比 TEE 更精确地确定瓣膜的大小和瓣膜的释放位置，因此介入治疗可以获得更好的血流动力学效果，避免植入后的并发症。

然而，应该提到的是，在紧急 TAVR 中使用 CTA 时，增加术前和手术时间、造影剂和辐射暴露是不可避免的。因此，心脏专家团队有必要紧密合作，减少不必要的术前时间。在我们中心，初步的经验是，将患者从 CT 室运送到导管室，20 ～ 30min 是合适的。事实上，运送时间越短，手术效果越好。诚然，每个医疗中心的 CT 室和导管室的分布是不同的，合作过程可能需要单独探索。如果没有 CT 混合导管室，CT 室与介入导管室距离太远，或运输时间超过 30min，应仔细评估是否启动紧急顺序 CT-TAVR 手术。值得期待的是，随着人工智能影像技术的发展，智能评估系统的应用将使 CTA 图像分析的时间大大缩短，因为减少了人工绘图和调整，使心脏 CTA 分析更容易进行这一手术。

参考文献

[1] NISHIMURA R A, OTTO C M, BONOW R O, et al. 2017 AHA/ACC Focused Update of the 2014 AHA/ACC Guideline for the Management of Patients With Valvular Heart Disease: A Report of the American College of Cardiology/American Heart Association Task Force on Clinical Practice Guidelines[J]. J Am Coll Cardiol, 2017, 70(2):252-289.

[2] ACHENBACH S, DELGADO V, HAUSLEITER J, et al. SCCT expert consensus document on computed tomography imaging before transcatheter aortic valve implantation (TAVI)/transcatheter aortic valve replacement (TAVR)[J]. J Cardiovasc Comput Tomogr, 2012, 6(6): 366-380.

[3] KOLTE D, KHERA S, VEMULAPALLI S, et al. Outcomes Following Urgent/Emergent Transcatheter Aortic Valve Replacement: Insights From the STS/ACC TVT Registry[J]. JACC Cardiovasc Interv, 2018, 11(12):1175-1185.

[4] NAGAO K, TANIGUCHI T, MORIMOTO T, et al. Acute heart failure in patients with severe aortic stenosis-insights from the CURRENT AS registry[J]. Circ J, 2018, 82(3): 874-885.

[5] CARABELLO B A, GREEN L H, GROSSMAN W, et al. Hemodynamic determinants of prognosis of aortic valve replacement in critical aortic stenosis and advanced congestive heart failure[J]. Circulation, 1980, 62(1): 42-48.

[6] HOLMES DR JR, NISHIMURA R A, GROVER F L, et al. Annual outcomes with transcatheter valve therapy: from the STS/ACC TVT registry[J]. Ann Thorac Surg, 2016, 101(2): 789-800.

病例 29

OCT 指导下治疗反复前壁心肌梗死 1 例

解放军总医院第一医学中心　薛　桥

1. 病例简介

44 岁中年男性患者，10 年前发生前壁心梗，经冠脉介入治疗 3 年后，再次发生同一部位（前降支中段）心肌梗死。经冠脉造影和 OCT 检查，发现梗死相关血管支架贴壁不良、支架段冠脉向外膨出明显，前降支无明显狭窄病变。考虑再次心梗原因为支架内血栓形成。经大直径非顺应性球囊 PTCA 处理后，支架贴壁不良有好转，其后坚持双联抗血小板聚集治疗。1 年后复查，梗死相关血管支架贴壁不良、支架段冠脉向外膨出等现象明显改善，几近消失。其后 7 年，病情稳定，近期运动试验阴性。

首次冠脉介入术即刻效果好，未见支架段血管膨胀等现象。术后 3 年再发心梗在同一部位，考虑与冠脉支架贴壁不良和支架段冠脉向外膨出相关。

冠脉支架术后，支架段冠脉的正性重构、局部疏松斑块组织脱落、第一代药物涂层支架相关炎性反应，可以导致支架贴壁不良、支架段冠脉向外膨出等现象在介入术一段时间后发生，这些因素也导致支架小梁不能被血管内皮很好覆盖。局部血管结构的改变所导致的血管内湍流、支架小梁无内膜覆盖等，是诱发支架内血栓的基础。术后 3 年，患者终止强化抗栓治疗，是促使发生支架内血栓及导致再次急性心肌梗死的原因。冠脉造影和 OCT 检查均未发现前降支有明显狭窄病变，考虑再次发生心肌梗死的原因是支架相关血栓形成。在局部重新植入支架、外科冠脉搭桥等措施都不能很好解决相关问题。

在实践中，我们采用大球囊、高压力对贴壁不良支架行 PTCA 处理，减轻了支架贴壁不良的程度，减小了冠脉向外膨出导致的血管空腔体积。在保持强化抗栓治疗的基础上，为增生的组织填补上述空间争取了时间。支架术后多年，第一代药物涂层支架的聚合物涂层材料也随着时间的流逝被逐渐洗脱，消除了支架段炎性反应的基础，也是我们在 PTCA 术后 1 年时能看到支架贴壁不良和冠脉向外膨出现象同时明显缓解的重要原因。

从 PTCA 术后 1 年的造影和 OCT 检查看，支架贴壁不良和冠脉向外膨出现象只是减轻，并未完全消失，部分支架小梁仍未被内皮覆盖。在随后的治疗中，我们坚持了双联抗血小板聚集治疗。患者至今稳定。

2. 诊治经过

患者 2013 年 10 月 3 日晨起时反复发作性胸痛，持续数分钟可自行缓解，活动时加重，伴咽部紧缩感。类似症状反复发作，症状持续加重，胸痛最长持续 30min 伴自汗。2 周后于外院就诊，经心电图和心肌酶检查，诊断急性前壁心肌梗死、高血压等。2013 年 10 月 31 日于本院行冠脉造影提示前降支近段局限性狭窄 95%（TIMI 血流 2 级），余血管无严重狭窄病变。经球囊预扩张，于前降支近段植入一枚乐普药物涂层支架（3.5mm×18mm）。造影显示支架匹配良好、膨胀满意，相关血管血流 3 级（TIMI 血流分级）。术后双联抗血小板聚集、调脂、降压等治疗，患者恢复良好，平素活动生活如常人。

2015 年 10 月，在外院行冠脉 CT 检查，冠脉未见有意义狭窄。2016 年初停用硫酸氢氯吡格雷片，以阿司匹林肠溶片（100mg/ 日）防栓、阿托伐他汀（20mg/ 日）调脂及降压治疗。

2016 年 8 月 22 日，晨起时无诱因胸痛再发，伴恶心呕吐和自汗。起病后 1h 内在当地医院经心电图和心肌酶检查诊断"广泛前壁心肌梗死"。经静脉溶栓治疗 1h 后，上述症状基本完全缓解，其后恢复双联抗血小板聚集治疗（硫酸氢氯吡格雷片 75mg/ 日，阿司匹林肠溶片 100mg/ 日）。

2016 年 9 月 8 日，再次于本院冠脉造影（图 29-1）和 OCT 检查（图 29-2），提示：前降支原支架贴壁不良，伴部分节段冠脉向外膨出。前降支全程未见明显狭窄病变。考虑本次急性心肌梗死原因为支架内血栓形成，急诊溶栓治疗成功。

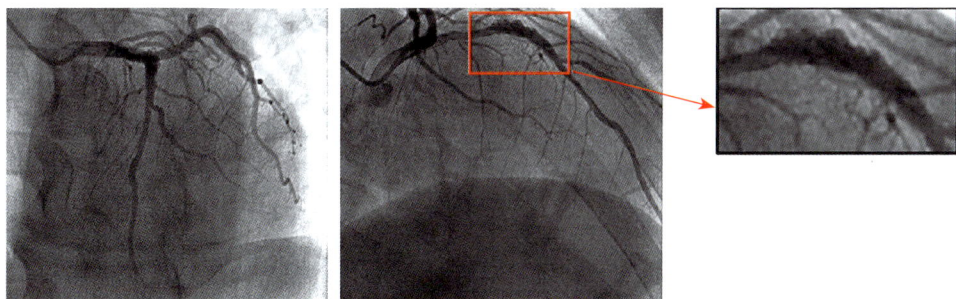

图 29-1　2016 年 9 月 8 日冠脉造影
前降支原支架贴壁不良，伴部分节段冠脉向外膨出，前降支全程未见明显狭窄病变

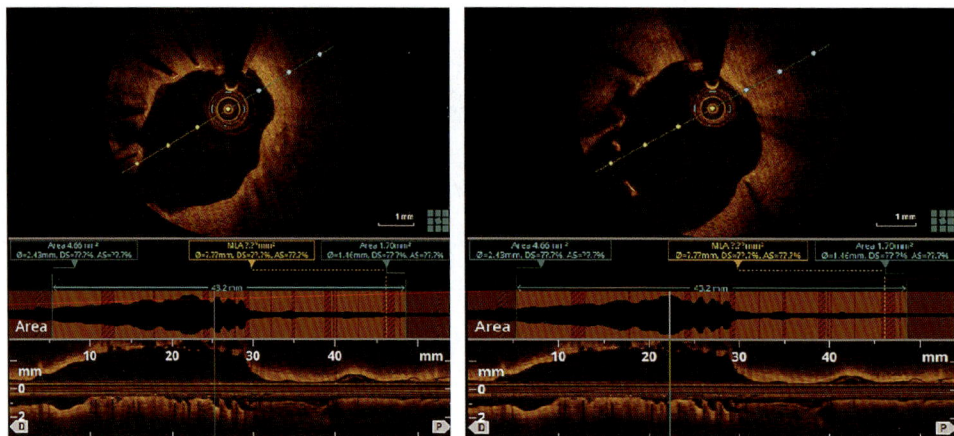

图 29-2 术前 OCT 检查

对贴壁不良段支架，经 PTCA 处理后（非顺应性球囊 4.0mm×8mm，20～22atm×10s，分段扩张 3 次），部分支架贴壁不良段有改善（图 29-3）。坚持双联抗血小板治疗（硫酸氢氯吡格雷片 75mg/日，阿司匹林肠溶片 100mg/日）和阿托伐他汀钙（20mg/日）调脂治疗，术后 1 年复查。

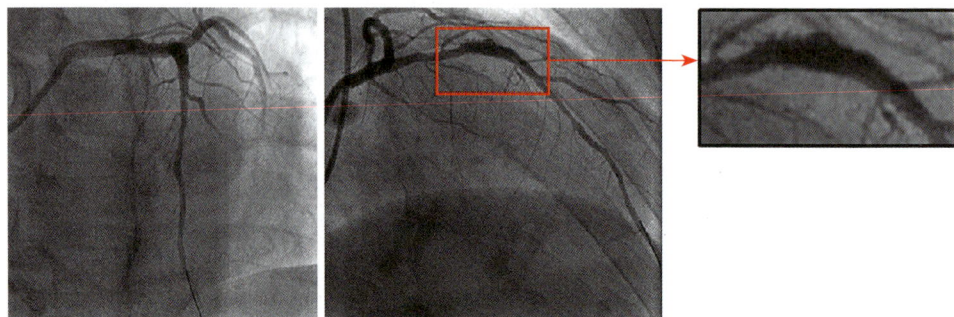

图 29-3 PTCA 术后冠脉造影

PTCA 术后 1 年，复查造影和 OCT 检查。前降支支架贴壁不良、支架段冠脉向外突出现象好转（图 29-4、图 29-5）。患者出院后维持双联抗血小板聚集药物治疗、他汀类药物调脂和降压治疗。患者病情稳定。

其后未再发生心绞痛或心肌梗死。2023 年 11 月运动试验阴性。坚持服用双联抗血小板聚集药（硫酸氢氯吡格雷片 75mg/日，阿司匹林肠溶片 100mg/日）、调脂和降压治疗。

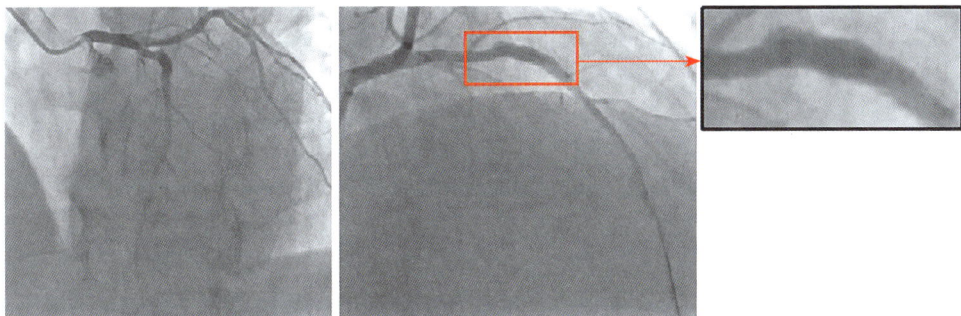

图 29-4　PTCA 术后 1 年冠脉造影

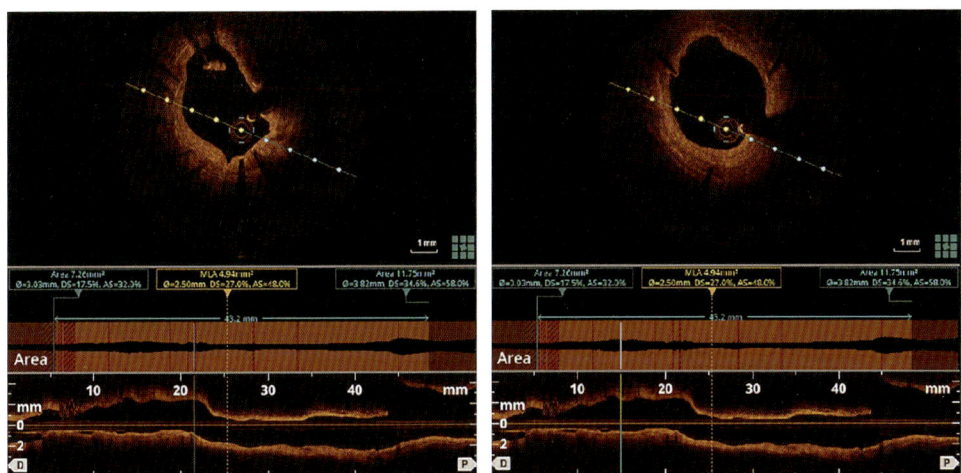

图 29-5　PTCA 术后 1 年 OCT 检查

3. 讨论

首次心肌梗死发生后，患者经冠脉造影发现前降支中段重度狭窄，经介入治疗后好转。坚持双联抗血小板聚集治疗达 2 年，因病情稳定改用单药抗血小板聚集（阿司匹林肠溶片 100mg/ 日）。

冠脉介入术后 2 年左右再次发生同一部位的急性心肌梗死，经溶栓治疗好转，但造影和 OCT 检查都提示以往植入支架有明显的冠脉正性重构、贴壁不良、冠脉向外膨出等现象。考虑再次心肌梗死发作与支架贴壁不良、支架小梁无血管内皮覆盖，导致支架内血栓形成相关。

支架段冠脉的正性重构，主要与疏松斑块组织脱落、支架材料诱发的炎性反应相关。Gori T 等的研究发现，炎性细胞的产生以及冠脉膨出与支架周围低强度区的相关联系，证明炎症反应在血管重塑、晚期贴壁不良和冠脉膨出中的作用。由于支架膨出段局部湍流，使支架贴壁不良现象得以保持。支架段冠脉向外膨出现象主要与第一代药物涂层支架的聚合物载体有关。而支架贴壁不良和支架段炎性反应形成的异常空间，抑制了血管内皮对支架小梁的覆盖。

支架段冠脉向外膨出或支架贴壁不良，会导致支架小梁产生高剪切力和微循环区域，阻止内皮细胞覆盖支架小梁，严重影响局部血液黏滞度水平，从而刺激血小板活化和新生内膜形成，促进局部血栓形成。

已有临床研究表明，无论是在局部重新植入支架，还是外科搭桥处理，都不能很好解决这些异常空间和支架小梁无血管内皮覆盖的现象，局部支架内血栓形成现象不会改善。在腔内影像学技术，特别是OCT指导下行冠脉介入治疗，结合优化的抗栓治疗，是降低冠脉支架内血栓的有效路径，包括早期支架内血栓和晚期的支架内血栓。

在实践中，我们采用对贴壁不良段支架用大球囊、高压力的PTCA治疗，可以有效减少支架外的异常空间，为未来血管内皮细胞覆盖支架创造条件。PTCA术后1年的造影和OCT检查结果也看到支架贴壁不良和冠脉向外膨出现象明显减轻。

经PTCA治疗后，支架贴壁不良和冠脉向外膨出现象只是减轻，并未完全消失。部分支架小梁仍未被血管内皮覆盖。这是易于再次发生支架内血栓的基础。在随后的治疗中，我们坚持了双联抗血小板聚集治疗。患者至今病情稳定。

4. 小结

一位中年男性，冠脉同一处反复两次发生急性心肌梗死，经冠脉造影和OCT检查发现冠脉支架贴壁不良、支架段冠脉向外膨出明显。其原因考虑与局部疏松斑块组织脱落、第一代药物涂层支架相关炎性反应、支架小梁未被血管内皮覆盖有关。经大直径非顺应性球囊PTCA处理后，支架贴壁不良有好转，其后坚持双联抗血小板聚集治疗，病情稳定。1年后复查冠脉造影和OCT检查，梗死相关血管支架贴壁不良、支架段冠脉向外膨出等现象明显改善。坚持双联抗血小板聚集治疗，患者至今稳定，近期运动试验阴性。

5. 专家点评

冠脉介入技术虽然在不断进步，冠脉支架再狭窄、支架相关血栓仍是我们避不开的话题。减少临床事件，在不断减少有创治疗的同时，让患者长期生存、保持较高的生活质量，是我们不断追求的目标。

本病例收集了比较完整的冠脉影像资料，使我们看到一例冠脉支架血栓相关心肌梗死的治疗过程。

冠脉支架术后，支架段冠脉的正性重构、局部疏松斑块组织脱落、第一代药物涂层支架相关炎性反应，可以导致支架贴壁不良、支架段冠脉向外膨出等现象在介入术一段时间后发生，这些因素也导致支架小梁不能被血管内皮很好覆盖。局部血管结构的改变所导致的血管内湍流、支架小梁无内膜覆盖等，是诱发支架内血栓的基础。患者终止强化抗栓治疗，是促使发生支架内血栓、导致再次急性心肌梗死的原因。

已有的临床资料表明，在有支架贴壁不良和支架段冠脉向外膨出的局部，重新植入支架或外科冠脉搭桥等措施都不能很好解决支架内血栓发生的问题。

术者采用大球囊、高压力策略，对贴壁不良和冠脉向外膨出段的支架行PTCA 治疗，有效减少支架外的异常空间，为血管内皮细胞覆盖支架创造条件。其后的 OCT 检查结果也看到了相应的结果。

参考文献

[1] AGRAWAL M, HAKEEM A, AHMED Z, et al. Classification of mechanisms of strut malapposition after angiographically optimized stent implantation: an optical coherence tomography study[J]. Catheter Cardiovasc Interv, 2017, 90(2):225-232.

[2] GORI T, JANSEN T, WEISSNER M, et al. Coronary evaginations and peri scaffold aneurysms following implantation of bioresorbable scaffolds：incidence, outcome, and optical coherence tomography analysis of possible mechanisms[J]. Eur Heart J, 2016, 37(26):2040-2049.

[3] RADU M D, PFENNIGER A, RIBER L, et al. Flow disturbances in stent related coronary evaginations: a computational fluid dynamic simulation study[J]. EuroIntervention, 2014, 10(1):113-123.

[4] ERDOGAN E, BAJAJ R, LANSKY A, et al. Intravascular Imaging for Guiding In-Stent Restenosis and Stent Thrombosis Therapy[J]. J Am Heart Assoc, 2022, 11(22):e026492.

[5] HASSAN A K, BERGHEANU S C, STIJNEN T, et al. Late stent malapposition risk is higher after drug—eluting stent compared with bare-metal stent implantation and associates with late stent thrombosis[J]. Eur Heart J, 2010, 31(10):1172-1180.

[6] COURTNEY B K. Very Late Stent Thrombosis in Japan: A Look Into the Future[J]. Can J Cardiol, 2024, 40(4):705-706.

[7] WANG X, CHEN X, SUN W, et al. Very Late Stent Thrombosis in Drug-Eluting Stents New Observations and Clinical Implications[J]. Cardiol Rev, 2019, 27(6):279-285.

急性心肌梗死、冠脉搭桥遇出血及再梗死——如何平衡血栓与出血风险

解放军总医院第一医学中心　杨　霞

1. 病情简介

患者男性，69 岁，主因"发作性胸闷、胸痛 5 天"，诊断为"急性冠脉综合征"，2020 年 5 月 22 日收入心内科。入院查体：血压 120/70mmHg，心率 78 次 /min，律齐，双肺呼吸音清，各瓣膜未闻及杂音；双下肢无水肿。既往行腰椎手术，否认高血压及糖尿病病史。吸烟史 20 余年，每天 20 支。入院后检查及检验结果如下：UCG：LVEF 34%，左室舒张末内径 43mm，下壁、前壁及心尖部室壁运动减弱。心电图：窦性心律，心率 75 次 /min，V1 ～ V3 导联Q 波形成。血生化：CK-MB 26.3mmol/L，TNT1.411ng/ml，Cr 67.7μmol/L；eGFR 90.2；NT-ProBNP 2246pg/ml；LDL 3.04mmol/L；HDL 0.96mmol/L；TG 0.79mmol/L；TC 4.05mmol/L。

2. 诊治经过

第 1 次心梗：结合患者的症状及化验结果，考虑患者此次住院的初步诊断：冠心病急性非 ST 段抬高型心肌梗死心功能 1 级（Killip 分级）。入院后无症状发作，给予抗凝、抗血小板、扩冠、降脂治疗及 NST-ACS 的优化药物治疗。危险分层：根据 ESC/EACTS 指南，属于中危患者，72h 内限期行冠脉造影治疗。造影结果提示：左主干＋三支病变（图 30-1、图 30-2、图 30-3）。Syntax 评分 35 分，Euroscore 1.5%；GRACE 评分 119 分，中危；CRUSADE 评分 27 分，低危 5.5%。与家属交代病情后，家属拒绝冠脉支架植入，决定行 CABG 手术。后患者转入心脏外科行冠脉搭桥手术，于前降支行左乳内动脉桥，及静脉桥 SVG-D1-OM-PDA，行端侧序贯吻合，6 月 5 日行外科手术，6 月 13 日出院，出院后给予冠心病二级预防的相关药物治疗，其中抗血小板治疗采用阿司匹林肠溶片 100mg 每日 1 次、替格瑞洛 90mg 每日 2 次的方案，双抗治疗拟维持一年。

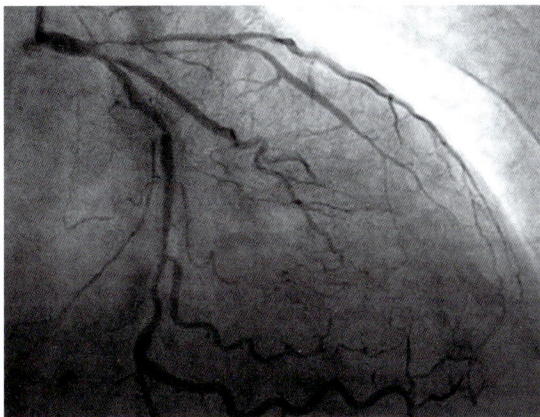

图 30-1　左冠肝位造影

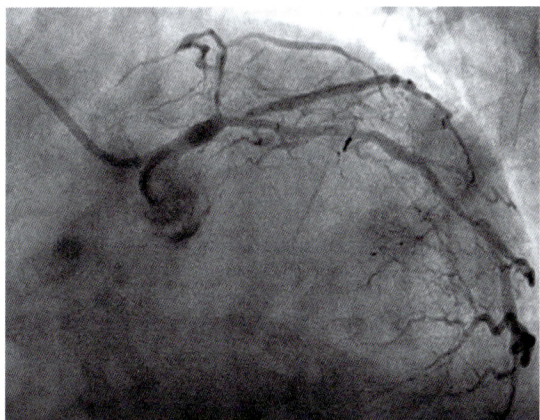

图 30-2　左冠蜘蛛位造影

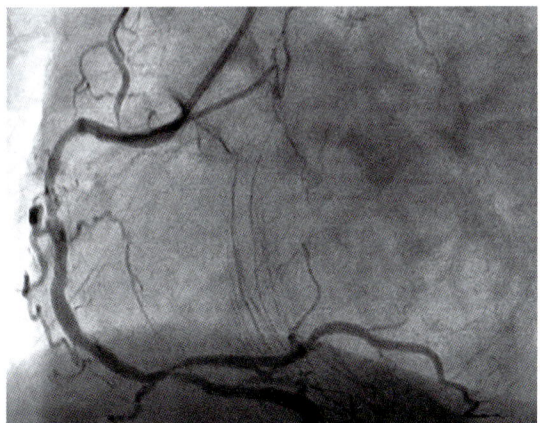

图 30-3　右冠造影

遭遇消化道出血： 7月8日患者出现呕血、黑便伴黑矇，就诊于我院心内科，测血压90/60mmHg，心率100次/min，便潜血阳性，诊断为上消化道出血伴低血压状态，血红蛋白自120g/L降至60g/L。出血分型：BARC 3a型。心内科给予补液、停双联抗血小板聚集药物，消化科会诊给予抑酸、输血、保护胃黏膜等治疗，停用双联抗血小板聚集药物7天后血红蛋白稳定在100g/L左右。给予恢复氯吡格雷75mg/日单抗治疗，遗憾消化科未行胃镜检查，7月18日出院。

第2次心梗： 8月5日患者再次突发胸闷、胸痛症状，诊断为急性冠脉综合征收入我科，给予继续口服氯吡格雷75mg，加用低分子肝素钠0.4mg，每12h 1次的治疗方案，考虑到患者的消化道出血病史，暂未予阿司匹林肠溶片治疗。入院后8月6日上午再次发作胸闷，药物治疗无法控制症状，伴有血压下降80/50mmHg，心率增快达120次/min，ECG I、aVL、V4～V6导联ST段明显压低（图30-4、图30-5），考虑为心肌缺血继发血流动力学不稳定导致的心源性休克，立即决定行急诊冠脉造影。上台后患者胸闷喘憋明显，不能平卧，血压低至55/30mmHg，心率增快，血氧饱和度下降至80%，立即IABP循环支持，多巴胺5mg静推，同时给予多巴胺5μg/（kg·min）维持静滴以升高血压、吗啡3mg静推纠正心衰等治疗，后生命体征可维持，患者心衰症状缓解，可平卧行介入治疗。造影提示：LIMA桥血流减慢，静脉桥自近端闭塞（图30-6），立即给予静脉桥球囊扩张及支架植入（图30-7、图30-8），后患者症状缓解，在IABP支持下返回病房，后患者生命体征逐渐平稳。

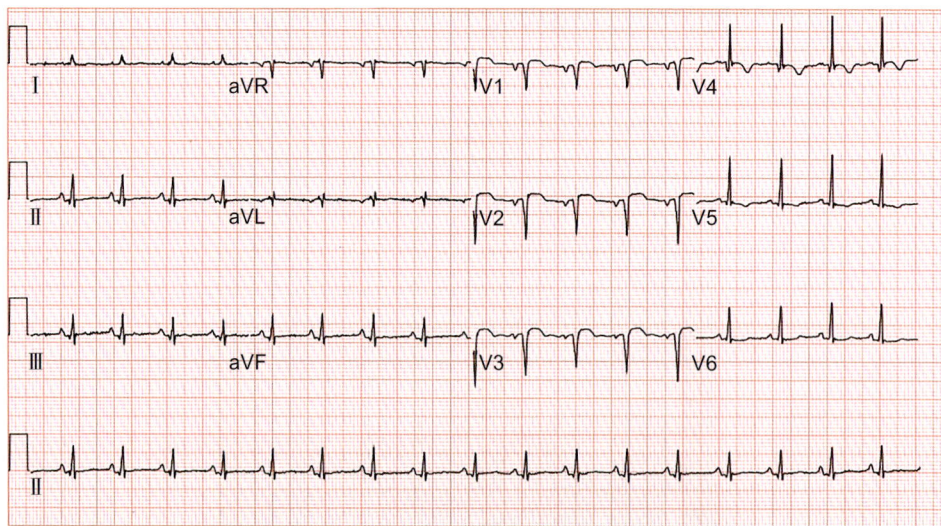

图30-4　入科心电图

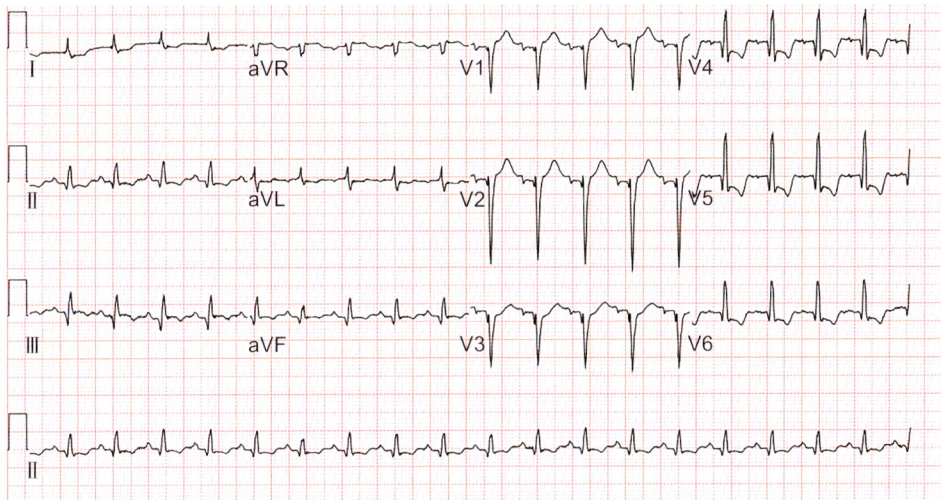

图 30-5 胸痛发作心电图

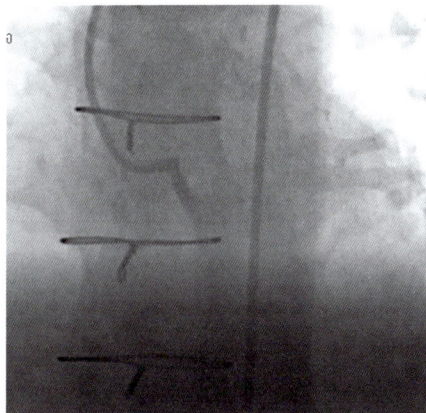

图 30-6 静脉桥闭塞

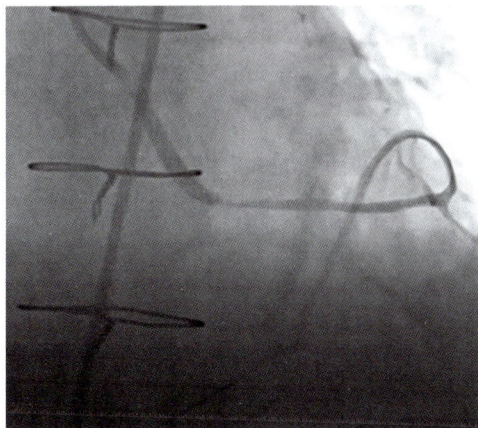

图 30-7 静脉桥球囊扩张后

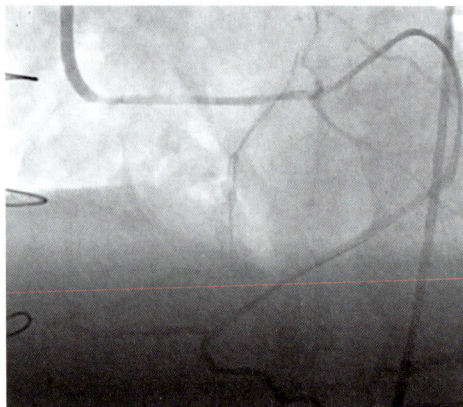

图 30-8　巨大静脉序贯桥开通后

此时摆在医生面前的主要问题是，该患者处于消化道出血恢复期又合并急性冠脉综合征，如何抗血小板治疗？

首先要评估患者血栓及出血的风险。GRACE 评分：157 分，高危；CRUSIDE 评分：53 分，极高危，院内出血风险 19.5%，PARIS 出血评分：9 分。入院后行胃液、便常规：潜血阴性。血常规：血红蛋白 107g/L。心肌酶峰：CK 4003U/L、CK-MB 417U/L、TNT 16.1ng/ml，NT-ProBNP ＞ 35000pg/ml，术后逐步恢复正常。心脏超声：EF27%，左室舒张末内径 48mm，前壁、心尖部、室间隔及下壁运动障碍。

考虑患者此次入院血红蛋白稳定在 100g/L，同时便潜血阴性，术后给予恢复双抗治疗（阿司匹林 50mg、氯吡格雷 75mg），未再有出血表现。3 天后根据血栓弹力图（AA 抑制率 65%，ADP 抑制率 40%），调整抗血小板聚集药物为阿司匹林 50mg、氯吡格雷 100mg。

术后患者 IABP 支持下，仍间断发作急性左心衰、给予无创呼吸机辅助呼吸、持续 IABP 支持治疗，12 天后拔出 IABP，转入普通病房 4 天后出院，共住院 15 天。出院后给予阿司匹林肠溶片 50mg 1 次 / 日；硫酸氢氯吡格雷 100mg 1 次 / 日及其他冠心病二级预防药物及保护胃黏膜的药物治疗。

随访：出院后 1 个月、3 个月及 1 年对患者进行随访，患者未再出现心脏不适症状。1 年后由双联抗血小板聚集治疗调整为单抗治疗，给予氯吡格雷 50mg，口服，1 天 1 次。

3. 讨论

该病例为老年男性，经历急性心肌梗死、冠脉搭桥遇消化道出血及再梗死，救治过程中步步惊心，稍有不慎，就可能出现生命危险，特别是在经历的消化道出血后再次出现急性心肌梗死，合并缺血导致心源性休克的时候，如何调整抗血小板治疗，以平衡血栓与出血风险至关重要。在该病例的诊治过程中，患者的病情一波三折，临床具体情况复杂多变，治疗组结合指南，不断调整抗血小板药物的类型及具体剂量，患者最终康复出院，中间有值得思考和总结的经验教训。

冠脉介入治疗后上消化道出血由多种原因共同引起。急性心肌梗死后4%～12.5%的患者出现应激性溃疡而上消化道出血，多发生于心肌梗死后的72h以内，出血以呕血和黑便为主要临床表现。阿司匹林因可以引起胃黏膜损伤而导致消化道出血；氯吡格雷是否引起黏膜损伤不明确，可能由于影响止血功能而引起原黏膜缺损或瘢痕的再出血。

使用抗血小板药物易发生消化道损伤的人群包括：65岁以上的老年人；有消化道出血、溃疡病史；有消化不良或有胃食管反流症状；双联抗血小板聚集治疗的患者；合用华法林等抗凝药物的患者；合用 NSAIDs 或糖皮质激素的患者；此外，还包括 HP 感染、吸烟、饮酒等。其中，既往有消化道疾病史的患者出现消化道损伤的危险性明显增加，发生过消化性溃疡出血的患者其危险增加13倍。

该病例中患者为70岁男性，体重偏低，BMI 为18，消瘦，冠脉搭桥术后给予替格瑞洛 90mg，一天两次合并阿司匹林肠溶片 100mg 双联抗血小板聚集治疗，患者既往有慢性胃炎病史，术后出现消化道大出血，血红蛋白低至 60g/L，下降幅度 50g/L 以上，属于 BARC 3a 型的大出血，此时出血的风险远大于血栓，出血性休克随时危及患者的生命，需紧急停用抗血小板药物并及时输血治疗，最终患者出血相对稳定，生命体征平稳。事后反思，对于搭桥术后的患者双联抗血小板聚焦治疗，可否给予氯吡格雷＋阿司匹林，或者适当降低替格瑞洛的剂量至 60mg，每日2次，可能是适合的。回顾指南，对于搭桥术后的患者，替格瑞洛的应用并非 IA 的推荐等级。

当患者出血停止后，血红蛋白相对稳定，出院时恢复患者单抗氯吡格雷 75mg，每日1次的方案，然而，不幸的是患者在1个月后再次出现缺血事件，再次出现心肌缺血诱发的心源性休克，需紧急行冠脉再血管化治疗。万幸的是，患者急诊上台开通了巨大静脉桥，植入支架，并应用 IABP 循环支持措施维持生命体征。此时，血栓的风险远大于出血的风险，需要给予患者抗血小板药物，但同时必须考虑到可能的再次出血风险，因此综合评估，术中应用比伐卢定抗凝治疗，术后暂恢复单抗，监测血常规及便常规结果，结合血栓弹力图的结果，适时调整抗血小板药物及保护胃黏膜的药物，即使步步惊心，然而最终使得患者转危为安，获得了较好的救治效果。因此，在面对出血和血栓风险时，最主要的是掌握好这两者之间的平衡，在指南指导的基础上，结合患者的具体情况，采用个体化的治疗方案，使得患者获得良好的预后。

阿司匹林和 ADP 受体拮抗剂（氯吡格雷／替格瑞洛）致消化道损伤有以下机制：

（1）阿司匹林：①局部作用：阿司匹林对消化道黏膜有直接刺激作用，可直接作用于胃黏膜的磷脂层，破坏胃黏膜的疏水保护屏障；在胃内崩解使白三烯等细胞毒性物质释放增多，进而刺激并损伤胃黏膜；也可损伤肠黏膜屏障。②全身作用：阿司匹林可使环氧化酶（COX）活性中心的丝氨酸乙酰化，抑制胃黏膜的 COX-1 和 COX-2 活性，导致前列腺素（PG）生成减少。PG 主要调控胃肠道血流和黏膜的功能。PG 生成减少是阿司匹林引起胃肠道黏膜损伤的主要原因。

（2）ADP 受体拮抗剂：与阿司匹林不同，ADP 受体拮抗剂并不直接损伤消化道黏膜，但可抑制血小板衍生的生长因子和血小板释放的血管内皮生长因子，从而阻碍新生血管生成和影响溃疡。ADP 受体拮抗剂可加重已存在的胃肠道黏膜损伤，包括阿司匹林、NSAIDs 以及幽门螺杆菌（HP）感染导致的消化道损伤。

抗血小板药物所致的消化道损伤的临床表现如下：

（1）临床表现：阿司匹林的不良反应以消化系统为主，其中以上消化道损伤更常见。近年发现，接受双联抗血小板聚集治疗并且多数联合应用 PPI 的患者，下消化道出血的发生率明显高于上消化道出血。常见症状：恶心、呕吐、上腹不适或疼痛、腹泻、呕血、黑便等。常见病变：消化道黏膜糜烂、溃疡、威胁生命的消化道出血及穿孔，以及较少见的肠狭窄等。阿司匹林所致溃疡的临床特点包括：用药史，老年女性多见，多为无痛性，胃溃疡较十二指肠溃疡更多见，易发生出血及穿孔。

（2）抗血小板药物与消化道损伤：发生时间多为服药后 12 个月内为消化道损伤的多发阶段，3 个月时达高峰。消化道损伤风险却随剂量加大而明显增加。老年患者是抗血小板药物消化道损伤的高危人群。此外，HP 感染可加重阿司匹林的消化道损伤作用。根除 HP 可降低有溃疡出血病史患者溃疡复发的风险。抗血小板药物联合应用或抗血小板药物与抗凝药物联合使用会使上消化道出血的风险增加 2 ～ 7 倍。

抗血小板药物致消化道损伤的筛查与预防：为减少抗血小板药物的消化道损伤，应规范使用抗血栓药物，并按流程对高危患者进行评估和筛查；严格掌握长期联合应用抗血栓药物的适应证，并调整至最低有效剂量；建议对长期服用抗血小板药物的患者筛查并根除 HP，对高危患者同时给予有效抑酸药物，首选 PPI，不能耐受 PPI 者，可给予 H2RA。

抗血小板药物消化道损伤的处理：发生消化道损伤时是否停用抗血小板药

物，需根据消化道损伤的危险和心血管病的危险个体化评价。如果患者仅表现为消化不良症状，可不停用抗血小板药物而给予抑酸药；如患者发生活动性出血，常需停用抗血小板药物直到出血情况稳定。但某些患者因停用抗血小板药物会增加血栓事件风险，尤其是 ACS、植入裸金属支架 1 个月内、药物涂层支架 6 个月内的患者，建议尽量避免完全停用抗血小板药物。患者联合使用多种抗血小板和抗凝药物时，如果发生出血，应考虑减少药物种类和剂量。当严重消化道出血威胁生命时，可能需要停用所有的抗凝和抗血小板药物，停药 3～5 天后，如出血情况稳定，可重新开始使用阿司匹林或氯吡格雷，尤其是心血管病高危风险的患者。阿司匹林导致的消化道出血在经过 PPI 治疗和（或）内镜下止血后，在严密监测下至少观察 24h，如没有发生再出血，可重新开始抗血小板治疗，但需与 PPI 联合用药，同时密切监测患者出血复发的可能。此外，ACC 指南下调了因消化道损伤不能耐受阿司匹林的冠心病患者可以采用氯吡格雷替代的证据等级。这主要是由于该推荐的证据主要来自氯吡格雷及阿司匹林治疗缺血性事件危险患者的临床研究（CAPRIE），尽管结果显示使用氯吡格雷的患者比使用阿司匹林的患者因消化道出血住院的发生率低（0.7% vs 1.1%），但研究中使用的阿司匹林剂量为 325mg/ 天，而非目前临床常用的阿司匹林 75～150mg/ 天。对于消化道损伤的治疗，应选择 PPI、H2RA 和黏膜保护剂，其中 PPI 是预防和治疗阿司匹林相关消化道损伤的首选药物。

急性冠脉综合征合并急性消化道出血总的治疗原则是：多学科合作共同商讨，平衡获益和风险以决定是否停用抗血小板药物；大剂量静脉应用 PPI；必要时输血或内镜下止血。急性、严重出血的患者需暂时停用抗血小板药物，并严格掌握输血适应证，对血流动力学稳定、血细胞比积＞ 25% 或 Hb ＞ 80g/L 的患者可暂不输血。经过积极治疗严重出血仍然不能控制，必要时可输血小板。所有需长期服用抗血小板药物的患者建议检测并根除 HP。目前推荐 PPI、克拉霉素、阿莫西林加铋剂的四联疗法，疗程 10～14 天。其他可选方案包括三联疗法、序贯疗法及个体化治疗等。对于已经出现消化道出血的患者联合消化内科、内镜科等相关科室全面评估出血与血栓形成的风险，权衡利弊充分个体化、合理减少或停用抗血小板药物及其他抗凝药物。

4. 小结

总之，急性冠脉综合征合并消化道出血的治疗在临床中是非常棘手的，临床医生应全面评估 ACS 合并消化道出血的风险，对于高危患者重在预防。临床医生需要结合患者的危险分层，结合 GRACE 缺血及 CRUSIDE 出血风险评估模型全面评估患者出血及缺血风险，严格掌握抗血小板药物适应证并使用正确剂量，同时还需注意监测和观察消化道不适和出血等不良反应，尤其在用药最初 12 个月内，需要注意有无黑便或不明原因贫血，以早期发现潜在的风险。

目前，尽管有相关临床研究关注到急性冠脉综合征合并消化道出血风险患者的治疗方案选择，有不同的专家共识存在用于此类患者的治疗指导，但大多还是个体化的用药意见，缺乏大样本的 RCT 临床研究以及相关临床对于这类患者的诊治给予规范化的诊治流程，未来临床及科研研究方向可关注相关临床问题，设计相关课题，比如如何选择合适的 PPI 及内镜下止血及输血的合理时机，以规范化诊治流程，合理用药及治疗，最大限度地使高危患者获得良好的临床预后。

参考文献

[1] 急性冠脉综合征抗栓治疗合并出血各学科专家共识 [J]. 中华内科杂志 , 2015, 55(10):813-820.

[2] SHIOTANI A, KAMADA T, HARUM K. Low -dose aspirin-induced gastrointestinal diseases: past, present, and future [J]. J Gastroenterol, 2008, 43:581-588.

[3] FORK F T, LAFOLIE P, TOTH E, et al. Gastro-duodenal tolerance of 75 mg Clopidogrel versus 325 mg aspirin in healthy volunteers:a gastroscopic study [J]. Scand J Gastroenterol, 2000, 35:464-469.

[4] CASADO ARROYO R, POLO-TOMAS M, RONCALRS M P, et al. Lower GI bleeding is more common than upper among patients off dual antiplatelet therapy:long-term follow-up of a cohort of patients commonly using PPI co-therapy[J]. Heart, 2012, 98:718-723.

[5] 唐承薇 . 非甾体类抗炎药胃肠黏膜损伤的机制及预防 [J]. 中华消化杂志 , 2007, 27:763-764.

[6] PERK J, DE BACKER G, GOHLKE H, et a1. European Guidelines on cardiovascular disease prevention in clinical practice(version 2012). The Fifth Joint Task Force of the European Society of Cardiology and Other Societies on Cardiovascular Disease Prevention in Clinical Practice(constituted by representatives of nine societies and by invited experts). Developed with the special contribution of the European Association for Cardiovascular Prevention& Rehabilitation(EACPR)[J]. Eur Heart J, 2012, 33: 1635-1701.

[7] 黄伟杰 , 肖文星 . PCI 术后上消化道出血的研究进展 [J]. 实用心脑肺血管病杂志 , 2012, 20(7):1253-1254.

[8] BHATT D L, SCHEIMAN J, ABRAHAM N S, et al. ACCF/ACG/AHA 2008 expert consensus document on reducing the gastrointestinal risks of antiplatelet therapy and NSAID use: a report of the American college of cardiology foundation task force on clinical expert consensus Documents [J]. Circulation, 2008, 118: 1894-1909.

[9] 汪文月 , 杨鹏会 , 曹艳艳 , 等 . 幽门螺杆菌感染与冠心病发病的关系 [J]. 中国慢性病预防与控制 , 2013, 21(5):609-610.

心肌梗死后室速射频消融

解放军总医院第一医学中心　苑洪涛　国建萍　单兆亮

1. 病例简介

患者，男性，72 岁，主因"心悸 3 个月，ICD 植入术后 2 个月"入院。患者 2016 年因陈旧性心肌梗死于外院行 CABG 手术；2018 年 9 月因反复发作心悸，心电图提示持续室速，于外院植入 ICD；术后再次出现 3 次室速并 ICD 放电，为进一步诊治于 2018 年 11 月 29 日收入我科。

入院查体： 心率 66 次 /min，血压 128/73mmHg，BMI 25.1。神清语利，自主体位，胸前正中可见 20cm 手术瘢痕，左锁骨下区域可见 7cm 手术瘢痕及 ICD 囊袋。心浊音界正常，心音可，心律齐，未闻及明显杂音。双下肢无明显水肿。

既往史及个人史： 高血压病史十余年，服药控制可。吸烟史 40 年，20 支 / 天，已戒 2 年，饮酒史 30 年，5 两 / 天。

入院诊断： ①缺血性心肌病，陈旧性下后壁心梗，CABG 术后，持续性室性心动过速，ICD 术后，心功能 2 级；②高血压病 1 级。

入院检查： 心脏超声：LVEDD 48mm，LVEF 35%，节段性室壁运动障碍（下壁、后壁、侧壁），左室整体功能减低，左房扩大，室间隔增厚，起搏器植入术后，二三尖瓣轻度反流。心脏 CT 提示左室下后侧壁心肌变薄（图 31-1）。入院心电图及院外发作室速心电图如图 31-2、图 31-3 所示。动态心电图：窦性心律，平均心率 53 次 /min，房性早搏 4 次，室性早搏 100 次，心房起搏心律，ST-T 改变。

2. 诊治经过

入院后给予口服药物治疗：胺碘酮 0.2g，1 次 / 日，阿司匹林肠溶片 100mg，1/ 日，单硝酸异山梨酯缓释片 40mg，1 次 / 日，阿托伐他汀 40mg，1 次 / 晚，琥珀酸美托洛尔缓释片 47.5mg，1 次 / 日，培哚普利叔丁胺片 2mg，1 次 / 日，螺内酯片 20mg，1 次 / 日。

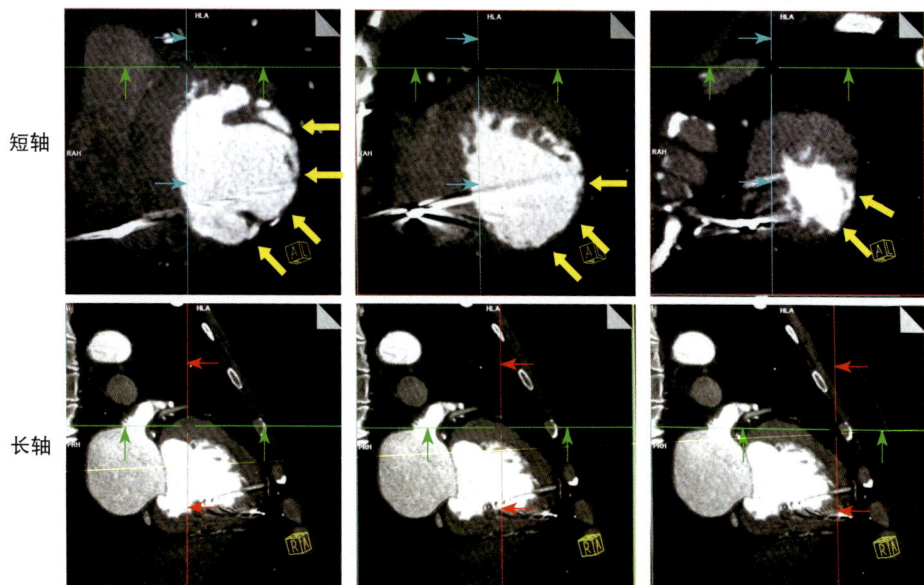

图 31-1 心脏 CT 显示左室下后侧壁心肌变薄

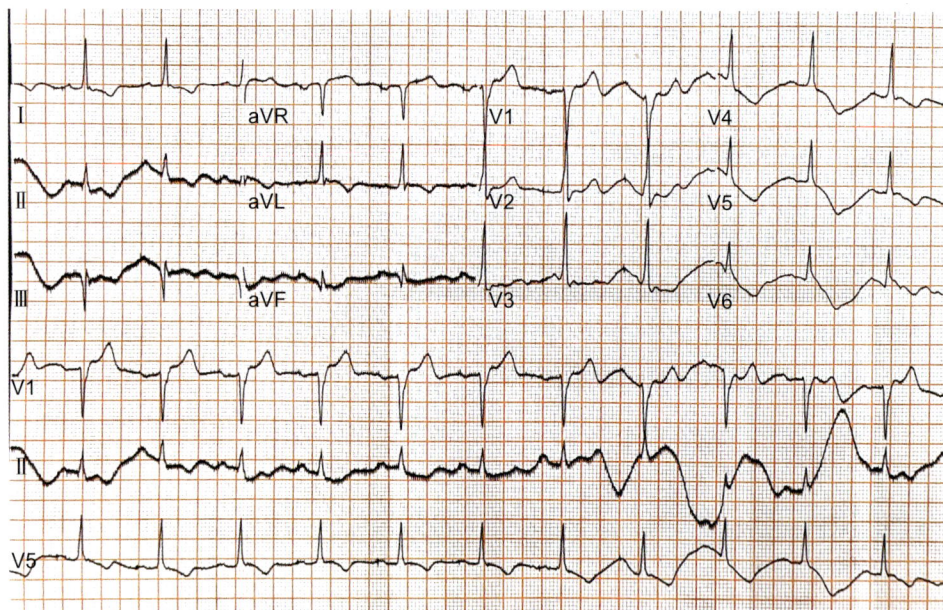

图 31-2 入院心电图

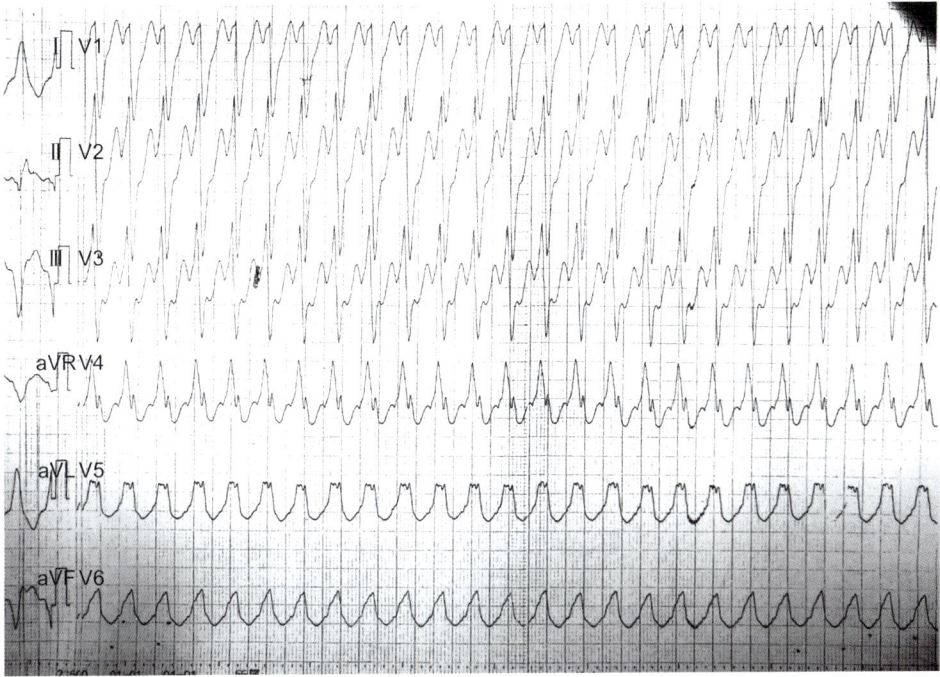

图 31-3　室速心电图

完善术前检查及术前讨论，于 2018 年 12 月 11 日局麻下行射频消融术。术中进行左室内膜基质标测，可见左室下后侧壁大片低电压区，与超声及 CT 结果一致（图 31-4），提示为心肌瘢痕区域，并于其中标测记录 LAVA（local abnormal ventricular activity）电位（图 31-5），随后诱发患者发作临床室速，于室

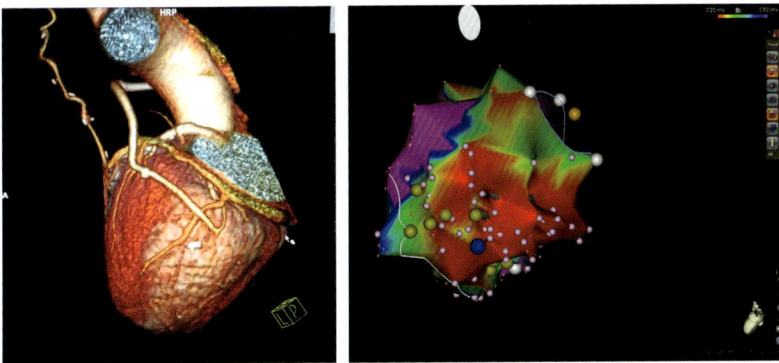

图 31-4　术中左室基质标测与 CT 三维重建对比

右图为左室三维电解剖标测结果，系统根据局部标测电位电压由低到高分别赋予红橙黄绿青蓝紫颜色，可设置显示的不同阈值，常规左室双极电压显示设置为 0.1 ～ 1.5mV，大于 1.5mV 认为是正常电压、正常心肌，显示为紫色；低于 0.1mV 认为是瘢痕区，显示为红色；介于两者之间为移行区，包含正常心肌和纤维化组织，由其他颜色显示，此处设置为 0.2 ～ 0.5mV。蓝色大点为消融终止室速部位，黄色大点为室速时记录到舒张期电位部位，粉色小点为窦律下记录到 LAVA 的部位

速发作时标测到舒张中晚期电位，并于该处隐匿性拖带室速成功，明确为室速发作时关键峡部接近出口所在（图31-6），于该处消融成功终止室速（图31-7）。消融后再次诱发，可诱发出另外两种不同形态室速，提示患者心肌电生理基质复杂，随后进行瘢痕区域内均质化消融，消融后未再诱发室速，达到手术终点，结束手术。术后继续服用药物治疗，定期随访至今，未再有室速发作。

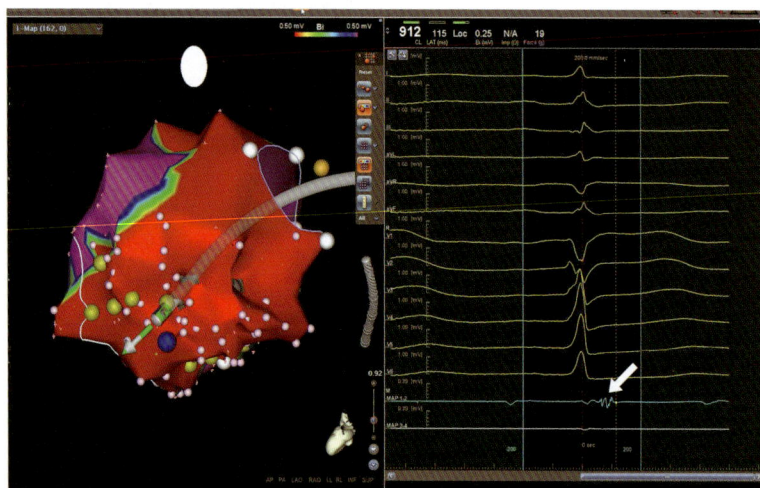

图31-5 三维标测记录到左室瘢痕内局部异常心室电位（LAVA）

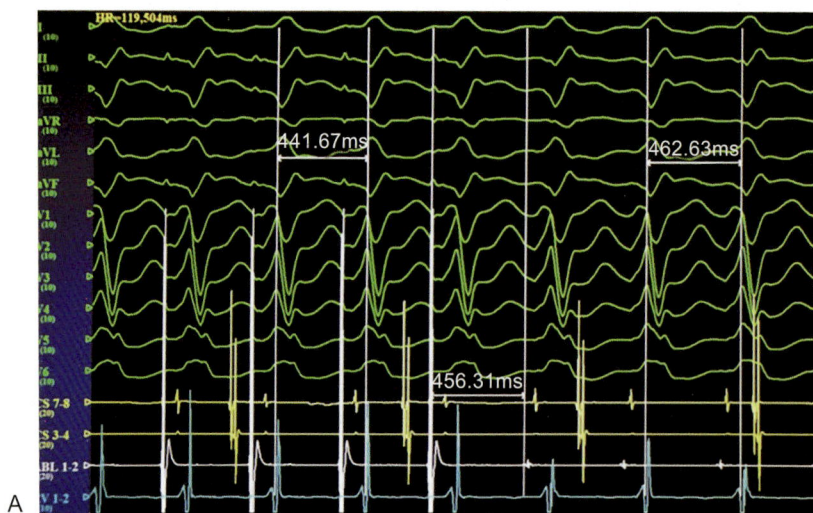

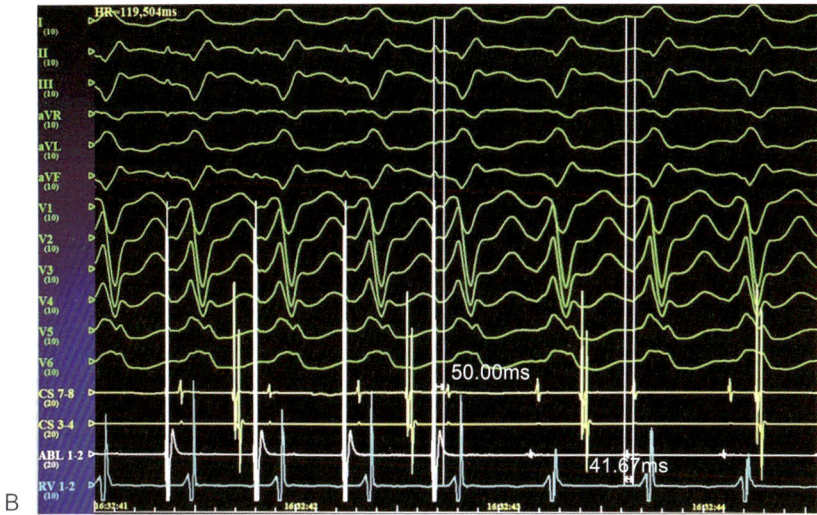

图 31-6　室速发作时电位

临床室速发作时于记录到舒张中晚期电位处（图 31-5 蓝色大点）进行拖带标测。证实该处为室速发作关键峡部靠近出口处，需满足以下三个条件：条件一：拖带 QRS 波形 =VT QRS 波形 [图 31-6（A）]，条件二：PPI=TCL±10ms [图 31-6（B）]；条件三：S-QRS=EGM-QRS±10ms < 30%TCL（拖带刺激到 QRS 波时程与室速时局部电位到 QRS 波时程相近，且小于整个室速周长的 30%）（图 31-6B）

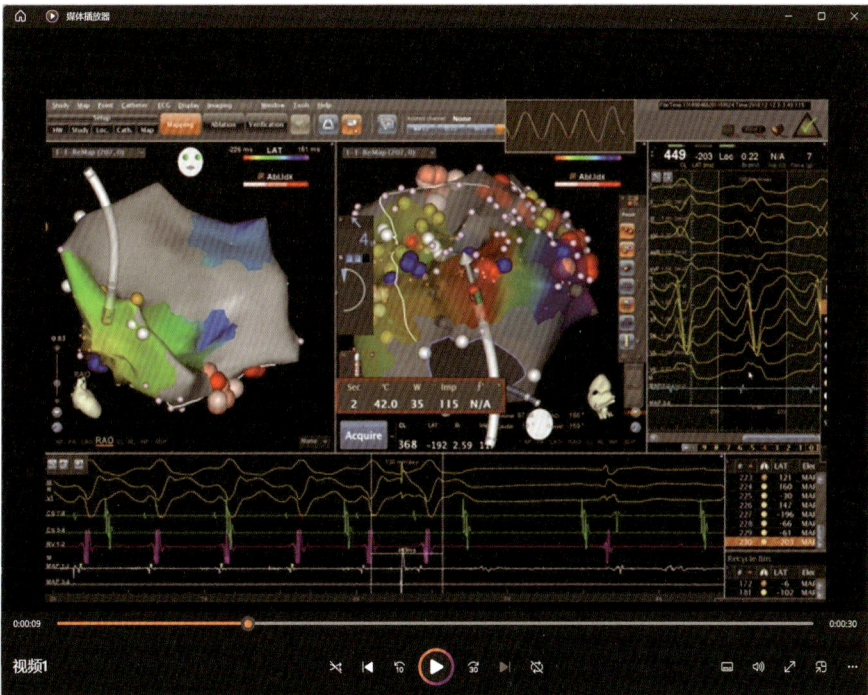

图 31-7　消融成功，室速终止

3. 讨论

该患者陈旧性心肌梗死明确，CABG 术后 2 年出现持续性室速，口服胺碘酮以及酒石酸美托洛尔效果不理想，当地医院根据指南首选 ICD 植入预防猝死，但是植入 ICD 后仍反复发作室速导致放电，因患者发作室速时无明显血流动力学不稳定，心电图提示为单形性室速，此种情况优先推荐调整 ICD 参数，设置优化 ATP 治疗方案，以达到无痛终止室速可能。不过 ATP 终止室速有一定失败率，且有加速室速甚至导致蜕变成室颤可能，因此，对于植入 ICD 后仍反复发作持续性室速患者可考虑进行射频消融，以期能减少室速发作。临床研究证实，射频消融确实可有效减少室速发作，改善患者生活质量，不过对于远期总生存率目前尚未有明确获益证据，可能与此类患者基础状态差，合并症多，且术后室速复发率高有一定关系。

经过与患者及家属全面沟通病情，医患双方一致决定进行室速射频消融。考虑到室速起源与心梗瘢痕相关，术前进行了心脏 CT 三维重建，明确了瘢痕部位及范围，以指导术中标测。

术前我们对于术中标测消融可能出现的情况进行深入的讨论和准备：

（1）心梗后室速常以心内膜基质为主，不除外心肌中层以及心外膜基质，但该患者为 CABG 术后，外科术后心包粘连严重，导致心外膜标测途径不可行。若术中标测患者室速起源于心外膜，则无法进行标测消融，如果室速仍发作频繁、药物无效且不能为 ICD 的 ATP 终止，或可后续考虑对该区域行立体定向放射治疗，不过该疗法国内仅有个例开展。

（2）术中标测消融流程

1）进行窦律下左室基质标测，根据标测电压标准明确低电压区域，并对标测所得晚电位、LAVA 进行标记。

2）在有 / 无异丙肾上腺素静滴负荷下进行心室刺激以诱发室速。若诱发出临床室速且血流动力学稳定，则在室速下进行激动标测联合拖带标测，以明确室速折返环的关键峡部，从而指导消融；若不能诱发室速或诱发出血流动力学不稳定室速，则有以下选择：①可沿低电压区边缘进行起搏标测，结合术前室速心电图进行比对，找出室速可能相关区域进行重点消融；②可根据窦律下激动标测的等时图判断低电压区内传导缓慢区域作为消融重点；③可沿整个低电压区边界进行线性消融达到电隔离；④可完全消融低电压区域内异常电位（晚电位、LAVA 等）以达到均质化消融目的。

3）消融后可再次诱发室速，线性隔离或均质化消融可在瘢痕区内进行高电压起搏明确传出阻滞，以验证消融效果。

术后继续服用抗心律失常药物及冠心病二级预防，定期随访。

心梗后室速绝大多数为瘢痕相关大折返机制，局灶性室速大约占总体的9%，首次发作通常在急性心梗发作几年后。心肌梗死后心肌存在瘢痕，绝大多数瘢痕非均一性，从心内膜到心外膜呈不同程度分布，瘢痕内有残存心肌，尤其是瘢痕边缘残存心肌与纤维瘢痕组织交错分布，其缓慢电传导特性为折返性心动过速的发生提供了解剖及功能学基础，这就是心梗后发生室速、室颤、猝死的电生理基质。

随着胸痛中心工作的大力推广，早期再灌注治疗挽救了更多心肌，室壁瘤、透壁性瘢痕以及心室壁变薄情况较前减少，心肌缺血坏死区域完全纤维化瘢痕减少，残存心肌增多，从而形成促心律失常基质，为标测消融带来了考验。

心梗后室速的标测和消融一直以来是临床难点，目前操作流程没有统一标准。临床中仅有小部分患者术中可诱发出血流动力学稳定的单形性室速，这种情况下可进行激动标测结合拖带标测明确室速关键峡部以指导消融。大部分患者术中诱发出血流动力学不稳定室速或不能诱发室速，这就要求术者结合其他标测手段来指导消融。

如前所述，心梗后心肌存在复杂的促心律失常基质，电生理检查可诱发出多种室速，消融首要目标是临床记录的室速，但是判断哪一个诱发出的室速是临床室速往往具有挑战性，大部分患者无法提供发作室速时的心电图，ICD存储的腔内图和室速周长（CL）也仅能作为参考。因此，是否把不能诱发任何室速作为消融终点存在争议。临床中若把不能诱发任何室速（包括非临床室速）作为消融终点，是有着更低的室速复发率，提示这些诱发出来的非临床室速有一定临床相关性。然而，即使消融后可诱发出非临床室速，短期随访也有41%的患者无室速复发。目前一个可能有效的鉴别可诱发室速临床相关性的方法，是通过比较室速周长和基础状态下心室不应期的相近性，一般周长在心室不应期30ms范围内的室速极少是自发性的，若消融后仍有此类快室速可诱发，随访时室速的复发率与消融后不能诱发任何室速的患者相近。

影像学对于瘢痕及促心律失常基质的识别也有重要作用。很多研究证实心肌核磁定义的瘢痕与三维电解剖标测的瘢痕具有很好的匹配度。同样，CT可以通过室壁厚度的变化来判断心梗后瘢痕的范围和程度。心脏磁共振成像通过瘢痕区内组织异质性的增加来协助判定消融关键部位，从而降低了室速复发率。而CT定义的瘢痕形态学特点也有助于判断室速消融的关键峡部，一般关键峡部多位于许多片状变薄心肌之间的心肌嵴。

即使经过广泛的基质改良消融，仍有不少患者会复发症状性室速，其中包括了30%的以不能诱发任何室速为手术终点的患者。术中诱发出室速的数目越多，说明心肌促心律失常基质越大越复杂，也伴随着更高的室速复发率。室速复发可能为原消融区域基质消融不彻底或消融损伤不持久，也可出现于新的区域。

总之，心梗后室速射频消融是电生理医生需要面对的挑战，目前标测消融术式以及手术终点尚不统一，2019 年 HRS 室速消融专家共识提出了一些关键点：①若术中可诱发多种室速，建议优先消融临床室速；②消融全部可诱发室速可增加无室速发作生存期；③若为血流动力学稳定室速，建议结合拖带标测明确室速关键峡部以达到点消融消除室速目的；④对于血流动力学不稳定室速，一般在窦律下或心室起搏下标测指导消融，有多种策略，比如消融异常电位（晚电位、LAVA），消融起搏标测匹配室速形态的位置，标测消融传导缓慢区域，去传导通道消融，线性消融隔离基质以及均质化消融等；⑤影像学（CT、MRI 等）有助于协助寻找致心律失常基质；⑥心外膜消融通常不需要，但是若为心梗后室速消融后复发病例，心外膜基质通常为重要原因之一。

4. 小结

该病例为典型缺血性心肌病室速的诊疗，缺血性心肌病室速是器质性心脏病室速的一个重要组成部分，也是引起心脏猝死的重要原因之一。临床中此类情况除药物治疗外，ICD 植入一般作为预防猝死的首选，射频消融虽然可有效减少室速发作，但因缺血坏死心肌的不均一性，导致了引发室速的基质复杂性，射频消融不能保证完全消除所有促心律失常基质。因此，指南推荐其作为 ICD 和药物治疗后仍反复发作室速的重要补充治疗手段。临床实践中，一方面，我们针对此类患者需要结合指南制定正确的治疗策略；另一方面，我们也要用发展观、大局观来看待心血管疾病谱，尽可能从疾病源头着手，做好二级预防的同时更要强调一级预防的重要性。

参考文献

EDMOND M. CRONIN, FRANK M. BOGUN, PHILIPPE MAURY, et al. 2019 HRS/EHRA/APHRS/LAHRS expert consensus statement on catheter ablation of ventricular arrhythmias[J]. Europace, 2019, 21:1143-1144.

围产期心肌病 1 例

解放军总医院第一医学中心　张颖倩

1. 病例简介

患者，女性，33 岁，主因"间断咳嗽 7 个月，加重伴喘憋 1 个月"入中国人民解放军总医院第一医学中心心内科。患者孕 6 月时着凉后出现咳嗽，为干咳，无痰；伴发热，体温最高 38℃，无喘憋胸闷、无心悸气短。2019 年 3 月于当地医院行剖宫产术，同年 4 月咳嗽加重，伴胸闷，无明显气促，胸片未见异常，考虑过敏性哮喘，给予孟鲁司特钠口服后症状减轻，患者停止哺乳。2019 年 5 月接触久置衣物及花粉后出现阵发性干咳，伴喘憋气短，不能平卧，考虑过敏性喉炎，给予孟鲁司特钠口服后咳嗽、喘憋减轻，无明显体力下降。同年 6 月，患者着凉后咳嗽加重、发热，体温最高 39.1℃，伴喘憋，活动耐力下降，对症治疗后发热消退，仍有咳嗽，咳清痰。当地心脏彩超示：全心增大，室壁运动减低，心肌炎待除外，二尖瓣、三尖瓣反流（中量），左心室舒张末期内径（LVEDD）72mm，射血分数（EF）36%。胸部 CT 示双肺感染，双侧少量胸腔积液。N 末端脑钠肽前体（NT-ProBNP）3806pg/ml。给予沙库巴曲缬沙坦钠片、卡维地洛、地高辛、氢氯噻嗪、螺内酯口服，患者仍有咳嗽、喘憋、气短症状来院（图 32-1）。既往体健，否认高血压、糖尿病、高脂血症、心脏病史，已婚，二胎剖宫产史 3 个月。

2. 诊治经过

入院查体： 身高：162cm，体重：100kg，体质指数（BMI）：38.1kg/m^2。体温：36.1℃，脉搏：80 次 /min，呼吸：20 次 /min，血压：104/69mmHg，神清，口唇无发绀，颈静脉无怒张，双肺呼吸音粗，未闻及啰音，心音低，心率 80 次 /min，律齐，未闻及杂音，腹膨隆，无压痛，无肝颈静脉回流，双下肢轻度水肿。辅助检查：血常规未见明显异常；生化检查：心肌酶未见明显异常，脑利尿钠肽前体 376.8pg/ml（0 ～ 150pg/ml），总胆固醇（TC）4.33mmol/L（3.1 ～ 5.7mmol/L），甘油三酯（TG）5.32mmol/L（0.4 ～ 1.7mmol/L）；红细胞沉降率 23mm/h（0 ～ 20mm/h）；抗链球菌溶血素 O 测定 < 200IU/ml（正

| 2018 年 11 月 | 着凉后咳嗽、无痰、发热，38℃，无喘息及胸闷、心悸、气短，给予甘草片等药物治疗，3 天后热退，咳嗽减轻。 | 孕 6 月 |

| 2019 年 3 月 | 当地医院剖宫产 | 分娩 |

| 2019 年 4 月 | 咳嗽加重，伴胸闷，无明显气短，胸片未见明显异常，考虑过敏性哮喘，给予孟鲁司特钠口服，咳嗽减轻 | 产后 1 个月停止哺乳 |

| 2019 年 5 月 | 接触久置衣物及花粉后出现阵发性干咳，伴喘憋、气短，不能平卧，考虑过敏性喉炎，给予孟鲁司特钠口服后咳嗽、喘憋减轻，无明显体力下降。 | 产后 2 个月 |

| 2019 年 6 月 | 着凉后咳嗽加重、发热，39.1℃，伴喘憋，活动耐力下降，对症治疗后热退，仍有咳嗽，清痰。当地心脏彩超示全心增大，室壁运动减低，心肌炎待除外，二尖瓣、三尖瓣反流（中量），LVEDD 72mm，EF36%。胸 CT 示双肺感染，双侧少量胸腔积液。NT-ProBNP 3806pg/ml。给予沙库巴曲缬沙坦、卡维地洛、地高辛、氢氯噻嗪、螺内酯口服，患者仍有咳嗽、喘憋、气短症状来院。 | 产后 3 个月 |

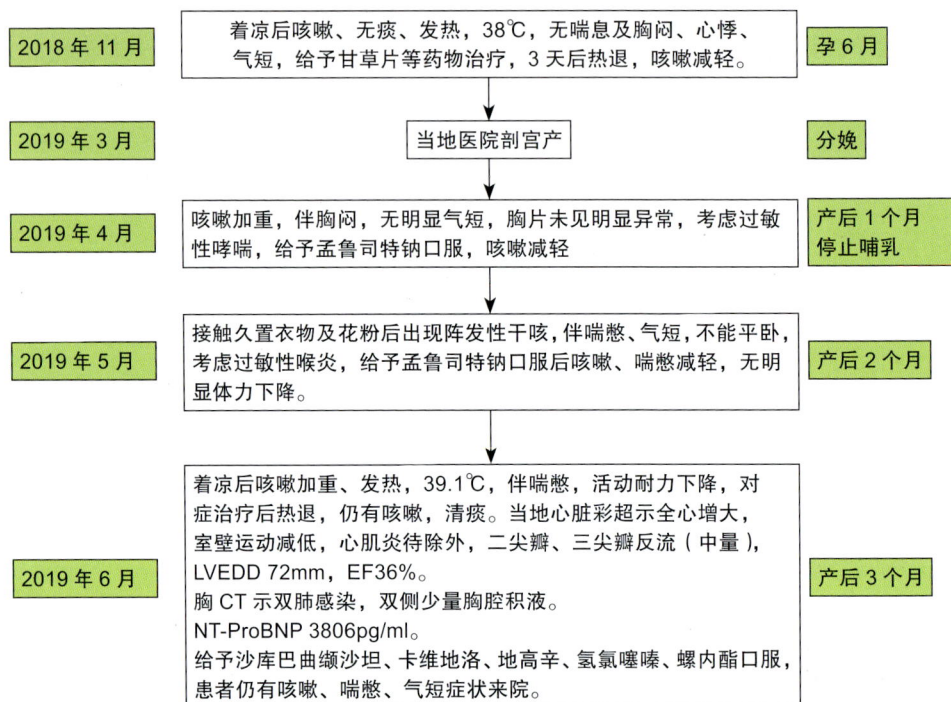

图 32-1 患者现病史

常范围< 200IU/ml）；血清促甲状腺激素（TSH）0.09mU/L（0.35 ～ 5.50mU/L）；免疫球蛋白六项测定阴性；TB-SPOT 阴性；痰涂片：革兰阳性球菌 - 大量、革兰阳性杆菌 - 中量、革兰阴性杆菌 - 中量、未找到真菌及抗酸杆菌。心电图检查示：窦性心律，Ⅰ、aVL、Ⅱ、aVF、V3 ～ V6 导联 T 波倒置。超声心动图示：LVEDD 72mm；室间隔 11mm 左室后壁 11mm；左室射血分数（LVEF）32%。左室整体功能减低，二尖瓣轻 - 中度反流，三尖瓣轻度反流。动态心电图示：窦性心动过缓，房性早搏，室性早搏，T 波低平倒置。未见明显动态缺血性改变。胸部 CT 示：双肺多发炎性病变可能，心脏增大。行冠脉 CTA 示：未见明显粥样硬化征象，左室扩大。行心脏磁共振检查（图 32-2）示：心肌炎表现：心外膜下延迟强化，急性期心肌水肿可有黑血序列高信号；缺血性心肌病表现：心肌灌注可见低灌注，心内膜下延迟强化；扩张性心肌病表现：心肌中层细条状延迟强化；应激性心肌病表现：无延迟强化但形态异常。心脏核磁共振示：黑血序列未见明显高信号；电影成像示室壁运动弥漫减弱；心肌灌注未见灌注减低缺损区；延迟扫描未见明显强化，均与上述表现不符。结合临床表现、症状体征、冠脉 CTA、心肌核磁结果，诊断为围产期心肌病。予以低盐低脂低碘饮食、沙库巴曲缬沙坦、曲美他嗪、伊伐布雷定、螺内酯、呋塞米、依诺肝素及

止咳化痰、补钾等对症治疗。最后诊断：①围产期心肌病 心功能Ⅲ级（NYHA）室性早搏；②亚临床甲亢；③高甘油三酯血症。

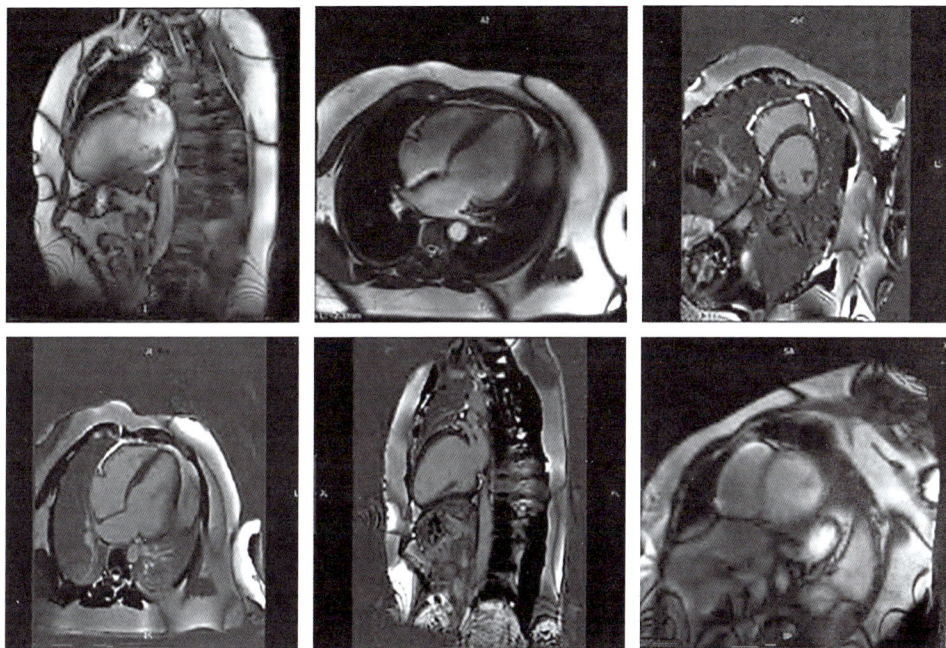

图 32-2　心脏核磁共振

黑血序列：未见明显高信号；电影成像：室壁运动弥漫减弱；心肌灌注：未见灌注减低缺损区；延迟扫描：未见明显强化

出院时患者咳嗽咳痰及胸闷症状明显减轻，无喘憋，夜间可平卧，双下肢无水肿。复查超声心动图：LVEF 34%，LVEDD 69mm。出院后予沙库巴曲缬沙坦、螺内酯、呋塞米、伊伐布雷定、达比加群酯胶囊、曲美他嗪、门冬氨酸钾镁及非诺贝特等治疗。

出院随访： 出院后 1 个月随访：体重 92.5kg，6min 步行试验步行距离 375m，超声心动图示 LVEDD 57mm，LVEF 40%。出院后 2 个月随访：体重：92.5kg，超声心动图示 LVEDD 57mm，LVEF 47%。出院后 6 个月随访，患者恢复正常工作，体重 91.5kg，超声心动图：LVEDD 61mm，LVEF 52%。出院后 8 个月随访：患者症状反复，出现心悸及头晕，体重 91.5kg，超声心动图示 LVEDD 60mm，EF 52%。出院后 12 个月随访：体重 88kg，BP 120/58mmHg，HR 67 次 /min，超声心动图示 LVEDD 59mm，EF 55%。患者恢复正常工作与生活。

3. 讨论

围产期心肌病（PPCM）是一种少见的原发性心肌病，临床表现为心力衰竭。2000 年美国国立心肺血液研究所（NHLBI）定义：妊娠最后 1 个月或产后 5 个月内出现的心力衰竭，LVEF < 45% 和（或）左室缩短分数 < 30%，妊娠最后 1 个月前未发现心脏疾病并排除其他引起心力衰竭的疾病。2010 年欧洲心脏病学会（ESC）定义：妊娠晚期或产后数月内出现的心衰，需排除其他引起心衰的疾病。

目前，PPCM 仍居妊娠期妇女心力衰竭死因的第一位。PPCM 发病率在国家和地区之间差异很大。中国的 PPCM 发病率为 110/100 000 新生儿，死亡率为 27/100 000 活产新生儿。发病时间上，PPCM 常在妊娠晚期和产后早期出现，以产后 4 个月内最常见，占 PPCM 总体的 80%。PPCM 主要危险因素包括高龄及多胎妊娠，一定程度上造成人群发病率的上升，最近一项以美国全国住院患者为样本的研究发现，其发病率从 2004 年的 1181 例活产儿中有 1 例上升到 2011 年的 849 例活产儿中有 1 例。同时，非洲裔、妊娠高血压、先兆子痫、贫血、哮喘、自身免疫性疾病、肥胖、甲状腺功能障碍和吸烟也被认为是 PPCM 的易感因素。

PPCM 的确切病理生理机制尚不清楚。病因和病理生理可能由多因素过程引起，垂体前叶分泌催乳素，内皮细胞 microRNA-146a（miRNA-146a）上调，胎盘分泌可溶性 FMS 样酪氨酸激酶受体 1（sFlt-1），导致内皮功能障碍和心肌细胞死亡；部分患者同时存在遗传易感性。此外，高血压病、环境因素及遗传 / 种族倾向均对 PPCM 的发生发展起到一定作用。

PPCM 常见症状主要包括充血性心力衰竭症状，如劳力性呼吸困难、端坐呼吸、阵发性夜间呼吸困难、下肢水肿，少数患者可出现心源性休克，心律失常及动脉血栓栓塞罕见。查体可见左心衰体征如肺部啰音、右心衰体征如颈静脉怒张及水肿、S3 奔马律。心电图检查常伴非特异性 ST 段和（或）T 波异常。胸片或胸部 CT 可见肺水肿、心脏增大及胸腔积液。实验室检查可见 BNP 及 NT-ProBNP 升高，cTnT 可能轻微升高。

根据发病时间（临产至妊娠结束或产后几个月）、临床表现（类似于妊娠反应：呼吸困难、疲劳、外周性水肿）、辅助检查（在避免辐射的情况下行诊断测试证实左心室收缩功能障碍：BNP、NTPro-BNP、心电图、经胸超声心动图、心脏 MRI）并排除心力衰竭的其他病因即可作出 PPCM 的诊断。需排除以下疾病：①妊娠良性呼吸困难：表现为轻度呼吸困难，逐渐发作，没有相关的咳嗽或喘息；动态脉搏血氧饱和度正常，正常妊娠中无颈静脉怒张。②严重先兆子痫或子痫：

多发生在产前，可有大量蛋白尿，超声心动图往往显示心脏大小和射血分数正常。③继发于缺血的心脏功能障碍（如冠状动脉粥样硬化，血管痉挛，冠脉栓塞等）：常表现为胸痛，继而出现急性心力衰竭症状，查体可见颈静脉怒张，肺部啰音，可能存在缺血性二尖瓣关闭不全的杂音。冠状动脉 CTA 有助于鉴别。④病毒性心肌炎：病毒感染后急性或亚急性起病，cTnT 及 CRP 升高，心脏射血分数可减低，心脏 MRI 可见延迟增强图像。⑤风湿性心脏瓣膜病：多数患者孕前即存在相关症状，超声心动图示瓣膜狭窄或反流。

　　治疗目的在于缓解症状、恢复射血分数。急性心力衰竭的患者治疗可参照急性心力衰竭的治疗指南。对于稳定期或慢性心衰的患者，饮食治疗主要为限制钠摄入。药物治疗：指南建议在 PPCM 中对降低射血分数的心力衰竭进行标准治疗，常用药物包括利尿剂、β 受体阻滞剂、ACEI 和 ARB、盐皮质激素受体拮抗剂、沙库巴曲缬沙坦、肼苯哒嗪 / 硝酸盐、伊伐布雷定、地高辛、肝素、华法林、直接作用的口服抗凝药（如利伐沙班，阿哌沙班，依多沙班，达比加群）。尤其要注意避免对孕期妇女及胎儿的不良影响。孕期和哺乳期可使用利尿剂、β 受体阻滞剂、地高辛、肝素、肼苯哒嗪 / 硝酸盐类。孕期禁用 ACEI 和 ARB、盐皮质激素受体拮抗剂、沙库巴曲缬沙坦。在标准心力衰竭治疗基础上加用溴隐亭可改善 PPCM 患者的左室功能和预后，但应注意溴隐亭应与预防性或治疗性抗凝药物联合使用。有体循环栓塞或心内血栓的患者推荐抗凝治疗，LVEF 明显降低的 PPCM 患者需考虑预防性抗凝治疗，抗凝药物需依据妊娠阶段和患者情况选择。合并房颤的患者亦推荐根据妊娠分期选择低分子肝素或华法林进行抗凝治疗。

　　最近的数据表明，50% ～ 80% 的 PPCM 患者左心室收缩功能可恢复到正常范围（LVEF ≥ 50%），大部分恢复发生在前 6 个月内。诊断时的左心室大小和射血分数最能预测左心室恢复。在 IPAC 队列中，LVEF < 30% 和左心室舒张末期直径（LVEDD）> 6cm 具有指示性。有 PPCM 病史的妇女应被告知后续妊娠的风险，并应在整个妊娠期和产后 6 个月密切跟踪，经常进行临床检查和连续的超声心动图检查。ESC 和 AHA 指南都建议 LVEF 未恢复正常的 PPCM 妇女应禁止再次妊娠。

4. 小结

　　PPCM 较为罕见，但发病率逐渐上升，严重威胁产妇生命健康。其发病率因地区而异。PPCM 患者临床表现不一，主要为排除性诊断。早期诊断和治疗对患者预后有较大影响。该例患者为 30 岁以上女性，具有肥胖、二胎及甲状腺功能异常等危险因素。患者产后 3 个月时出现充血性心力衰竭症状，行冠脉

CTA及心脏磁共振检查排除其他心肌病后作出围产期心肌病的诊断。给予抗心衰、伊伐布雷定、抗凝、利尿剂及对症支持治疗，患者症状好转，EF恢复至50%以上，并可恢复日常工作。根据JACC射血分数恢复的心力衰竭（HFrecEF）专家共识，患者射血分数已恢复。但LVEDD始终＞60mm，且孕前超声提示LVEDD缺失，不能明确心室扩大发生的时间，目前仍在口服沙库巴曲缬沙坦及盐酸伊伐布雷定片，严密随访。

参考文献

[1] JOHANN BAUERSACHS, TOBIAS KÖNIG, PETER MEER, et al. Pathophysiology, diagnosis and management of peripartum cardiomyopathy: a position statement from the Heart Failure Association of the European Society of Cardiology Study Group on peripartum cardiomyopathy[J]. Eur J Heart Fail, 2019, 21(7):827-843.

[2] PRABHAKAR RAJIAH, SAMREEN RAZA, SACHIN S, et al. Update on the Role of Cardiac Magnetic Resonance in Acquired Nonischemic Cardiomyopathies[J]. J Thoracic Imaging, 2016, 31(6):348-366.

[3] PEARSON G D, VEILLE J C, RAHIMTOOLA S, et al. Peripartum Cardiomyopathy: National Heart, Lung, and Blood Institute and Office of Rare Diseases (National Institutes of Health) Workshop Recommendations and Review[J]. JAMA, 2000, 283(9):1183-1188.

[4] SLIWA KAREN, HILFIKER-KLEINER DENISE, PETRIE MARK C, et al. Current state of knowledge on aetiology, diagnosis, management, and therapy of peripartum cardiomyopathy:a position statement from the Heart Failure Association of the European Society of Cardiology Working Group on peripartum cardiomyopathy[J]. Eur J Heart Fail, 2010, 12(8): 767-778.

[5] ROBBINS K S, KRAUSE M, NGUYEN A P, et al. Peripartum Cardiomyopathy: Current Options for Treatment and Cardiovascular Support[J].J Cardiothorac Vasc Anesth, 2019, 33(10):2814-2825.

[6] TOSHIAKI ISOGAI, CHIZUKO A. KAMIYA. Worldwide Incidence of Peripartum Cardiomyopathy and Overall Maternal Mortality[J]. Int Heart J, 2019, 60(3):503-511.

[7] MICHAEL C HONIGBERG, MICHAEL M GIVERTZ. Peripartum cardiomyopathy[J]. BMJ, 2019, 364:k5287.

[8] ASAD ZAIN UL ABIDEEN, MAIWAND MIRWAIS, FARAH FAHMI, et al. Peripartum cardiomyopathy:A systematic review of the literature[J]. Clin Cardiol, 2018, 41(5):693-697.

[9] ABIGAIL KHAN, EMMANUELLE PARÉ, SHIMOLI SHAH. Peripartum Cardiomyopathy: a Review for the Clinician[J]. Curr Treat Options Cardiovasc Med, 2018, 29;20(11):91.

[10] YANCY C W, JESSUP M, BOZKURT B, et al. 2017 ACC/AHA/HFSA Focused Update of the 2013 ACCF/AHA Guideline for the Management of Heart Failure:A Report of the American College of Cardiology/American Heart Association Task Force on Clinical Practice Guidelines and the Heart Failure Society of America[J]. Circulation, 2017, 136(6):e137-e161.

[11] 中国心力衰竭诊断和治疗指南 2018[J]. 中华心力衰竭和心肌病杂志, 2018(4).

[12] REGITZ-ZAGROSEK VERA, ROOS-HESSELINK JOLIEN W, BAUERSACHS JOHANN, et al. 2018 ESC Guidelines for the management of cardiovascular diseases during pregnancy[J]. Eur Heart J, 2019, 77(3):245-326.

[13] CANOBBIO M M, WARNES C A, ABOULHOSN J, et al. Management of Pregnancy in Patients With Complex Congenital Heart Disease:A Scientific Statement for Healthcare Professionals From the American Heart Association[J]. Circulation, 2017, 135(8):e50-e87.

[14] WILCOX JANE E, FANG JAMES C, MARGULIES KENNETH B, et al. Heart Failure With Recovered Left Ventricular Ejection Fraction: JACC Scientific Expert Panel[J]. J Am Coll Cardiol, 2020, 76(6):719-734.

功能性二尖瓣重度反流钳夹治疗 1 例

解放军总医院第六医学中心　王　晶

1. 病例简介

患者，女性，71 岁，主因"间断胸闷、气短 20 余年，加重 2 月余"入院。患者 20 余年前活动时出现胸闷、气短，伴心悸、乏力，休息后好转，患者无胸痛、食欲减退、双下肢水肿、咳嗽、咳痰、腹痛、腹泻等不适，就诊于当地医院考虑患者"心功能不全"，予利尿等药物治疗后好转（具体诊疗不详）。后患者间断于活动时出现上述不适，伴双下肢水肿、尿量减少及活动耐量下降，就诊于当地医院，心脏彩超提示心脏扩大、二尖瓣重度关闭不全，建议患者行外科手术治疗，患者拒绝。患者 2 个多月前于活动后再发上述不适，伴夜间端坐呼吸、大汗、食欲减退、双下肢水肿、尿量减少，就诊于当地医院予利尿剂、倍他乐克、沙库巴曲缬沙坦、达格列净、螺内酯治疗后稍好转。患者为进一步诊治收入我院。自起病以来，患者精神可，食欲、睡眠欠佳，自诉服用利尿剂后小便可（具体不详），体重未见明显变化。患者既往高血压病史 10 余年，最高 150/90mmHg，目前服用沙库巴曲缬沙坦（50mg，每天 2 次），血压维持在 130/80mmHg 左右；反流性食管炎病史 5 年。否认吸烟、饮酒史。否认家族性遗传疾病史。

入院查体：体温 36.5℃，心率 78 次 /min，呼吸 19 次 /min，血压 126/83mmHg，身高 162cm，体重 59kg。发育正常，营养良好；颈静脉无怒张；双肺呼吸音粗，双下肺可闻及细湿性啰音，未闻及胸膜摩擦音；心律齐，二尖瓣听诊区可闻及 5/6 级收缩期吹风样杂音；腹部平坦，腹软，无压痛、反跳痛及肌紧张，未及包块；双下肢可凹性水肿。

入院检查：血常规：白细胞计数 6.6×10^9/L、血红蛋白 127g/L、血小板计数 230×10^9/L、中性粒细胞百分比 69.0%、中性粒细胞计数 4.56×10^9/L、淋巴细胞计数 1.55×10^9/L。血清生化：谷丙转氨酶 25.2IU/L、谷草转氨酶 26.4IU/L、谷氨酰转肽酶 35.4IU/L ↑、白蛋白 37.9g/L ↓、K^+ 3.89mmol/L、Na^+ 134.4mmol/L、血肌酐 67.7μmol/L、肾小球滤过率 78.46ml/min、肌钙蛋白 I 8.1pg/ml、NT-ProBNP 5688pg/ml ↑、BNP 1090pg/ml ↑、C 反应蛋白 1.7mg/L。凝血：凝血酶原时间 12.6s、活化部分凝血活酶时间 29.7s、INR 1.1、纤维蛋白原 3.68g/L、D- 二

聚体 503ng/ml ↑。血气分析：pH 7.51、氧分压 94.3mmHg、二氧化碳分压 26.5mmHg。尿便常规：未见明显异常。

经胸超声心动图： 左心扩大（左室舒张末内径 71mm，左室收缩末内径 63mm，左房 47mm×58mm×53mm），左心室射血分数（LVEF）25%，二尖瓣重度反流，反流口面积约 $0.6cm^2$，反流量约 67ml，平均跨瓣压差 3mmHg，主动脉瓣、三尖瓣、肺动脉瓣轻度反流（TR Vmax 2.1m/s，PR Vmax 2.7m/s），下腔静脉增宽 21mm，呼吸变异率＜50%，少量心包积液。经食管超声心动图（图 33-1）：二尖瓣二区位置可见大量反流，二尖瓣瓣口面积 $4.7cm^2$，平均跨瓣压差约 2mmHg，二尖瓣前叶长度约 31mm，后叶长约 16mm，二尖瓣结合部长度约 4mm，深度约 9mm。胸部 CT：右肺轻度支气管扩张伴周围慢性炎性灶，双侧少量胸腔积液，主动脉瓣区少许钙化斑块，少量心包积液。冠脉造影冠脉未见明显狭窄。

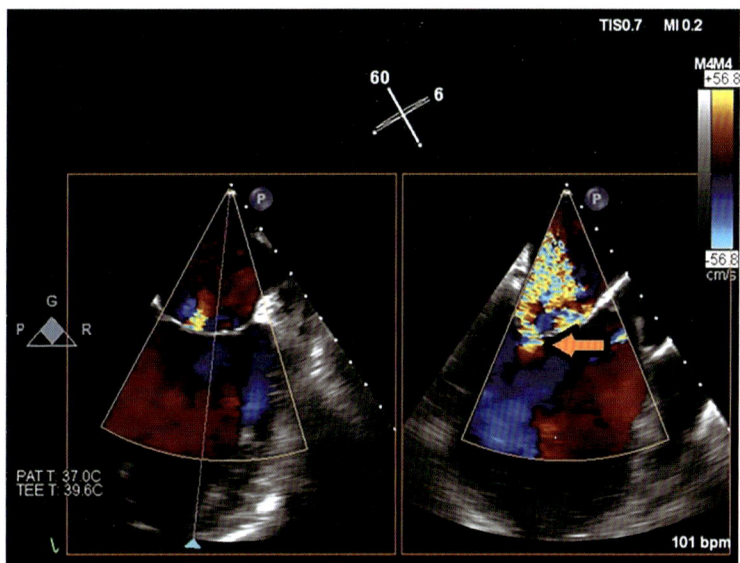

图 33-1　经食管超声心动图示二尖瓣重度反流

2. 诊治经过

（1）诊断

患者目前诊断： 扩张性心肌病、二尖瓣重度反流、心功能Ⅲ级（NYHA 分级），高血压病 1 级（高危），反流性食管炎。患者左心室扩大、心肌收缩功能降低（EF 值低至 20%）合并二尖瓣重度反流，反复出现左心衰症状，超声心动图未提示瓣叶及腱索结构病变、无明显心肌肥厚，且冠脉造影未见明显异常，除外心脏瓣膜病、缺血性心脏病等诊断，患者扩张性心肌病明确。结合患者心脏扩大、收缩功能减低，同时合并重度二尖瓣反流，考虑患者为功能性二尖瓣反流。

二尖瓣反流（mitral regurgitation，MR）可分为原发性二尖瓣反流（primary mitral regurgitation，PMR）（瓣膜本身结构的病变导致）及继发性二尖瓣反流（secondary mitral regurgitation，SMR）（心脏或瓣膜支撑结构病变导致）。退行性二尖瓣反流（degenerative mitral regurgitation，DMR）指二尖瓣退行性病变（包括黏液样变性）导致的MR，主要表现为二尖瓣脱垂或二尖瓣腱索断裂并发连枷样病变，是最常见的PMR。功能性二尖瓣反流（functional mitral regurgitation，FMR），分类属于SMR，主要是瓣叶及腱索结构没有病变，由心脏本身或瓣膜支撑结构病变导致。其中DMR和FMR可以同时存在（图33-2）。根据病因不同，FMR进一步分为3类：①室性功能性二尖瓣反流（ventricular functional mitralregurgitation，VFMR）：窦性心律患者，LVEF ＜ 50%，存在心室壁活动异常或左心室舒张末期内径＞ 55mm，继发瓣叶栓系力量增强导致的MR；其中本例患者为窦性心律、射血分数减低且左心室舒张末期内径＞ 55mm，因此为室性功能性二尖瓣反流。②房性功能性二尖瓣反流（atrial functional mitral regurgitation，AFMR）：LVEF ≥ 50% 且无左心室壁收缩活动异常，LVEDD ＜ 55mm，但合并有持续性心房颤动或限制型心肌病等导致左心房重构、瓣环扩大引起瓣叶对合不良造成的MR。③混合性FMR：当心房和心室均显著扩大时，可以出现AFMR和VFMR并存，称为混合性FMR。

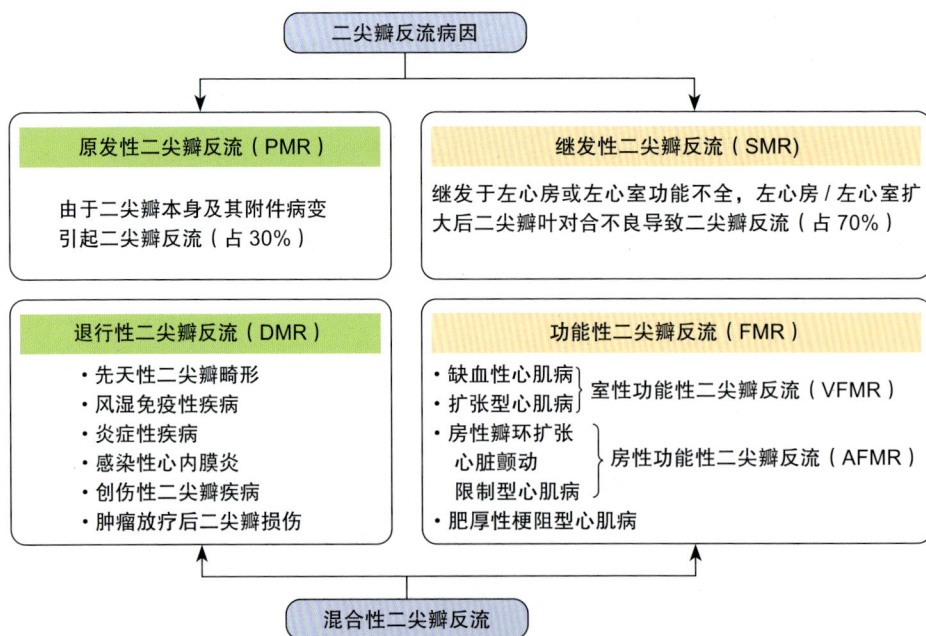

图33-2　二尖瓣反流病因分类

（2）治疗方案：二尖瓣反流根据其病因不同主要分为 DMR 和 FMR，其中两者的治疗策略不太相同。

1）DMR 治疗策略：中重度以上的 DMR，如果合并心力衰竭临床症状，需要评估外科手术指征，对于外科手术风险为低危和中危的患者，推荐行外科手术修复或置换术。对于外科手术高危或有手术禁忌证的患者，经心脏团队评估，如有经导管二尖瓣缘对缘修复术（transcatheter mitral valve edge-to-edge repair，TEER）手术适应证，可行 TEER 治疗。如果是无症状患者，LVEF ≤ 60% 或左心室收缩末期内径（left ventricular end - systolic diameter，LVESD）≥ 40mm，推荐行外科修复术或置换术，如果 LVEF > 60% 或 LVESD < 40mm，满足以下任何 1 条：①新发心房颤动；②静息状态下超声心动图估测肺动脉收缩压（pulmonary arterial systolic pressure，PASP）> 50mmHg；③ LVESD 进行性扩大或 LVEF 进行性下降，也应考虑尽早手术（图 33-3）。

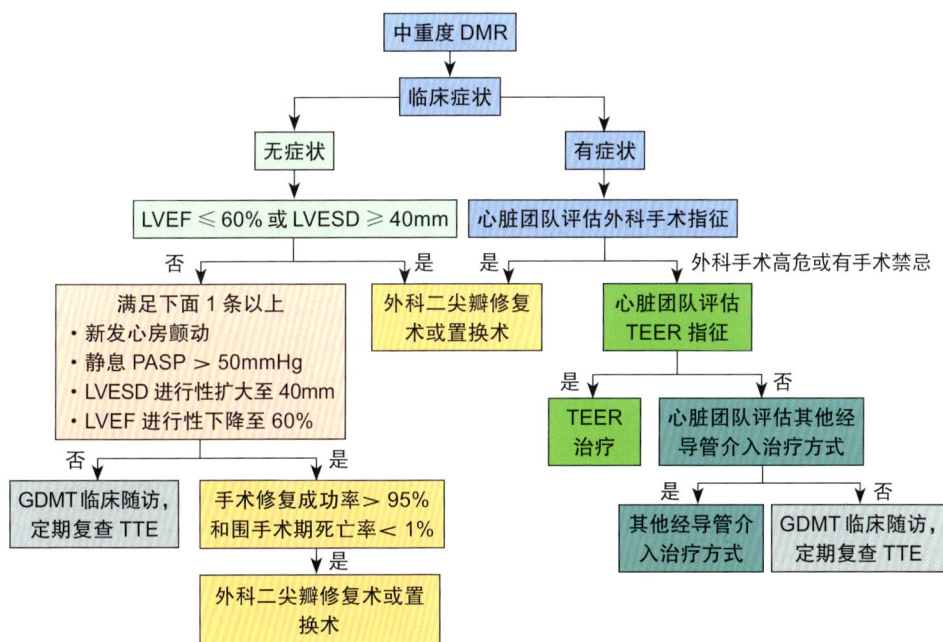

图 33-3　DMR 治疗策略

2）FMR 治疗策略：AFMR 合并心房颤动的患者，治疗上可以考虑使用射频消融等恢复窦性心律以减少 MR，但患者心房较大，心房颤动复发率较高。目前，全球针对 MitraClip 在 AFMR 中应用的研究仍很少且随访时间有限，尚无明确的适应证标准，相关手术操作经验缺乏。VFMR 的发病机制与左心室异常扩张有关，冠状动脉血运重建、心脏再同步化治疗（cardiac resynchronization therapy，CRT）和指南指导的药物治疗（guideline-directed medical treatment，GDMT）等逆转心脏重构的治疗，可能逆转 VFMR。在上述治疗后仍有严重的 MR 对血流动力学和疾病进展产生重大影响，可以考虑 TEER 治疗。

FMR 行 TEER 治疗适应证为：中度至重度或重度 FMR（MR ≥ 3+）；LVEF ≥ 20% 且 ≤ 50%；LVESD ≤ 70mm；尽管应用最大 GDMT，但症状和 MR 严重度仍持续存在。随着器械的不断更新，超 COAPT 标准的患者也可以从 TEER 中获益，未来的适应证将有可能不断更新以保障患者生活质量的改善。

3. 讨论

本患者 STS 评分为高危，在应用最优 GDMT 治疗 2 个多月后，心衰症状仍明显，且患者二尖瓣仍为重度反流，且 20% ≤ LVEF ≤ 50%，因此患者后续进行了 TEER 治疗。术后 1 个月复查，患者症状明显减轻，且左室内径明显缩小。

目前 MitraClip 治疗 FMR 的安全性和有效性评估的代表性临床研究主要包括经皮治疗功能性二尖瓣反流心力衰竭患者的心血管结局评估（cardiovascular outcomes assessment of the mitraClip percutaneous therapy for heart failure patients with functional mitral regurgitation，COAPT）研究和经皮治疗严重功能性二尖瓣反流 / 继发性二尖瓣反流的多中心随机研究（percutaneous repair with the mitraClip device for severe functional/secondary mitral regurgitation，Mitra-FR）研究。COAPT 研究显示 MitraClip+GDMT 组 12 个月、24 个月以内 HF 再住院率比 GDMT 组均显著降低（33.9% vs 46.5%，$P < 0.001$；35.8% vs 67.9%，$P < 0.001$）但是 Mitra-FR 研究 12 个月内心力衰竭再住院或死亡率 MitraClip+MT 组与 MT 组之间差异无统计学意义（54.6% vs 51.3%，$P=0.53$）。这两项研究结果的差异可能由于 COAPT 研究入选患者 MR 更加严重，但左心室重构较轻，有效反流口面积和左心室舒张末体积的比值非成比例型（有效反流口面积 / 左心室舒张末体积 ≥ 0.14），即 MR 严重程度不能完全用左心室重构扩大解释，且对血流动力学或预后产生显著影响，此型 TEER 治疗效果较好。而 Mitra-FR 研究主要入选的是成比例型 FMR（有效反流口面积 / 左心室舒张末体积 < 0.14），原发心肌受累疾病引起心室重构明显，MR 主要继发于左心室扩大，不是影响血流动力学和疾病进展的关键因素，治疗的核心在于积极控制原发病及改善心室重构，单纯瓣叶修复对终点结局事件改善效果欠佳。其中对于 FMR 患者首先需要在积极纠正引起 MR 的原发病因，再针对中重度 MR 进行经导管介入治疗，才能真正改善预后。基于 COAPT 研究设计和良好的治疗效果，《2020 ACC/AHA 瓣膜性心脏病管理指南》和《2021 ESC/EACTS 瓣膜性心脏病管理指南》推荐对于外科手术高危的重度 FMR 患者，经血运重建、CRT 或 GDMT 治疗后

心力衰竭症状仍明显，如解剖形态合适，可行 TEER 治疗。

参考文献

[1] DEFERM S, BERTRAND P B, VERBRUGGE F H, et al. Atrial Functional Mitral Regurgitation: JACC Review Topic of the Week[J]. J Am Coll Cardiol, 2019, 73(19):2465-2476.

[2] YOSHIDA J, IKENAGA H, NAGAURA T, et al. Impact of Percutaneous Edge-to-Edge Repair in Patients With Atrial Functional Mitral Regurgitation[J]. Circulation journal: official journal of the Japanese Circulation Society, 2021, 85(7):1001-1010.

[3] VAHANIAN A, BEYERSDORF F, PRAZ F, et al. 2021 ESC/EACTS Guidelines for the management of valvular heart disease[J]. Eur Heart J, 2022, 43(7):561-632.

[4] STONE G W, LINDENFEL D J, ABRAHAM W T, et al. Transcatheter Mitral-Valve Repair in Patients with Heart Failure[J]. N Engl J Med, 2018, 379(24):2307-2318.

[5] OBADIA J F, MESSIKA-ZEITOUN D, LEURENT G, et al. Percutaneous Repair or Medical Treatment for Secondary Mitral Regurgitation[J]. N Engl J Med, 2018, 379(24):2297-2306.

[6] PACKER M, GRAYBURN P A. New Evidence Supporting a Novel Conceptual Framework for Distinguishing Proportionate and Disproportionate Functional Mitral Regurgitation[J]. JAMA Cardiol, 2020, 5(4):469-475.

[7] OTTO C M, NISHIMURA R A, BONOW R O, et al. 2020 ACC/AHA Guideline for the Management of Patients With Valvular Heart Disease: A Report of the American College of Cardiology/American Heart Association Joint Committee on Clinical Practice Guidelines[J]. J Am Coll Cardiol, 2021, 77(4):e25-e197.

罕见青年心肌病 1 例

解放军总医院第六医学中心　李　屹　白嘉琪

1. 病例简介

患者，男性，32 岁，主因间断胸闷、气短 1 年余，加重伴胸痛 2 天于 2023 年 3 月 2 日入院。2022 年 1 月 6 日患者活动后出现胸闷、气短，无胸痛，无出汗，无恶心、呕吐，就诊于当地医院，考虑诊断"扩张型心肌病；肾功能不全；亚急性脑梗死"，给予抗血小板（阿司匹林肠溶片）、降压（盐酸贝那普利）、利尿（螺内酯片）、降脂（阿托伐他汀钙片）、控制心室率（美托洛尔）等好转。2022 年 1 月 13 日因胸闷就诊于陆军军医大学第二附属医院，行超声心动图示：LVEF：49%，①左心增大；②左室壁增厚；③二尖瓣轻度反流；④三尖瓣轻度反流；⑤左室壁运动普遍降低，左室收缩功能降低，舒张功能减退。门诊继续给予利尿、降压等对症治疗，症状可缓解。2023 年 2 月 28 日患者休息时出现胸痛，呈钝痛感，伴胸闷、出汗，无头晕，无恶心、呕吐，持续约半小时，就诊当地医院，测血压 190/130mmHg，自诉给予扩血管类药物输液治疗（具体不详），症状缓解后出院。2023 年 3 月 2 日患者自觉活动后胸闷、气短、伴出汗，活动耐力下降，无恶心、呕吐、头晕等。为求进一步诊治就诊于我院，门诊以"扩张型心肌病？心功能不全"收入我科。近 1 个月，患者精神、饮食可、睡眠欠佳，大小便正常，体重无大幅度波动。

既往史：患者高血压病史 1 年余，血压最高达 190/130mmHg，规律口服贝那普利降压治疗，平素血压控制在（110 ～ 130）/（60 ～ 80）mmHg；2021 年 7 月于重庆西南医院行皮肤病理活检示硬肿病（未见病理结果）；否认有糖尿病病史，否认其他慢性病史，否认乙肝、结核、伤寒等传染病史。否认药物及食物过敏史。个人史：吸烟史 20 余年，6 ～ 30 支 / 天，否认饮酒史。

入院查体：双肺听诊呼吸音清，未闻及干湿啰音。心前区无隆起，心律齐，各瓣膜听诊区未闻及明显杂音，无心包摩擦音。颈背部皮肤呈对称性的非凹陷性硬肿，表面平滑，毛发正常。腹软，无压痛、反跳痛及肌紧张。双下肢无水肿。

入院后检验：血常规、凝血常规未见明显异常，狼疮组套、血管炎、风湿及类风湿筛查均未见明显异常。血生化示：葡萄糖 6.72mmol/L，尿素 11.1mmol/L，肌酐 123.4μmol/L，尿酸 576.7μmol/L，总胆固醇 7.00mmol/L，甘油三酯 2.89mmol/L，高密度脂蛋白胆固醇 0.79mmol/L，低密度脂蛋白胆固醇 4.03mmol/L。糖化血红蛋白 A1 7.2%。心肌酶：肌钙蛋白 150.4pg/ml。N 端 -B 型钠尿肽前体 147pg/ml。完善糖耐量试验，其口服葡萄糖粉后，2h 空腹血糖 14.4mmol/L。检查：入院心电图（图 34-1）：窦性心律，左心室肥大，非特异性 ST-T 异常。24h 动态心电图：窦性心律，平均心率 69 次 /min；总心搏 89 614 次；房性早搏共 4 次（＜ 0.1%）；室性早搏 1 次（＜ 0.1%），ST 段改变（Ⅱ、Ⅲ、aVF、V5 ～ V6 导联部分时段 ST 段压低约 0.05 ～ 0.15mV），T 波改变（Ⅱ、Ⅲ、aVF 导联 T 波倒置，V5 ～ V6 导联部分时段 T 波低平、负正双向或倒置）。24h 动态血压：24h 平均血压 126/79mmHg，收缩压负荷增高，收缩压≥正常范围比例 30.6%，舒张压负荷增高，舒张压≥正常范围比例 45.2%。反勺形曲线。胸部 CT：双肺少许陈旧病变。入院超声心动图：左心扩大，左室舒张末内径 65mm，左室舒张末容量 220ml，左室肥厚，左室后壁厚度 12mm，室间隔厚度 12mm，左室心尖部附壁血栓形成（2.1cm×1.5cm）。左室整体功能重度减低（EF 30%）（图 34-2）。睡眠呼吸监测：重度阻塞性睡眠呼吸暂停低通气综合征。颈背部皮肤超声：颈背部局部皮肤增厚，硬度增强，请结合临床（图 34-3）。冠脉 CTA：冠脉未见异常。全心增大，左室心肌肥厚。心肌增强磁共振：①左室心尖区血栓形成。②左室心肌弥漫损伤（肿胀并运动减弱），考虑代谢类心肌病（酒精性心肌病、淀粉样变性等）或 Fabry 心肌病等。③左心功能不全（HFrEF，EF：19%）（图 34-4）。背部皮肤活检：真皮深部胶原纤维间隙增宽，阿尔新蓝染色（+），病理诊断：硬肿病（图 34-5）。干血纸片法（DBS）：阴性。基因检测结果：检测出 3 个基因意义未明（VUS）变异，其中 CSRP3：c.301T ＞ C（p.Ser101Pro）可能与心肌病相关，没有确切致病性证据。依据 ACMG（美国医学遗传学与基因组学学会）指南，该变异被判断为 VUS。

入院后结合患者症状、体征、既往病史及辅助检查，诊断考虑：①慢性心衰急性发作 心功能Ⅱ级（NYHA 分级）左室心尖区血栓形成；②高血压 3 级（很高危）；③脑梗死；④硬肿病；⑤肾功能不全；⑥高尿酸血症；⑦ 2 型糖尿病；⑧高脂血症；⑨睡眠呼吸低通气暂停综合征。结合患者病情，暂给予以下治疗方案：①抗凝：依诺肝素钠注射液 60mg，皮下注射 1/12h；②调脂：瑞舒伐他汀钙片 10mg，口服，1 次 / 晚；阿利西尤单抗注射液 75mg，皮下注射，1 次；③利尿、改善心功能：沙库巴曲缬沙坦钠片 25mg，口服，2 次 / 日；呋塞米片 20mg，口服，隔日 1 次；螺内酯片 20mg，口服，隔日 1 次；④降压、控制心率：酒石酸美托洛尔片 25mg，口服，2 次 / 日；⑤降糖：盐酸二甲双胍片（格华止）0.5g，口服，3 次 / 日；达格列净 10mg，口服，1 次 / 日；⑥护肾：尿毒清颗粒（无

糖）5g，口服，4 次 / 日；百令胶囊（0.5g）2g，口服，3 次 / 日；肾康注射液
100ml+5% 葡萄糖注射液 250ml，静脉 1 次 / 日；⑦降尿酸：非布司他片 40mg，
口服，1 次 / 日。治疗 1 周后复查血生化示：尿素 5.8mmol/L，肌酐 114.6μmol/L，
尿酸 322.7μmol/L，总胆固醇 2.08mmol/L，甘油三酯 1.56mmol/L，高密度脂蛋
白胆固醇 0.75mmol/L，低密度脂蛋白胆固醇 0.92mmol/L。复查超声心动图未见
明显心尖附壁血栓（图 34-6）。用药期间严密监测血压、心率、血糖、血脂，患
者自述无胸闷、胸痛、四肢麻木、乏力等症状。

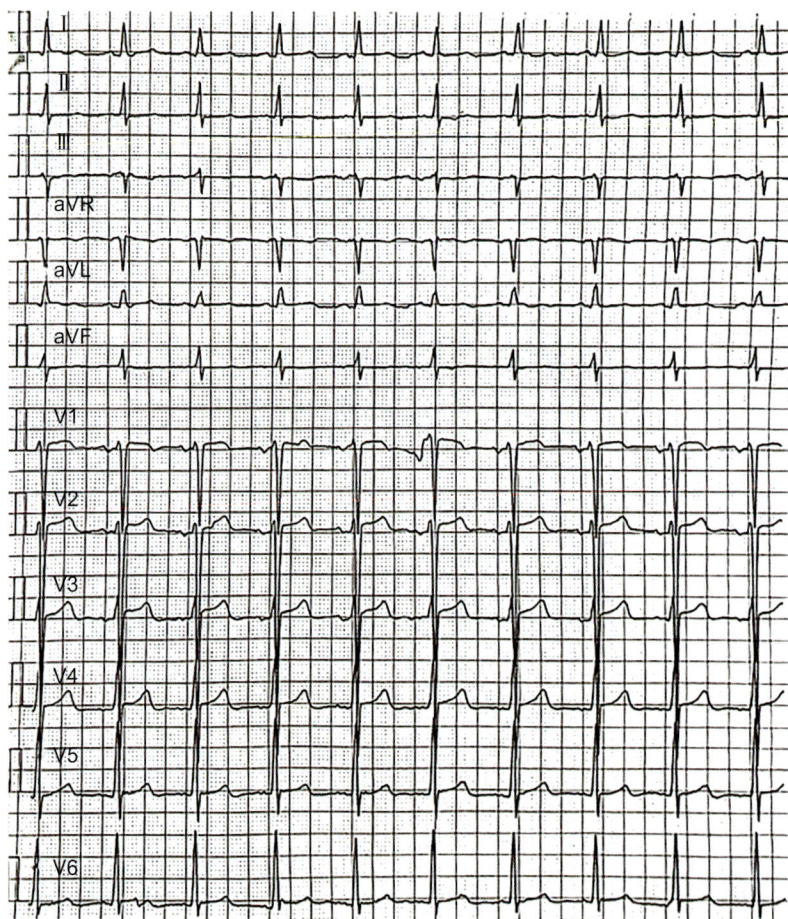

图 34-1　入院心电图

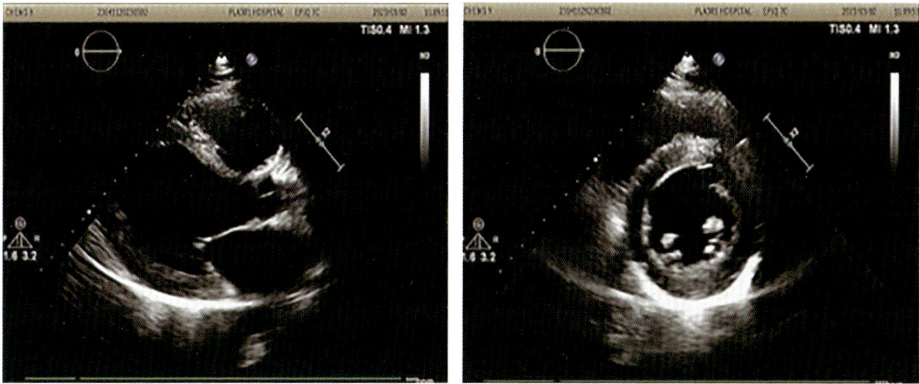

图 34-2　入院超声心动图
左室扩大，左室肥厚，左室心尖附壁血栓形成

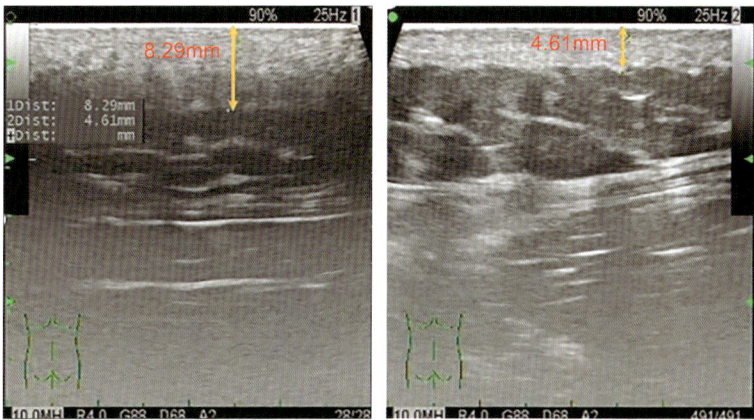

图 34-3　颈背部皮肤超声
颈背部皮肤（8～10mm）较腰部正常皮肤（4mm）明显增厚，回声增强

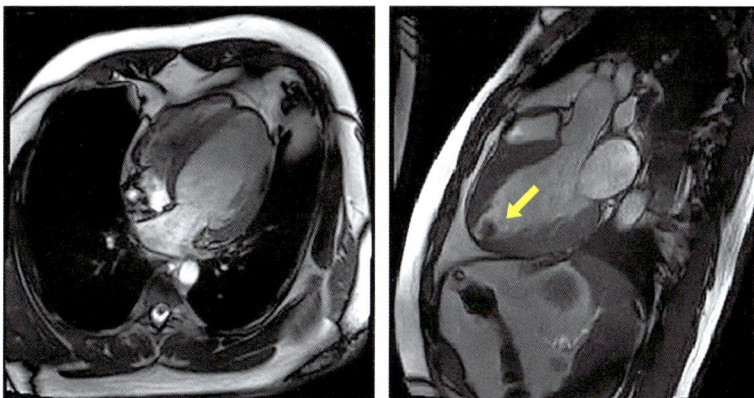

图 34-4　心脏磁共振
可见左室心尖区血栓形成。心尖部间隔壁、下侧壁的片絮状延迟强化

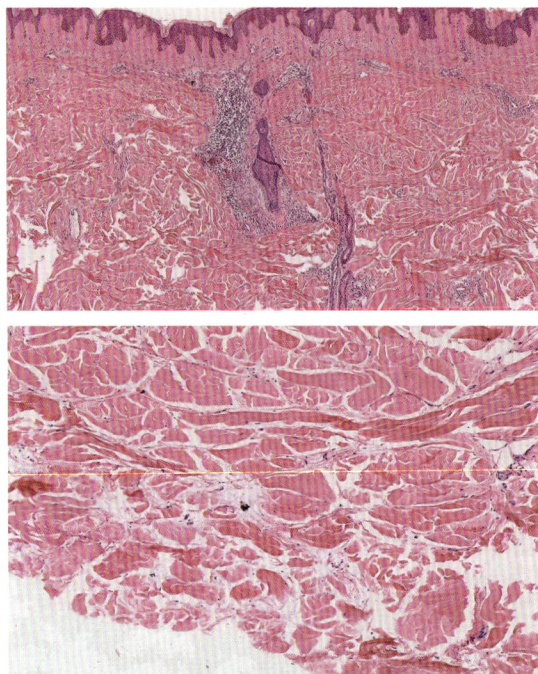

图 34-5　背部皮肤活检病理

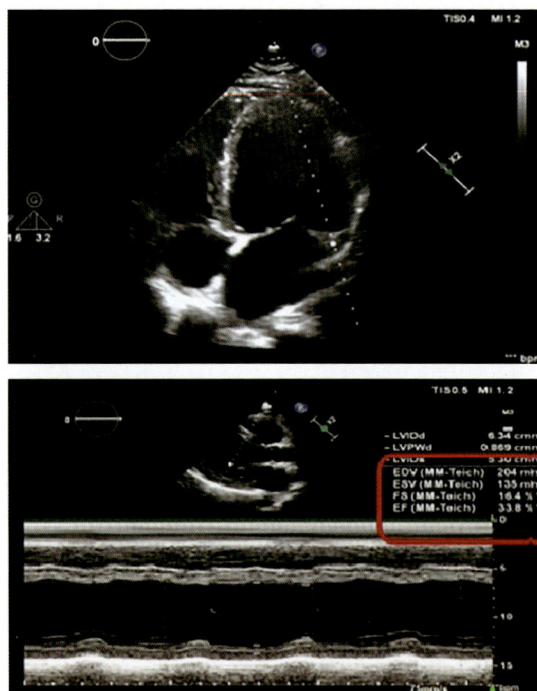

图 34-6　复诊超声心动图
心功能较前改善，未见明显心尖附壁血栓

2. 诊治经过

患者为青年男性，既往有皮肤硬肿病病史，因间断胸闷、气短 1 年余，加重伴胸痛 2 天入院，入院后结合其检验及超声心动图心肌肥厚、左心扩大结果，考虑有心衰诊断，进一步探索该患者导致心衰的病因。目前考虑造成心衰的疾病可能有肥厚型心肌病、扩张型心肌病、糖原贮积症（Danon 病等）、淀粉样变性、Fabry 心肌病、冠心病以及高血压病引起的心衰。该患者心脏听诊无杂音，心脏超声舒张末室壁厚度 < 15mm，心脏 MRI 左心室舒张末室壁厚度 > 15mm，基因检测结果未见肥厚型心肌病相关核心致病基因变异，CSRP3 变异致病性证据尚且不足。其入院超声心动图左心扩大，右心大小正常，且室壁增厚，心脏 MRI 未见典型心肌纤维化，暂不考虑扩张型心肌病。本病例无典型的三联征表现：心肌肥厚伴遗传性 WPW、肌无力和智力发育迟缓，且结合该患者基因检测结果，暂不支持糖原贮积症（Danon 病等）诊断。我院心肌 MRI 未见后侧壁中层 LGE，干血纸片法及基因检测结果阴性，因此排除 Fabry 心肌病。此外，患者冠脉 CTA 未见明显异常、高血压病史时间短且血压控制好，故排除该类疾病引起的心肌肥厚。

结合本病例患者为青年男性，且有皮肤硬肿病病史，是否可一元化解释心肌肥厚、左室扩大的病因？根据皮肤症状及体征，完善风湿免疫系统检查未见明显异常，完善颈部超声与正常皮肤超声对比明显增厚，其背部皮肤病理活检：真皮增厚，阿尔新蓝阳性沉积物在纤维之间，明确诊断硬肿病。既往有文献报道硬肿病引起心脏受累，作为一种罕见的结缔组织疾病，硬肿病分为三种类型，1 型常见于发热感染的儿童，尤其是链球菌和呼吸道病毒感染，为自限性疾病；2 型常与单克隆球蛋白血症有关，45% 的患者进展为骨髓瘤；其中 3 型常合并糖尿病，超过 50% 的硬肿病患者合并糖尿病。本病例患者结合其糖化血红蛋白及糖耐量试验，已明确诊断糖尿病，考虑其为糖尿病性硬肿病引起的心衰。针对该患者的治疗，关键在于针对糖尿病硬肿病的治疗。目前没有针对糖尿病硬肿病的特定治疗方案，欧洲皮肤协会指南指出，中、高剂量紫外线或补骨脂素联合长波紫外线（UVA）为一线治疗方法（PUVA），其中严格控制血糖是治疗糖尿病硬肿病的关键之一。二线治疗方法：全身皮质类固醇、沙利度胺或来那度胺。最后其替代疗法：①静脉注射丙种免疫球蛋白（IVIg）、全身应用糖皮质激素、环磷酰胺；②放疗、电子束放射疗法。结合患者意愿，暂给予严格控制血糖治疗，同时辅以除了降脂、降尿酸，控制血压、心率、血糖，改善心功能、护肾等对症支持治疗，患者血糖控制尚可，肩部活动受限减轻，颈、背部皮损未见明显改善。下一步将长期对患者进行随访，观察血压、心率、血糖及皮损情况，关注患者远期预后情况。

3. 讨论

　　成人硬肿病是一种病因不明的罕见皮肤病，以皮肤增厚、非点状硬化和硬结为特征。该病通常发生在面部、颈部、肩部和躯干，很少累及手足。成人硬皮病的病因目前尚不清楚，组织病理学检查结果包括真皮层增厚，增厚的胶原束间有黏蛋白沉积。硬肿病和硬皮病都被视为硬化性皮肤病。前者没有特殊的实验室异常，皮损通常不累及手足。硬肿病有 3 种类型，包括感染后、与血液异常（如副蛋白血症）有关以及与糖尿病有关，而糖尿病是最典型的病因。长期肥胖、高血糖和新陈代谢失调都可能导致糖尿病性硬肿病，但其病因尚不清楚。血糖是糖尿病性硬肿病的关键因素，主要病因在于真皮胶原不可逆转地进行糖基化，导致黏蛋白和胶原过度堆积。本病例中发现了明显的真皮增厚和黏蛋白沉积，因此结合患者症状及检查，支持糖尿病硬肿病的诊断。

　　硬肿病除了影响皮肤外，还可能影响心脏、关节、舌头、骨髓和眼睛。在早期巩膜水肿的报告中，心肌受累是通过关注心电图的改变而确定的。心脏受累可表现为多种形式，包括心肌病和心力衰竭。既往研究多通过心肌活检发现阿尔新蓝染色阳性，确诊硬肿病性心肌病。在本病例中，虽然没有进行心肌活检，但通过 CMR 评估了心脏受累情况，CMR 显示心尖间隔膜和下侧壁呈片状延迟强化。因此应进一步确定患者的心肌病是否由于硬肿病的进展而导致。我们将继续对患者进行随访，并完成心肌活检检查。

　　本病例进行了遗传性心血管疾病的全外显子组测序，其结果显示，该患者的 CSRP3 基因致病性被归类为 VUS。富含半胱氨酸和甘氨酸的蛋白 3（CSRP3）的突变是导致心肌病的关键因素。前期发现人群 CSRP3 基因突变与肥厚型心肌病有关。CSRP3 对于肥厚型心肌病的致病性证据不足，其致病性也不明确。此外，本病例变异位点 CSRP3c.301T > C（p.Ser101Pro）既往研究未发现。因此，本病例的致病性无法得到支持。虽然 VUS 结果表明，本病例所涉及的基因与患者的临床症状有关，但目前还没有足够的信息来确定该变异本身是否致病。为了明确该基因的致病性，我们进一步对患者的家系进行了基因检测。检测结果发现，患者家族中没有其他人携带 CSRP3 基因。因此，仍无法确定该基因变异是否致病。为了获得与疾病相关的证据，我们将每隔一段时间重新分析 VUS 和阴性病例。

　　本例患者为青年男性，颈背部皮肤超声已发现皮肤增厚，且其皮肤病理结果已明确硬肿病诊断。目前尚无针对硬肿病的明确治疗方案。其分型不同，疾病预后有明显差别。1 型为自限性疾病，预后良好。2 型需与血液科共同协调制定治疗方案，病程长，预后差。3 型控制血糖是关键，根据皮损情况调整治疗方案。本病例考虑为 3 型硬肿病，目前患者皮损不严重，严格控制血糖，改善心功能，监测血压、心率，长期随访，如疾病控制不佳，可与皮肤科协商是否进一步行PUVA 治疗。

4. 小结

该病例为糖尿病硬肿病引起的心衰，临床较为罕见，但有很多方面值得我们借鉴。①本病例入院发现心衰，从而逐步探索心衰病因。对其进行临床评估（病史、家族史、临床表现）、实验室检查评估（包括基因检测）、无创心脏影像学检查（超声心动图、心脏 MRI 等检查），过程细致全面，为后续心衰的评估和诊断提供了基础。心衰作为各种心脏疾病的终末阶段，及时发现、及时评估和诊断对早期干预治疗有关键作用。②硬肿病起病隐匿，其发病机制未明确，早期极容易被误诊或漏诊。对于硬肿病患者应尽早明确分型，确定治疗方案。目前考虑早期进行光疗可延缓病情进展，避免严重并发症发生。③本病例通过基因检测，发现变异位点 CSRP3c.301T > C（p.Ser101Pro），目前该位点致病性暂不明确，未来应进一步研究探索其致病性，以期为硬肿病相关心肌病诊断提供帮助。

参考文献

[1] MARK P B, DEKKERS I, BLANKESTIJN P J, et al. Letter on European dermatology forum S1-guideline on the diagnosis and treatment of sclerosing diseases of the skin, part 2:Scleromyxedema, scler-edema and nephrogenic systemic fibrosis[J]. J Eur Acad Dermatol Venereol, 2018, 32:e84-e85.

[2] HAUSTEIN U F. Scleroderma and pseudo-scleroderma: uncommon presentations[J]. Clin Dermatol, 2005, 23(5):480-490.

[3] FOTI R, LENOARDI R, RONDINONE R, et al. Scleroderma-like disorders[J]. Autoimmun Rev, 2008, 7(4):331-339.

[4] ALHUNAIF S A, ALSARHEED A, ALMUTAIRI R, et al. Atypical Case of Combined Types I and II Scleredema Mimicking Morphea on Histopathology[J]. Cureus, 2023, 15(1):e34077.

[5] TURCHIN I, ADAMS S P, ENTA T. Dermacase. Scleredema adultorum, or Bushke disease[J]. Can Fam Physician, 2003, 49:1089, 1093.

[6] RIMON D, LURIE M, STORCH S, et al. Cardiomyopathy and multiple myeloma. Complications of scleredema adultorum[J]. Arch Intern Med, 1988 , 148(3):551-553.

[7] WU E B, FULLER L C, HUGHES R A, et al. Images in cardiovascular medicine: Rare cause of cardiomyopathy[J]. Circulation, 2001, 103(23):2867.

[8] BEERS W H, INCE A, MOORE T L Scleredema adultorum of Buschke: a case report and review of the literature[J]. Semin Arthritis Rheum, 2006, 35(6):355-359.

[9] BOS J M, POLEY R N, NY M, et al. Genotype-phenotype relationships involving hypertrophic cardiomyopathy-associated mutations in titin, muscle LIM protein, and telethonin[J]. Mol Genet Metab, 2006, 88(1):78-85.

急诊状态下"罪犯"与"非罪犯"血管的处理体会

解放军总医院第六医学中心　陈光辉

1. 病例简介

患者，男性，59 岁，主因咳嗽伴喘憋 5 天、加重伴双下肢水肿 1 天入院。该患者 2023 年 11 月 27 日无明显诱因出现胸闷伴喘憋，轻微活动后或侧卧位可加重，无恶心、呕吐，无黑矇及意识障碍等伴随症状，持续约 1h，静坐休息后可缓解，自行口服某止咳药后未见明显好转。11 月 29 日就诊于首都医科大学附属朝阳医院急诊，行心电图考虑"急性心肌梗死"，告知住院困难后患者拒绝进一步治疗。11 月 30 日晚再次出现喘憋，自觉双下肢水肿，遂当日 3 时 19 分就诊于我院急诊，急诊行心电图（图 35-1）提示前壁导联 ST 段抬高明显，心肌酶升高，诊断考虑"急性 ST 段抬高型心肌梗死"，立即开通绿色通道急诊行冠脉造影检查。

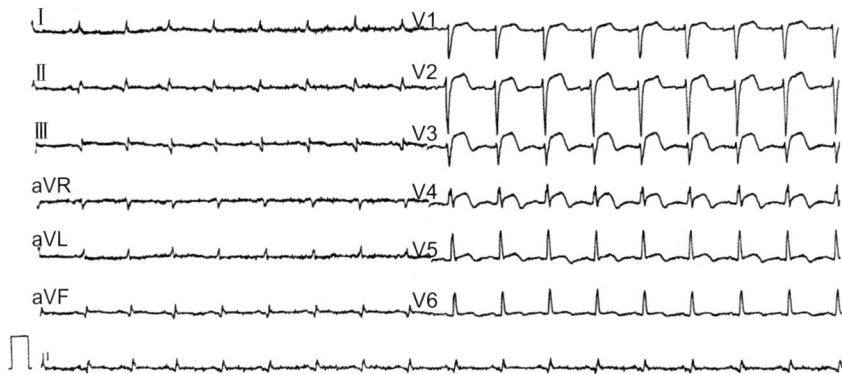

图 35-1　急诊心电图

既往 20 年前诊断冠心病，我院行 PCI 术，术中于右冠置入 1 枚支架。糖尿病 20 年。否认吸烟、饮酒及过敏史。否认家族心血管病史。

术前查体：体温 36.6℃，脉搏 94 次 /min，呼吸 20 次 /min，血压 124/77mmHg，双肺听诊呼吸音粗，双肺底可闻及少量湿啰音，未闻及胸膜摩擦音。心浊音界不大，心率 94 次 /min，律齐，各瓣膜区未闻及病理性杂音，未闻及心包摩擦音。

腹平软，无明显压痛。双下肢轻度水肿。

检查：急诊床旁心脏超声：节段性室壁运动异常，左室收缩功能减低（EF 41%），左心增大。

检验：肌钙蛋白 I 0.42ng/ml、CK-MB 3.1ng/ml、NT-ProBNP 3790ng/L、D-二聚体 1690ng/ml、血肌酐 85.7μmol/L、血钾 3.74mmol/L。

急诊诊断：①急性 ST 段抬高型心肌梗死（Killip Ⅱ级）；②糖尿病。

2. 诊治经过

冠脉造影示（图 35-2）前降支中段次全闭塞，TIMI 血流 1 级；第一对角支细小、弥漫性狭窄，最重 60%，TIMI 血流 3 级；第二对角支细小、弥漫性狭窄，最重 80%，TIMI 血流 3 级；回旋支弥漫性狭窄，最重 60%，TIMI 血流 3 级；右冠近段闭塞，TIMI 血流 0 级，远端可见前降支近端提供侧支循环。

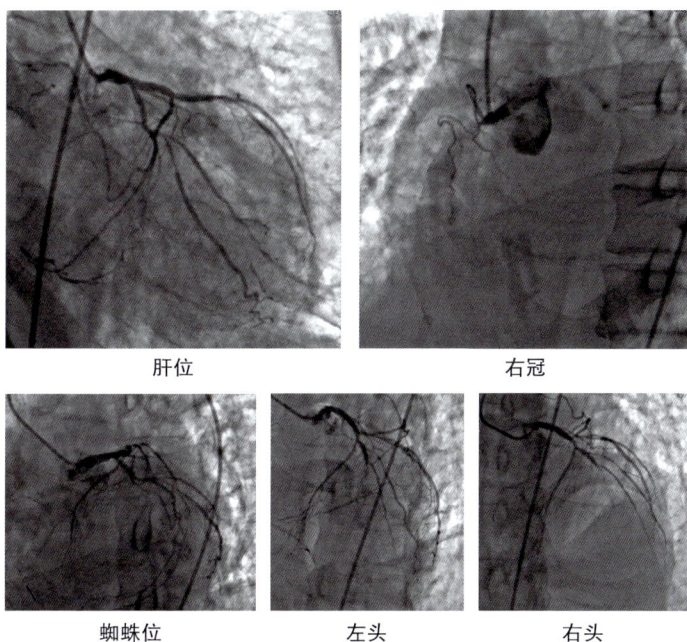

肝位　　　　　　　　　　　　右冠

蜘蛛位　　　　　左头　　　　　右头

图 35-2 冠脉造影

介入治疗过程：术中选用 6F AL.75 导引导管到达右冠开口部位，在微导管支撑下先后尝试 Runthough NS、XT、Gaia2 导丝，后顺利开通右冠闭塞病变，证实在血管真腔后于右冠支架内释放一枚 SWID 药物球囊，余右冠病变处以串联方式植入 2 枚 Firebird 支架。后更换为 6F EBU3.5 导引导管至左冠开口部位，Runthough NS 导丝顺利通过前降支中段次全闭塞段且送达前降支远端，后沿导丝于前降支中远段植入 1 枚 Firebird 支架（图 35-3）。术后患者喘憋等症状明显缓解，收入心内监护室。于监护室住院期间，予以阿司匹林联合氯吡格雷抗血小板、美托洛尔控制心率、达格列净及胰岛素降糖、螺内酯及呋塞米利尿等以上综合改善心功能等治疗，约 1 周后病情稳定后顺利出院。

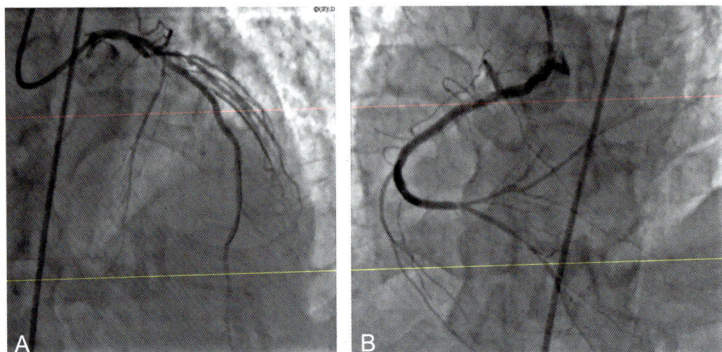

图 35-3 术后冠脉造影
A. 左冠术后；B. 右冠术后

3. 讨论

该患者为急诊胸痛绿色通道患者，诊断急性 ST 段抬高型心肌梗死明确，讨论重点在于患者急诊 PCI 的策略选择，其中对于非罪犯血管及罪犯血管的判断及处理的优先顺序存在一定的争议。

该患者急诊心电图表现为前壁导联 ST 段抬高，结合冠脉造影影像提示前降支中段次全闭塞段斑块较不稳定，考虑前降支为本次心梗的罪犯血管，按照相关急诊 PCI 指南及共识，急诊手术时需要优先且仅处理前降支病变即可。但是治疗组仔细分析，反复观看右冠造影结果后，发现右冠远端可见前降支近端提供部分侧支循环，如先处理前降支病变，球囊扩张或植入支架过程中，一旦阻塞前降支血流，则右冠同时失去侧供血流，那么患者缺血的面积会非常大，此时出现恶性心律失常或心跳骤停的风险会明显增加。另一方面，优先处理右冠闭塞病变过程，不会对前降支的血流造成影响，而且前降支现仍有 TIMI 1 级血流，同时造影过程中患者血流动力学相对平稳，如果右冠闭塞病变开通顺利，再去处理前降支"罪犯"病变，那么手术风险下降的同时患者获益也会更多。

综上所述，治疗组选择了优先处理右冠慢性闭塞病变，开通过程中先后应用了两种微导管，且以硬度递增的方式顺利及快速地通过了闭塞病变，反复印证导丝位于血管真腔后植入了支架及药物球囊，之后更换为左冠指引导管后，很安全及高效地于前降支闭塞病变处植入 1 枚支架，术后患者恢复平稳，顺利出院。

4. 小结

关于急诊 PCI 处理策略，2016 年中国介入指南指出，对部分 STEMI 合并多种血管病变的患者，干预非罪犯血管可能有益且安全。美国 2015 年 STEMI 指南建议对于血流动力学稳定的 STEMI 患者，可考虑同期完成"非罪犯"血管的介入治疗。另一方面，完全的血运重建可明显增加非心肌梗死区的血供，改善预后，开通 CTO 病变后也可明显降低患者的死亡率。综合多种因素，本次治疗组的治疗策略让患者明显获益，同时在经济性、有效性及安全性均获益明显。

该病例为急性心肌梗死患者，急诊行冠脉造影提示双支闭塞病变，累及前降支及右冠，患者因个人原因延误了挽救心肌的黄金时间窗，心电图提示前壁导联病理性 Q 波形成，大面积心肌坏死，心功能较差。治疗组选择了优先处理右冠闭塞病变，后处理了相对重要的"罪犯"血管左冠。仔细阅片后可见前降支极少量血流可至远端，按照指南及相关共识，急诊 PCI 时优先且仅处理"罪犯"病变即可，择期处理其余冠脉病变，且前降支闭塞病变处理过程相对容易，虽患者在术中生命体征较平稳，仍建议优先作为"罪犯"血管的前降支，以最大限度地挽救坏死心肌，同时改善心功能，择期处理右冠 CTO 病变，以改善患者远期预后。

参考文献

[1] 中国经皮冠状动脉介入治疗指南 (2016)[J]. 中国介入心脏病学杂志 , 2016, 24(06):315.

[2] IBANEZ, BORJA, et al. 2017 ESC Guidelines for the management of acute myocardial infarction in patients presenting with ST-segment elevation: The Task Force for the management of acute myocardial infarction in patients presenting with ST-segment elevation of the European Society of Cardiology (ESC)[J]. European Heart Journal, 2018, 39(2): 119-177. doi:10.1093/eurheartj/ehx393

[3] 徐艺芮、王怀根，梁焱娇，等 . 合并多支血管病变的 ST 段抬高型心肌梗死非罪犯血管行经皮冠状动脉介入治疗的最佳时机及其对患者预后的影响 [J]. 中国介入心脏病学杂志，2021, 29(08):454-461.

[4] DON, CREIGHTON W. 2021 ACC/AHA/SCAI Coronary Artery Revascularization Guidelines for Managing the Nonculprit Artery in STEMI[J]. JACC. Case Reports, 2022, 4(7): 377-384. doi:10.1016/j.jaccas.2022.02.003

[5] LEVINE, GLENN N. 2015 ACC/AHA/SCAI Focused Update on Primary Percutaneous Coronary Intervention for Patients With ST-Elevation Myocardial Infarction: An Update of the 2011 ACCF/AHA/SCAI Guideline for Percutaneous Coronary Intervention and the 2013 ACCF/AHA Guideline for the Management of ST-Elevation Myocardial Infarction: A Report of the American College of Cardiology/American Heart Association Task Force on Clinical Practice Guidelines and the Society for Cardiovascular Angiography and Interventions[J]. Circulation, 2016, 133(11): 1135-1147. doi:10.1161/CIR.0000000000000336

巨大冠脉夹层后血管瘤内外科处理策略

解放军总医院第六医学中心　张开威

1. 病例简介

患者，女性，49 岁，主因突发胸痛 20 余天入院。该患者于 2023 年 8 月 27 日无明显诱因突然出现胸痛，无肩背放射痛，无出汗，无恶心、呕吐，无咳嗽、咳痰，症状持续不缓解，在当地医院查心电图、胸部 CT 未见异常（未见报告），发病 1h 后突然出现意识丧失，四肢抽搐，大小便失禁，紧急行胸外按压、电除颤后意识恢复，考虑"冠心病、急性冠脉综合征、室性心动过速、心室颤动"，予以"阿司匹林肠溶片、硫酸氢氯吡格雷、阿托伐他汀、酒石酸美托洛尔、沙库巴曲缬沙坦、螺内酯、达格列净、单硝酸异山梨酯缓释胶囊"等治疗，并于 8 月 28 日（图 36-1）、9 月 11 日（图 36-2）先后两次行冠脉造影均提示前降支中远段自发性血肿，术后间断有胸闷、气短不适，为求进一步诊治就诊于我院，门诊以"急性前壁心肌梗死；冠状动脉自发血肿"收入科。既往缺铁性贫血 7 年，口服"红源达胶囊"，复查血红蛋白正常；甲状腺功能减退 7 年，口服"左甲状腺素钠 1/4 片"，入院前 20 余天停用；剖宫产手术 20 余年；否认高血压、糖尿病等其他慢性病史。否认吸烟、饮酒及过敏史。否认家族心血管病史。入院查体：脉搏 76 次 /min，血压 102/64mmHg，双肺听诊呼吸音清，双肺底未闻及干湿啰音，未闻及胸膜摩擦音。心浊音界不大，心率 76 次 /min，律齐，各瓣膜区未闻及病理性杂音，未闻及心包摩擦音。腹平软，无明显压痛。双下肢轻度水肿。入院诊断：①冠状动脉粥样硬化性心脏病，急性前壁心肌梗死，冠状动脉自发血肿；②缺铁性贫血；③甲状腺功能减退症。

入院检验： 心梗三项：肌酸激酶同工酶 7.4ng/ml；B 型尿钠酸 351pg/ml；电解质：钾 3.49mmol/L；全血细胞分析、感染指标、凝血功能、免疫四项、粪便常规未见明显异常；尿常规：葡萄糖 56mmol/L 4+，潜血 150 个 /μl 3+；甲功全项、红细胞沉降率、糖化血红蛋白、狼疮组套、类风湿因子、免疫球蛋白未见明显异常；生化全项：铁 5.8μmol/L，白蛋白 39.8g/L，γ- 谷氨酰转肽酶 43.2U/L；肿瘤全项：糖链抗原 72-4 14.7U/ml。

入院检查： 心脏核磁：①左室心肌梗死（LAD 及 RCA 供血区）伴少许心

肌纤维化；②左室中段心肌增厚伴心尖部室壁瘤形成；③左心增大。冠脉 CTA：① LAD 远段管壁钙化斑块，管腔重度狭窄（CAD-RADS 4A/P1 类）；② LAD 中、远段冠状动脉瘤伴陈旧性附壁血栓形成；③左心增大。

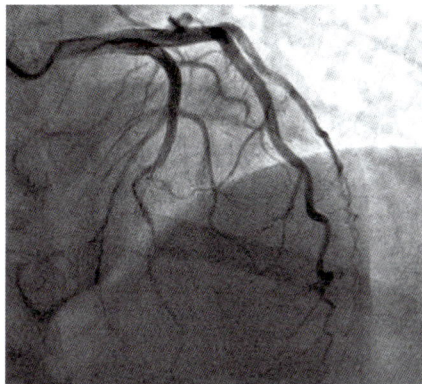
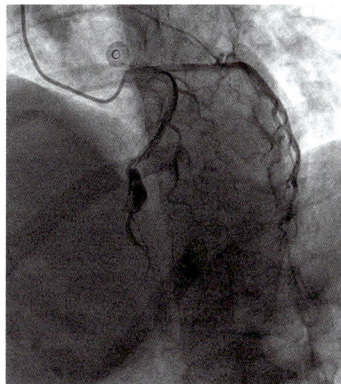

图 36-1　外院 8 月 28 日第一次冠脉造影　　图 36-2　外院 9 月 11 日第二次冠脉造影

2.诊治经过

入院后予以阿司匹林联合氯吡格雷抗血小板、倍他乐克减慢心率等药物治疗，严格制动，严格控制心率及血压水平。后于 10 月 29 日冠脉造影（图 36-3）结果：前降支中远段瘤样扩张，TIMI 血流 2 级，余冠脉未见明显狭窄。IVUS 检查（图 36-4）：提示前降支中远段局限瘤样扩张，其中瘤样扩张处 9—12 点方向疑似脂质斑块破溃表现。

后转至我院心血管外科，并于 11 月 06 日在全麻下行体外循环下冠状动脉瘤缝闭术 + 室壁瘤折叠术 + 冠状动脉旁路移植术 + 临时起搏导线植入术。手术顺利，术后予以强心、利尿等治疗，经治疗好转，顺利出院。

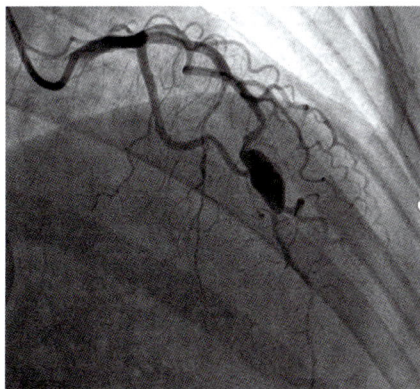

图 36-3　10 月 29 日我院冠脉造影

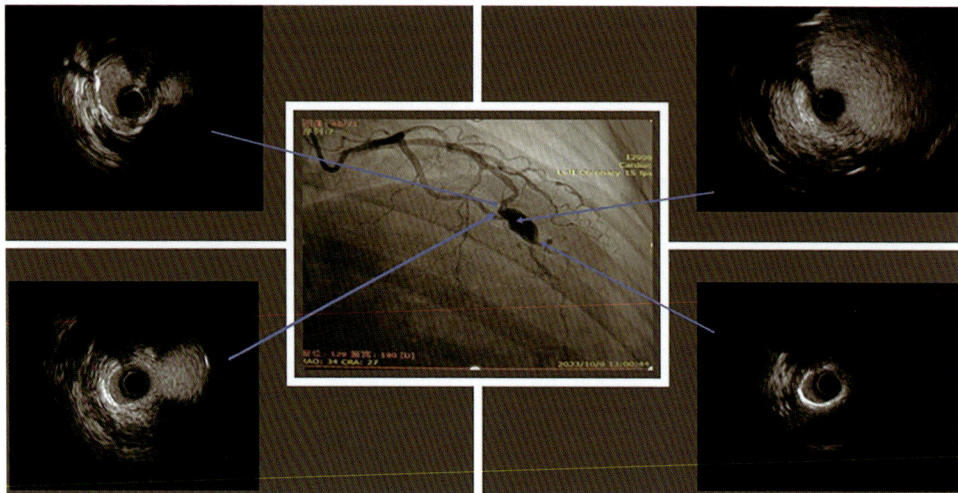

图36-4　IVUS检查

3. 讨论

该患者外院明确诊断为急性心肌梗死,曾于发病初期出现心跳呼吸骤停,病情较重,外院首次冠脉造影即提示前降支中远段自发性血肿,我院复查冠脉造影未见明显参与夹层,遗留巨大冠脉瘤样扩张,后经 IVUS、冠脉 CTA 及心脏核磁多种影像学检查分析,印证前降支中远段为瘤样扩张,瘤体较大,内有陈旧性附壁血栓形成,结合患者为中年女性,既往无高血压、糖尿病及吸烟等心血管疾病危险因素,考虑本次心肌梗死为冠脉自发夹层导致,发病初期夹层及血肿已愈合,TIMI 血流现仍未恢复为 3 级。

讨论重点在于以下两点:一是该患者冠脉自发夹层形成的原因分析;二是下一步治疗策略的选择——冠状动脉瘤处是否需要植入覆膜支架?该措施是否可行,能否改善前降支远端血流,同时防止血管瘤破裂?或是通过外科手段解决?

患者住院期间虽然生命体征平稳,未再发作明显胸痛,但是考虑患者前降支瘤体较大,随时有破裂的风险,同时心脏核磁提示由于心梗面积较大,心尖部已形成室壁瘤,冠脉造影提示前降支远端血供仍不理想,预后较差。因此,患者后续在药物治疗同时仍需严格限制活动,警惕血压及心率波动,日常活动受限,生活质量难以保证。

治疗组多次组内讨论,同时与心外科专家多次讨论沟通,认为冠脉瘤体内现无明显夹层形成,无需植入覆膜支架,而因瘤体与邻近管腔直径落差较大,无法植入合适的药物涂层支架,且释放支架过程中极易出现冠脉瘤体破裂,手术风险极高,故决定下一步由心外科行手术治疗。后转至我院心外科,专家会诊讨论，考虑患者除前降支中段瘤样变外，心尖部也存在室壁瘤，两处形成血栓风险较高，故决定行冠状动脉瘤缝闭术＋室壁瘤折叠术＋冠状动脉旁路移植术，手术过程较顺利，术后病情恢复平稳，顺利出院。

自发性冠状动脉夹层是急性心肌梗死的罕见病因，严重时可能导致心源性猝死，该患者夹层形成位置为前降支中段，后导致大面积心梗，后形成心尖部室壁瘤，可谓十分凶险。而关于该病的病因及发病机制尚不明确，好发人群多为中年女性。目前有研究表明可能与妊娠及雌激素水平、纤维肌性发育不良、精神心理压力、全身炎症、结缔组织疾病和遗传因素等多种危险因素相关，该患者在 IVUS 等多种影像学检查中，均未发现邻近冠脉血管结构明显异常。结合患者既往有贫血及甲状腺功能减退病史，内分泌及代谢功能欠佳，有文献表明在冠脉自发性夹层患者中有部分合并甲状腺功能减退，且更常见于女性，故高度怀疑病因与以上内分泌激素水平因素相关。

病理生理机制存在两种可能性：一种是由于内膜层撕裂，内膜撕裂使血流通过破口进入血管壁形成壁内血肿，逐渐形成夹层；第二种是壁内自发出血，可能由于外源性压迫导致，冠状动脉腔内影像学检查可发现中膜滋养血管破裂，血液堆积逐渐形成假腔并压迫真腔，后影响冠脉血供。本例中年女性冠脉造影术中行 IVUS 检查，经分析图像未见明显血管中层结构受损，故考虑为内膜撕裂可能性较大。

对于治疗策略，可考虑药物保守治疗、冠脉支架植入术或冠状动脉旁路移植术，现阶段有关该病的前瞻性临床随机对照研究较少，故无明确的指南共识。而冠状动脉自发夹层最常发生于前降支（32% ～ 46%），且多见于冠脉中远段，该患者病变位置符合以上描述。而现有部分研究表明，药物治疗与介入治疗对比，在长期存活率、心力衰竭和再发夹层方面无明显差异。本例患者初期即采取了药物保守治疗，而中期因第 3 次冠脉造影提示形成较大的瘤样改变，主要考虑瘤体破裂的风险，故行外科手术处理，术后随访至今患者未新发心血管事件。

参考文献

[1]　PRISTERA, NICOLE. Spontaneous coronary artery dissection: Principles of management[J]. Cleveland Clinic Journal of Medicine, 2021, 88(11): 623-630. doi:10.3949/ccjm.88a.20162

[2]　KERMALI, MUHAMMED. Spontaneous coronary artery dissection: presentation and management options[J]. Coronary artery disease, 2021, 32(2): 152-163. doi:10.1097/MCA.0000000000000926

[3]　BOULMPOU, ARISTI. Spontaneous Coronary Artery Dissection (SCAD): Case Series and Mini Review[J]. Cardiovascular Revascularization Medicine : Including Molecular Interventions, 2020, 21(11): 1450-1456. doi:10.1016/j.carrev.2020.03.013

[4] 王家琦，王文静，刘立天，等．青年女性自发冠状动脉夹层导致急性心肌梗死 1 例并文献复习 [J]. 临床荟萃，2023, 38(02):162-165.

[5] CAMACHO FREIRE, SANTIAGO JESÚS. Spontaneous Coronary Artery Dissection and Hypothyroidism[J]. Revista Espanola De cardiologia (English ed.), 2019, 72(8): 625-633. doi:10.1016/j.rec.2018.06.031

[6] BIOLÈ, CARLOALBERTO. La dissezione coronarica spontanea: update sul trattamento e sulle strategie per migliorare il percorso diagnostico-terapeutico [Spontaneous coronary artery dissection: update on treatment and strategies to improve the diagnostic and therapeutic pathway][J]. Giornale Italiano Di cardiologia, 2006, 23(8): 611-619. doi:10.1714/3856.38392

[7] 陈佩，周卫华，王福军．冠状动脉自发夹层诊疗的进展 [J]. 心血管康复医学杂志，2021, 30(01):108-112.

"孕"路漫漫，求索探因，终结硕果——1例育龄女性肾上腺腺瘤相关库欣综合征的诊疗

解放军总医院第六医学中心　尹娜娜　李丽君

1. 病例简介

患者，女性，34岁，因"发现血压升高5年"于2023年1月28日入院。患者于2018年出现头晕，测血压升高，最高达180/120mmHg，无颜面部水肿等体征，因需要备孕，口服拉贝洛尔片降压治疗，血压控制可。2020年第2次流产后再次出现血压升高，无颜面部水肿及体重增加，口服拉贝洛尔片＋甲基多巴降压治疗，血压控制可。2021年第3次流产后血压再次升高，并出现颜面部水肿，体重较前增加10kg，加用硝苯地平控释片、氢氯噻嗪片，颜面部水肿减轻，血压控制可。2022年5月因怀孕后停用氢氯噻嗪片，颜面部水肿加重，并出现双下肢水肿，伴有头晕、视物不清，体重较前增加，同时血压控制不佳，最高达180/120mmHg，再次流产后控制饮食及口服苯磺酸氨氯地平片、厄贝沙坦、拉贝洛尔片、氢氯噻嗪片，血压控制可，体重下降5kg。既往史：2015年流产1次，2018年之后流产3次，2021年3月诊断为抗磷脂综合征。体格检查：体温36.5℃，脉搏78次/min，呼吸18次/min，血压132/78mmHg，身高160cm，体重58kg，BMI 22.66，腰围85cm，臀围91cm，腰臀比0.9。满月脸（图37-1A），腹型肥胖，四肢纤细，全身皮肤无紫纹及痤疮。双肺呼吸音清，未闻及干湿性啰音，心律齐，未闻及病理性杂音，双下肢无水肿。入院诊断：①高血压3级（很高危）库欣综合征？②抗磷脂综合征。

入院后予以各项常规检查。血常规：白细胞8.97×10⁹/L，血红蛋白107g/L，血小板285×10⁹/L；生化检验：钾4.05mmol/L，葡萄糖4.67mmol/L，总胆固醇6.71mmol/L，低密度脂蛋白胆固醇3.71mmol/L；抗心磷脂抗体25.29U/mL（阳性）；甲状腺功能检测、凝血功能未见异常；心电图示窦性心律，正常心电图；心脏彩超示左房前后径41mm，余未见异常；甲状腺彩超、肝胆胰脾彩超未见异常；结合患者为青年早发高血压、顽固性高血压，查体发现满月脸、向心性肥胖，且无糖皮质激素应用史，需除外继发性高血压，完善肾素-醛固

酮检验：卧位肾素 84.39μIU/ml（升高），卧位醛固酮 12.5ng/ml，立位肾素 138.7μIU/ml（升高），卧位醛固酮 16.8ng/ml；肾动脉彩超未见异常；肾上腺 CT 平扫：右侧肾上腺区见直径约 32mm 类圆形低密度结节，边界清，CT 值约 17HU，考虑腺瘤可能（图 37-2）。肾上腺核磁平扫＋动态增强：右侧肾上腺见类圆形等 T1、稍长 T2 信号影，大小约 28mm×34mm，DWI 呈等信号，反相位示病变信号略减低，增强扫描呈延迟强化，边界清楚，考虑腺瘤（图 37-3）。血、24h 尿儿茶酚胺未见异常；结合肾素 - 醛固酮、儿茶酚胺、肾动脉彩超等结果，考虑可除外原发性醛固酮增多症、嗜铬细胞瘤、肾动脉狭窄引起的继发性高血压，仍需除外是否患有库欣综合征，因我院实验室不能进行 24h 尿游离皮质醇检测及午夜唾液皮质醇检测，故我们选择临床中常用的皮质醇昼夜节律测定：8 点皮质醇 21.1nmol/L；16 点皮质醇 20.2nmol/L；0 点皮质醇 20.15nmol/L；结果提示皮质醇昼夜节律消失，为进一步明确诊断，行午夜 1mg 地塞米松抑制试验：ACTH＜1.0pg/ml，皮质醇 26.1nmol/L，结果提示皮质醇未被抑制，反而高于基础值。患者无饮酒及抑郁症等病史，可除外假库欣综合征，考虑库欣综合征的定性诊断明确。之后进行下一步的定位诊断，查 0 点、8 点、16 点 ACTH 均＜1.0pg/ml；垂体五项、性腺六项未见异常；垂体核磁：Rathke 垂体囊肿可能；头颅核磁未见异常；根据皮质醇昼夜节律消失、午夜地塞米松抑制试验阳性，ACTH 较低，肾上腺 CT 及核磁可见右侧肾上腺腺瘤，垂体核磁及头颅核磁未见病灶，考虑右侧肾上腺腺瘤所致的 ACTH 非依赖性库欣综合征。

2. 诊治经过

患者为青年育龄女性，既往曾有抗磷脂综合征病史，因发现血压升高 5 年入院，反复多次流产病史，随着病程的进展，逐渐出现颜面部水肿及体重增加，血压越来越难治，降压药物种类越来越多，剂量越来越大。结合患者为青年早发高血压、顽固性高血压，查体发现满月脸、向心性肥胖，且无糖皮质激素应用史，需除外继发性高血压，完善全血细胞分析、生化全项、甲功全项、立卧位肾素 - 醛固酮、儿茶酚胺、皮质醇节律以及肾动脉彩超、肾上腺 CT 及肾上腺核磁等检查，考虑为右侧肾上腺腺瘤所致 ACTH 非依赖型库欣综合征，请泌尿外科会诊后建议手术治疗，手术切除右侧肾上腺腺瘤，标本大小约 4cm×3cm，剖开后切面呈黄色，病理提示皮脂腺瘤伴间质灶状脂肪化生、淋巴细胞浸润及少许髓外造血，肿瘤大小 3.5cm×3cm×2cm。术后予以泼尼松激素替代治疗，并逐渐将降压药物减量，体重下降，颜面部水肿消失，术后 5 个月成功妊娠。具体过程如下：

入院后给予拉贝洛尔片联合硝苯地平缓释片降压治疗，完善相关检查后诊断为右侧肾上腺腺瘤所致 ACTH 非依赖型库欣综合征，请泌尿外科会诊后建议手术治疗，术前给予拉贝洛尔＋酚苄明＋硝苯地平缓释片降压治疗，血压波动于（110 ~ 146）/（68 ~ 107）mmHg。2023 年 2 月 22 日在腹腔镜下切除右侧肾上腺腺瘤，标本大小约 4cm×3cm，剖开后切面呈黄色，病理提示皮脂腺瘤伴间质灶状脂肪化生、淋巴细胞浸润及少许髓外造血，肿瘤大小 3.5cm×3cm×2cm。术后予以泼尼松激素替代治疗，口服拉贝洛尔片＋硝苯地平控释片降压治疗，术后第 4 天血压波动在（121 ~ 133）/（75 ~ 99）mmHg。

术后 1 个月随访（2023 年 3 月 21 日），患者颜面部水肿较前减轻，体重下降 5kg，口服拉贝洛尔片片 150mg，每日二次，血压控制在（110 ~ 139）/（81 ~ 105）mmHg。

术后 3 个月随访（2023 年 5 月 14 日），患者无颜面部水肿，无双下肢水肿，体重下降 10kg，口服拉贝洛尔片 150mg，2 次 / 日，血压控制在 120/85mmHg。复查 8 点促肾上腺皮质激素 1.527pg/ml，皮质醇＜ 0.1μg/dl（图 37-1B）。

术后 4 个月随访（2023 年 6 月 15 日），患者无颜面部及双下肢水肿，体重较上个月无改变，口服拉贝洛尔片 100mg，2 次 / 日，血压控制在 110/70mmHg，复查 8 点皮质醇＜ 13.79nmol/L。

术后 5 个月随访（2023 年 7 月 20 日），患者自然妊娠，口服拉贝洛尔片 50mg 每日两次，血压控制在 110/80mmHg，因妊娠未复查皮质醇。

术后 7 个月随访（2023 年 9 月 15 日），患者无颜面部及双下肢水肿，妊娠 12 周，口服拉贝洛尔片 50mg，每日两次，血压控制在 110/80mmHg。

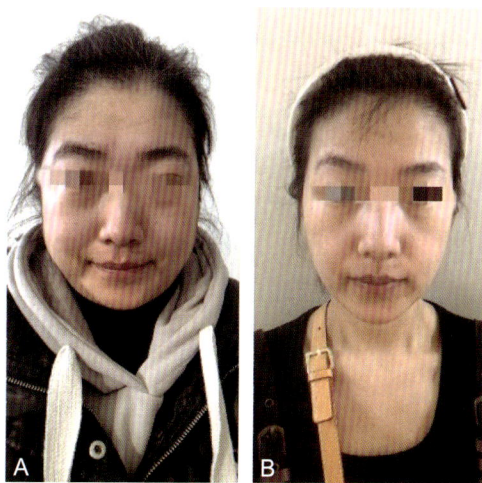

图 37-1　面容前后变化
A. 刚入院时面容；B. 肾上腺瘤切除 3 个月后面容

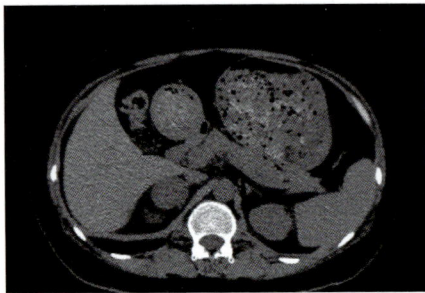

图 37-2　肾上腺腺瘤（CT）

右侧肾上腺区见直径约 32mm 类圆形低密度结节，边界清，CT 值约 17HU

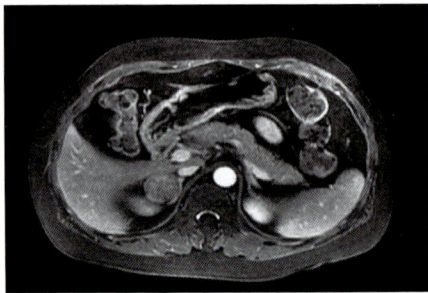

图 37-3　肾上腺腺瘤（磁共振成像）

右侧肾上腺见类圆形等 T1、稍长 T2 信号影，大小约 28mm×34mm，DWI 呈等信号，反相位示病变信号略减低，增强扫描呈延迟强化，边界清楚

3. 讨论

（1）继发性高血压的筛查：继发性高血压也称之为症状性高血压，是某些疾病在发生、发展过程中所产生的症状，当原发病治愈后血压也会随之下降或恢复正常，故在继发性高血压的诊治中积极寻找病因尤为重要。在成人高血压中，约有 10% 为继发性高血压。继发性高血压根据发病原因分为肾实质性高血压、肾动脉狭窄及其他血管病引起的高血压、阻塞性睡眠呼吸暂停引起的高血压、原发性醛固酮增多症、嗜铬细胞瘤、皮质醇增多症及其他内分泌性高血压等。如果临床中遇到以下情况，需重点筛查是否患有继发性高血压：①顽固性高血压或青年早发高血压（小于 30 岁）；②血压不稳定、间歇性苍白和头晕；③打鼾或嗜睡；④肌肉痉挛或无力；⑤体重减轻、心悸、热耐受；⑥水肿、疲劳、尿频；⑦缩窄修复史；⑧中心性肥胖、面部圆润，容易擦伤；⑨药物或物质使用（例如，酒精、NSAIDs、可卡因、安非他命）。我们所报道的这例患者为育龄女性，因高血压查因入院，29 岁即出现高血压，且 4 种降压药物才能控制血压，查体发现满月脸、向心性肥胖，因此需重点筛查是否存在继发性高血压。

（2）库欣综合征（CS）：CS 按病因分为促肾上腺皮质激素（ACTH）依赖型和 ACTH 非依赖型，其中 ACTH 非依赖型约占 20%，其由肾上腺皮质肿瘤或增生引起。临床表现包括满月脸、向心性肥胖、紫纹、多血质外貌、高血压、骨质疏松和继发性糖尿病等。CS 可发生于任何年龄，多发于 20～45 岁，成人多于儿童，女性多于男性。非妊娠期 CS 的病因前三位依次为库欣综合征（73.5%）、肾上腺皮质腺瘤（16.3%）和肾上腺癌（6.1%）。我们所报道的这例患者为青年女性，病程初期无皮质醇升高的体征，单用拉贝洛尔片即可控制血压，随着病程延续，多次人工受孕失败，并逐渐出现皮质醇升高的体征，血压也越来越难以控制，需要增加药物剂量及种类来控制血压，实验室检查发现皮质醇昼夜节律消失，午夜地塞米松抑制试验阳性，ACTH 显著偏低，肾上腺 CT 及磁共振提示右侧肾上腺腺瘤，垂体未见明确病灶，考虑为 ACTH 非依赖型库欣综合征。

（3）妊娠与库欣综合征：女性 CS 患者常表现为月经不规律，加之皮质醇对促性腺激素释放激素的脉冲、对促黄体生成素 / 促卵泡生成激素分泌的直接抑制作用，常难以受孕。因此妊娠合并 CS 极为少见，目前全球报道的仅有 200 余例。妊娠合并 CS 的首要病因是肾上腺皮质腺瘤（44.1%），其次是库欣综合征（28.2%）、妊娠诱导的 CS（13.2%）和肾上腺癌（9.4%）。妊娠期间未经治疗的 CS 可导致严重母婴并发症，如严重高血压、高血糖、感染、早产、胎儿生长受限、死胎等。因此对于育龄期女性或妊娠女性早期识别 CS 尤为重要。但妊娠期间体重增加、新发高血压、糖脂代谢异常和情绪改变容易与 CS 相混淆，因此临床上早期识别妊娠合并 CS 相对困难。孕期中出现高血压、高血糖，虽然临床医师会格外重视，但往往认为其是妊娠期并发症或合并症。比如妊娠期间出现的高血压，可以是妊娠诱发的高血压疾病，也可以是孕妇本身潜在基础疾病引起的各种原因的继发性高血压，如肾上腺肿瘤、肾炎、自身免疫性疾病等。妊娠合并肾上腺肿瘤，除了 CS 以外，还可能是原发性醛固酮综合征、嗜铬细胞瘤等。抗磷脂综合征是否与肾上腺肿瘤有关，目前仅有少数病例报告，这类患者常表现为肾上腺皮质功能不全。我们所报道的这例患者，发现高血压前曾有 1 次流产史，2018 年确诊高血压后有 3 次流产史，且均在 1 个月左右流产，外院妇产科曾考虑反复流产与抗磷脂综合征有关，但抗磷脂抗体综合征是否与肾上腺腺瘤、CS 有关，尚不明确。手术切除肾上腺腺瘤后，患者单口服小剂量拉贝洛尔，血压控制可，并成功自然妊娠。

4. 小结

对于育龄女性、早发高血压、顽固性高血压的患者需警惕继发性高血压，尽量孕前排查诊治是否存在原发性醛固酮增多症、嗜铬细胞瘤、库欣综合征等继发性高血压原因。已知存在抗磷脂抗体综合征等高危妊娠风险疾病患者，需动态监测垂体、肾上腺激素水平的变化。

参考文献

[1] LINDHOLM J, JUUL S, JØRHENSEN J O, et al. Incidence and late prognosis of Cushing's syndrome: a population-based study[J]. J Clin Endocrinol Metab, 2001, 86: 117-123.

[2] OMURA M, SAITO J, YAMAGUCHI K, et al. Prospective study on the prevalence of secondary hypertension among hypertensive patients visiting a general outpaticnt clinic in Ja-

pan. Hypertens Res, 2004, 27:193-202.

[3] TERZOLO M, REIMONDO G, CHIODINI I, et al. Screening of Cushing's syndrome in outpatients with type 2 diabetes: results of a prospective multicentric study in Italy[J]. J Clin Endocrinol Metab, 2012, 97:3467-3475.

[4] TABARIN A, PEREZ P. Pros and cons of screening for occult Cushing syndrome[J]. Nat Rev Endocrinol, 2011, 7:445-455.

[5] VALASSI E, SANTOS A, YANEVA M, et al. The European Registry on Cushing's syndrome: 2-year experience. Baseline and demographic and clinical characteristics[J]. Eur J Endocrinol, 2011, 165:383-392.

[6] MANCINI T, KOLA B, MANTERO F, et al. High cardiovascular risk in patients with Cushing's syndrome according to 1999 WHO/ISH guidelines[J]. Clin Endocrinol (Oxf), 2004, 61:768-777.

[7] 中国高血压防治指南修订委员会, 高血压联盟 (中国), 中华医学会心血管病学分会, 等 . 中国高血压防治指南 (2018 年修订版)[J]. 中国心血管杂志 , 2019, 24(1):24-56.

[8] CAIMARI F, VALASSI E, GARBAYO P, et al. Cushing's syndrome and pregnancy outcomes: a systematic review of published cases[J]. Endocrine, 2016, 55(2):1-9.

右房室沟肿物——右冠状动脉巨大假性动脉瘤

解放军总医院第六医学中心　辛　倩

1. 病例简介

患者，男性，45 岁，因"间断胸痛 8 月余"入院，患者于 2022 年 12 月 8 日无明显诱因突发胸痛伴大汗，症状持续不能缓解，至当地医院就诊，诊断为"冠心病，急性下壁正后壁右心室心肌梗死"，急诊行冠脉造影提示：右冠自近段完全闭塞，前降支及回旋支未见明显狭窄，行血栓抽吸后植入一枚药物支架，术后规律口服药物治疗，自诉偶有胸痛发作，均可自行缓解。2023 年 7 月 20 日复查心脏超声提示心包右侧右冠起始段周围可见局限性囊性回声（25.5mm×23.5mm），行冠脉 CTA 检查提示心脏右缘类圆形低密度影，为求进一步治疗于 2023 年 7 月 27 日入我院诊治。患者既往于 2011 年因生殖器溃疡诊断为"白塞综合征"，现长期口服醋酸泼尼松等药物治疗，现出现听力受损，偶有口腔溃疡，活动后下肢发麻等症状；否认高血压、糖尿病、脑梗死、脑出血等既往史，无吸烟饮酒嗜好，无家族遗传心脏病史。

2. 诊治经过

患者入院时无胸痛、胸闷、憋气等症状，查体：血压 116/67mmHg，心率 72 次 /min，颈静脉无怒张，双肺呼吸音清，未闻及干湿啰音，心界无扩大，各瓣膜听诊区未闻及心脏杂音，双下肢不肿。入院后完善检查，心电图提示：窦性心律，Ⅱ、Ⅲ、aVF 导联病理性 Q 波，Ⅲ、aVF 导联 T 波倒置；心脏超声（图 38-1）提示：右心肿物，性质待定，建议进一步行心脏 MRI 检查；冠脉 CTA（图 38-2）提示：右冠状动脉支架水平可见大范围稍低密度影，内部密度均匀约 38HU，范围 36mm×34mm，边缘见少许软组织密度、边界欠清，局部包绕支架，与右室心肌分界不清，右室受推挤，局部心包略向外隆突，未见心包积液。考虑右房室沟厚壁囊性病变。进一步行心脏 MRI 平扫 + 灌注检查（图 38-3）提示：右心房、右心室间隙见团块状及稍短 T1、长 T2 信号，边缘可见短 T2 信号环肿块，延迟扫描序列呈低信号，范围约 3.1cm×3.6cm，结合冠脉 CTA 考虑右冠来源的血肿。追溯患者既往冠脉介入手术影像，发现右冠支架植入术中近端存在局部造影剂外渗（图 38-4），综合其冠脉 CTA、心脏 MRI 影像学表现，最终考虑为介入术中右冠破裂致巨大假性动脉瘤。请心外科会诊，因近2个月复查超声提示血肿无进行性增大表现，且患者无右心受累临床表现及体征，建议定期复查心脏超声评估，若出现进行增大可考虑心脏外科手术治疗。

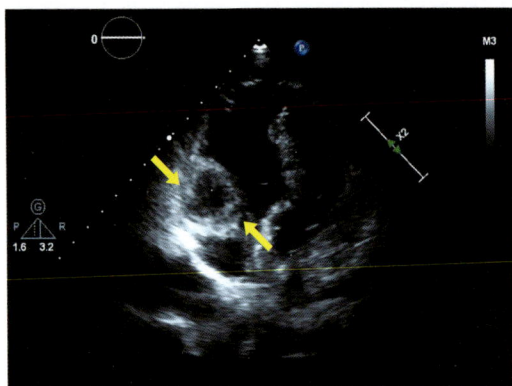

图 38-1　心脏超声
提示右心肿物，性质待定（黄色箭头）

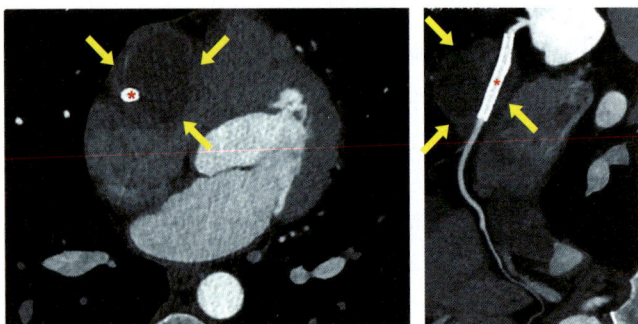

图 38-2　冠脉 CTA
右房室沟厚壁囊性病变，局部包绕右冠状动脉支架段，推挤右心室（黄色箭头：右房室沟囊性病变；红色星号：右冠及支架）

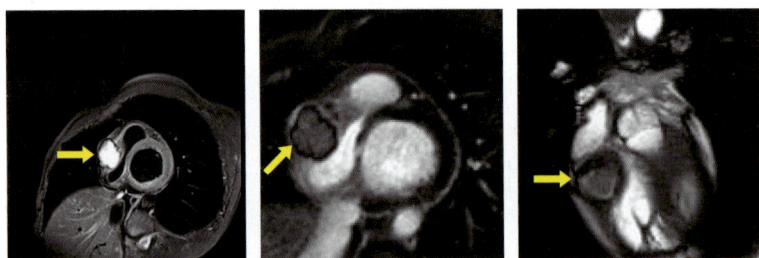

图 38-3　心脏 MRI+ 灌注
右房间沟内肿块（3.1cm×3.6cm），压迫右心室，首过灌注成像示肿块早期充盈，晚期钆增强成像示低信号（黄色箭头：右房间沟内肿块）

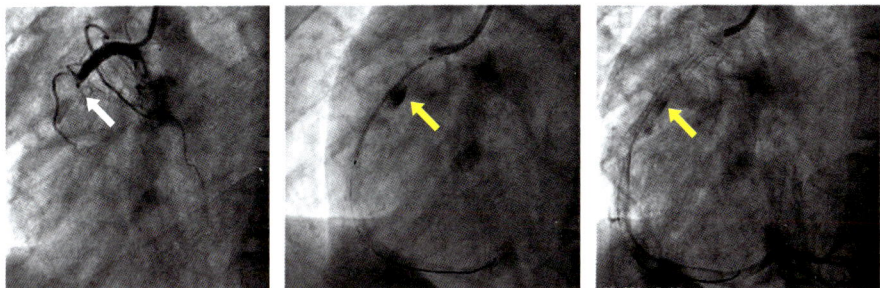

图 38-4　冠脉造影

右冠近端完全闭塞（白色箭头），术中出现局部造影剂渗漏（黄色箭头）

3. 讨论

心脏占位性病变主要分为肿瘤性和非肿瘤性病变，发病率为 0.002%～0.33%。心脏占位虽不多见，但病因来源复杂，分型繁多，快速及准确诊断在临床上意义重大。在心脏占位性病变的诊断及评估中，多模态影像学起到重要作用，常用的方法包括超声心动图、心脏核磁共振、SPECT/CT，PET/CT 等。该患者以"冠脉介入术后，右房间沟占位性病变"收住院，经过多模态影像学评估及冠脉支架植入术后病史，考虑诊断为右冠巨大假性动脉瘤。假性动脉瘤（pseudoaneurysm，PSA）指动脉管壁破裂或穿通，血液自此破口流出而被动脉邻近的组织包裹而形成血肿，其常见的原因有外伤、夹层动脉瘤破裂、感染和医源性损伤等。该患者为冠状动脉支架植入术中动脉穿破，属于医源性损伤，破口通常较小，血液自此破口流出，被动脉邻近的组织包裹，形成血肿，血肿逐渐机化。对于该患者，冠脉 CTA 和 MRI 检查对其诊断具有较大参考价值，冠脉 CTA 提示肿物包绕部分右冠状动脉，密度较低且均匀，CMRI 提示右心房、右心室间隙见团块状肿块，大小约 3.1cm×3.6cm，呈稍短 T1、长 T2 信号，边缘可见短 T2 信号环肿物，黑血 T2 加权为高信号，延迟扫描序列呈低信号。结合患者外院介入影像提示右冠支架植入术中存在局部造影剂外渗，综合考虑为介入术中右冠破裂致巨大假性动脉瘤。

4. 小结

冠脉支架术后，患者入院经心脏超声、冠脉 CTA 及 CMRI 等多模态影像学评估为机化血肿可能，追溯其既往冠脉介入手术影像，发现右冠支架植入术中近端存在局部造影剂外渗，最终考虑为介入术中右冠破裂致巨大假性动脉瘤。综上所述，对于房室沟或室间沟心脏占位性病变，应考虑冠状动脉瘤或假性动脉瘤，综合应用多模态影像学可对此类心脏占位性病变进行准确诊断。

该患者中年男性，以"冠脉介入术后，右房间沟占位性病变"就诊，首先需要明确病因，临床实践中，心脏占位最常见的来源是血栓，解剖变异如肺静脉与左心耳之间的华法林嵴也较易混淆，心脏原发肿瘤是相对罕见的。血栓原因的患者临床可表现为疼痛、呼吸困难、晕厥等，系栓子脱落所致器官组织缺氧梗死，肺动脉栓塞、脑梗死等，心脏肿瘤侵及心内膜心肌、心脏传导系统等可引起心力衰竭、心律失常，心脏原发性肿瘤较小时可无临床症状，晚期猝死是唯一表现。该患者无胸痛、胸闷、心悸等明显不适症状，因此需结合心脏超声、冠脉 CTA 及 CMRI 等影像学检查明确原因。评价心脏占位性病变的 CMRI 技术，有白血电影成像、黑血 T1、T2 加权成像、对比增强成像、心肌首过灌注成像与钆增强成像等。该患者心脏 CMRI 提示：肿块呈稍短 T1、长 T2 信号，延迟扫描序列呈低信号，结合冠脉 CTA 提示肿块为厚壁囊性病变，密度较低且均匀，考虑为机化的血肿。血肿的来源，进一步追溯其既往史，患者约 1 年前因"急性心梗"行冠脉介入治疗，术中造影提示右冠支架植入术中近端存在局部造影剂外渗，故综合考虑为介入术中右冠破裂致巨大假性动脉瘤。这类病例并不多见，对于心脏占位性病变，我们应详细询问病史、系统查体，借助于多模态影像学综合分析，对于位于房室沟、室间沟或心包内的肿物，我们应注意考虑冠状动脉瘤或假性动脉瘤的可能，以提高诊断准确率，从而更好地指导治疗。

参考文献

[1] BURKE A, TAVORA F. The 2015 WHO Classification of Tumors of the Heart and Pericardium [J]. J Thorac Oncol, 2016, 11(4):441-452.

[2] 宁红艳，张虹 . 心脏肿瘤合并室性心动过速 1 例报告 [J]. 吉林医学， 2017, 38(7):1396-1397.

[3] MANISH MOTWANI, ANANTH KIDAMBI, BERNHARD A HERZOG, et al.MR imaging of cardiac tumors and masses: a review of methods and clinical applications [J]. Radiology, 2013, 268(1):26-43.